Ullstein Sachbuch

ÜBER DAS BUCH:

Die Weltgesundheitsorganisation vermutet, daß bis zu sechzig Prozent der in der westlichen Welt auftretenden Krankheiten durch das verursacht werden, was eigentlich helfen soll: durch die Medikamente selbst. Nutzen hat allein die pharmazeutische Industrie.
Maurice Mességué grenzt deutlich die Fälle ab, in denen man dringend auf Medikamente angewiesen ist. Doch ebenso radikal ruft er dazu auf, endlich auf die Tonnen von Schmerz-, Beruhigungs- und Kreislaufmedikamenten zu verzichten und auf die sanfte Alternative umzusteigen.
Heilpflanzen wirken langfristig, unterstützen die natürlichen Abwehrkräfte. Heilpflanzentherapie ist daher immer Langzeittherapie, die einhergeht mit dem Wandel der Lebensgewohnheiten.
In diesem Nachschlagewerk faßt Mességué seine jahrzehntelangen Erfahrungen mit Heilpflanzen zusammen, und das so praxisorientiert, daß sich der Leser bestens zurechtfindet.

DER AUTOR:

Maurice Mességué, geboren 1921 in Calyrac-Saint-Cirq in der Gascogne, machte in Frankreich als Naturarzt Karriere. Er hat viele hunderttausend Menschen erfolgreich behandelt, darunter zahlreiche Persönlichkeiten aus der Welt der Politik und Kunst.

Weitere Veröffentlichungen:
Von Menschen und Pflanzen (1974); *Die Natur hat immer recht* (1975); *Das Gesetz der Natur* (1980); *Das Mességué-Heilkräuter-Lexikon* (1980); *Die Kräuterküche* (1983); *Rettet unsere Heilpflanzen* (1989); *Lernen wir wieder zu lieben* (1990).

Maurice Mességué
Michel Bontemps

Heilpflanzen

Therapielexikon

Ullstein Sachbuch

Ullstein Sachbuch
Ullstein Buch Nr. 34705
im Verlag Ullstein GmbH,
Frankfurt/M – Berlin
Titel der französischen
Originalausgabe:
Guérir Naturellement
Aus dem Französischen
übertragen von
Annette Lallemand

Ungekürzte Ausgabe

Umschlagentwurf:
Theodor Bayer-Eynck
Unter Verwendung einer
Abbildung von Marion Nickig

Printed in Germany 1991
Druck und Verarbeitung:
Ebner Ulm
ISBN 3 548 34705 3

März 1991

Vom selben Autor
in der Reihe
der Ullstein Bücher:

Von Menschen und Pflanzen (34077)
Die Natur hat immer recht (34019)
Die Kräuterküche (34279)
Rettet unsere Heilpflanzen (34571)
Das Gesetz der Natur (34615)
Lernen wir wieder zu lieben (34663)

CIP-Titelaufnahme
der Deutschen Bibliothek

Mességué, Maurice:
Heilpflanzen: Therapielexikon / Maurice
Mességué; Michel Bontemps. [Aus d.
Franz. übertr. von Annette Lallemand]. –
Ungekürzte Ausg. – Frankfurt/M; Berlin:
Ullstein, 1991
(Ullstein-Buch; Nr. 34705:
Ullstein-Sachbuch)
Einheitssacht.: Guérir naturellement
<dt.>
ISBN 3-548-34705-3
NE: Bontemps, Michel:; HST; GT

Dieses Werk ist das Ergebnis enger Zusammenarbeit beider Autoren, wobei Maurice Mességué sich speziell auf die Pflanzen und Kapseln konzentriert hat, während Michel Bontemps allein verantwortlich zeichnet für die Ergänzungsnährstoffe und die ätherischen Öle.

INHALT

VORWORT

Einige Jahre ist es her, da hat Maurice Mességué uns aufgerüttelt: Wir sollten wieder Vernunft annehmen und zur Natur zurückkehren. Denn wir haben uns einlullen lassen vom chemischen Arzneimittel, das immer so bequem zur Hand ist. Gefährlich sind sie, diese Präparate, die zwar sofort Erleichterung bringen, aber auf Dauer unsere Gesundheit unterminieren und unsere nächste Krankheit schon programmieren.

Einige Jahre ist es her, da kam ein Alarmruf von der Weltgesundheitsorganisation: sechzig Prozent der in der westlichen Welt auftretenden Krankheiten sind iatrogenen Ursprungs, das heißt, mit Sicherheit durch ein Medikament verursacht. Von dieser Sucht müssen wir uns befreien. Sie macht uns Medikamenten-Konsumenten zu Drogenabhängigen, denen nichts anderes mehr übrigbleibt, als alle möglichen Präparate in regelmäßiger Dosierung zu schlucken. Mit Haut und Haar der chemischen Medizin ausgeliefert – so dämmerten wir vor uns hin.

Ein einziger hat es gewagt, sich dagegen aufzulehnen: Maurice Mességué. Die herrschende Ordnung, die großen pharmazeutischen Trusts, hielten es zunächst für ein Kinderspiel, ihn zum Schweigen zu bringen. Doch der Mann zeigte unerwartetes Standvermögen: 21 Prozesse, bei denen hohe Beamte, Ärzte, Professoren in den Zeugenstand traten, konnten ihn nicht mundtot machen. Maurice Mességué hat die Bresche geschlagen, durch die die Naturheilkunde dann vorpreschen konnte. Dabei gab's – leider – auch Profitjäger. Phytotherapeuten, Ärzte wie auch Nicht-Mediziner, seriöse wie auch windige Gestalten erlebten eine Blütezeit. Doch die Botschaft Maurice Mességués haben sie nicht verstanden: Wir heilen, weil wir unsere Pflanzen lieben und weil wir fähig sind, auch unseren Patienten Liebe entgegenzubringen. Dabei war es gar nicht sein Ziel, die chemische Arznei durch Pflanzen zu ersetzen, sondern uns wieder beizubringen, Eigenverantwortung zu übernehmen, vor der Krankheit nicht zu kapitulieren.

Maurice Mességué – das bedeutet Thymian, Rosmarin, Salbei und Bohnenkraut; das bedeutet aber auch, daß Kindern – wie in seiner Stadt Fleurance – nicht mehr dieses widerliche, seiner ursprünglichen Qualität beraubte und mit Giftstoffen durchsetzte weißliche Fleisch vorgesetzt wird, das die Metzger uns anbieten, sondern ausschließlich Fleisch von durch das Muttertier aufgezogenen Kälbern. Es bedeutet ferner einen lebenslangen Kampf gegen die Umweltverschmutzung, für eine gesunde Ernährungsweise, gegen Lüge, Heuchelei und Eifersucht – den unvermeidlichen Tribut an den Ruhm. Mességué, das ist der aufrechte Mann, der immer Kraft genug fand standzuhalten, der sich nie wird in die Knie zwingen lassen. Folgen wir seinem Beispiel!

Auch mir hat er die Kraft verliehen, mich zu wehren, den Mut, der herrschenden Ordnung zu trotzen. Das ist nicht einfach. Ohne sein Beispiel hätte ich es niemals gewagt. Ohne seine freundschaftliche Unterstützung wäre es mir auch nicht gelungen. Das werde ich ihm nie vergelten können.

Ich muß ihm auch danken, daß er mir Zugang zu seinen Aufzeichnungen, seinen Akten, seinem Wissen, seinem Herzen gewährt hat, um unsere Ergebnisse und unsere Behandlungsprinzipien miteinander zu vergleichen.

Aufgrund dieser doppelten Erfahrung können wir Ihnen nun erprobte, zuverlässige Rezepte anbieten. Mag sein, daß ihnen einstweilen die lückenlose wissenschaftliche Fundierung fehlt, wodurch sie unanfechtbar würden. Doch auch dieser Tag wird kommen ... heilen ist ein langsamer Vorgang. Wir bürgen jedenfalls für die Wirkung und die Unschädlichkeit unserer Rezepte. Schließlich sind sie das Ergebnis von zusammengerechnet sechzig Jahren Praxis und Liebe zu unserem Beruf. Ein Erfahrungsschatz, auf den wir stolz sind.

Michel Bontemps

— 1 —
WAS KÖNNEN WIR VON DEN PFLANZEN ERWARTEN?

Pflanzen können Sie heilen, auch wenn, wie so häufig, die Medikamente versagt haben. Doch Voraussetzung ist, daß man sie gut kennt und sorgfältig auswählt, daß es hochwertige, von Giftstoffen freie, d. h., gesunde Pflanzen sind, und daß man ihre Herkunft kennt, vor allem nach Tschernobyl.

Nicht immer freilich können Pflanzen heilen. Sie sind machtlos gegen Krebs, AIDS, Bauchfellentzündung, akute Viruserkrankungen etc. Bei allen Krankheiten, die ein schnelles radikales Eingreifen erfordern, sind nur die chemischen Medikamente wirksam. Was nicht bedeutet, daß die Pflanzen bei schweren Krankheiten wirkungslos sind, da wir beispielsweise bei Leprafällen hervorragende Ergebnisse erzielt haben.

Die Pflanzen sind Ihre Freunde, die Ihnen helfen zu reagieren, die Ihre Abwehrkräfte, Ihre geschwächten Organe wieder mobilisieren und kräftigen.

Sollten jedoch Ihre Abwehrkräfte endgültig außer Kraft gesetzt, Ihre Organe – vorübergehend oder endgültig – reaktionsunfähig sein, so werden Ihnen die Heilkräuter nicht helfen können. Da muß die moderne Chemie zu Hilfe gerufen werden. Sie allein kann Ihnen für eine gewisse Zeit diejenigen Substanzen liefern, die Ihr Organismus nicht mehr zu produzieren vermag, oder diejenigen Antibiotika, die einer auf breiter Front angreifenden Bakterieninvasion Einhalt gebieten können.

Fallen Sie nicht auf die Versprechungen jener wenig gewissenhaften oder schlichtweg unwissenden »Wunderheiler« herein, die Ihnen mittels einer Heilpflanzentherapie baldige Genesung von sehr schweren Krankheiten versprechen.

Vertrauen Sie in solchen Fällen auf die Fachärzte.

Doch lassen Sie sich von der Chemotherapie nicht verblenden. Sie hat ihre Grenzen, die sie häufig überschreitet.
Sie ist eine schadstoffreiche, aggressive, traumatisierende Medizin. Beanspruchen Sie sie nur in Ausnahmefällen.
Die chronischen Erkrankungen, die in ihrer Mehrzahl auf Streß zurückzuführen sind, vermag sie nicht zu heilen. Doch um dies zu verstehen, muß man sich erst einmal klarmachen, was das Phänomen »Streß« eigentlich ist.

Der Streß

Alles was Ihren Organismus zu einer Reaktion veranlaßt, versetzt ihn in einen Streß-Zustand. Anfangs ist dies ein »gesunder Streß«. Ihre Organe verteidigen sich, die Anzahl Ihrer weißen Blutkörperchen steigt, die Nebennierensekretion wird beschleunigt. Kurz gesagt, in Ihrem Körper werden alle Kräfte aufgeboten, es kommt zu einer heilsamen, weil notwendigen Mobilmachung gegen Krankheit, Depression, Erschöpfung etc.
Doch wenn dieser Alarm-, dieser Kriegszustand andauert, dann bricht Ihr Überlebenspotential zusammen wie eine Nation in Kriegszeiten. Sind keine Männer mehr da, um sie an die Front zu schicken, keine Nahrungsmittel, keine Erze, um daraus Kanonen zu schmelzen, dann ist die Nation ausgeblutet, ausgepowert, ruiniert.
Das gleiche gilt für Ihren Organismus. Sobald er zu erschöpft ist, um noch zu reagieren, tritt jene Erscheinung auf den Plan, die wir den »Streß« nennen, und das ist verhängnisvoll.
Ihre geschwächten, zerrütteten Abwehrkräfte verschanzen sich hinter einer chronischen Krankheit: Abgeschlagenheit, Gewichtszunahme, Depression, Beklemmung, Schlaflosigkeit, Asthma, Ausschlag, Impotenz, Gedächtnisschwund, Haarausfall etc.
In diesen speziellen Fällen wirken einzig und allein natürliche Behandlungsweisen.
Die Chemotherapie ist ungeeignet. Denn ein chemisches Produkt reizt Ihren Körper zu erneuter Abwehrreaktion, zu sofortiger Zurückweisung. Wird die chemische Behandlung eine Wo-

che, einen Monat, vielleicht sogar noch länger angewandt, müssen Sie gegen diese unerwünschten Medikamente ebenso heftig ankämpfen wie gegen Bazillen oder Viren, da sie ja wieder ausgeschieden werden müssen. Und dieser Kampf kann einen Monat, ein Jahr oder länger dauern.

Die Analysen beweisen es: gewisse chemische Medikamente sind im Blut auch mehr als zwei Jahre nach ihrer Einnahme noch nachweisbar.

Doch wenn die chemische Behandlung zu lange dauert, werden Ihre Abwehrkräfte verschlissen sein, werden Sie keine Kraft mehr haben zu reagieren: Dann befinden Sie sich in einem Streßzustand, und die Krankheit nistet sich ein.

Stellen Sie sich nur einmal vor, was mit jenen bedauernswerten Kranken geschieht, die das ganze Jahr über mit Beruhigungsmitteln, Angst und Depressionen lindernden oder blutdrucksenkenden Medikamenten betäubt werden. Verurteilt, täglich ihr Gift zu schlucken, verurteilen sie sich selbst zu lebenslänglicher Krankheit, da die Arznei neue Leiden hervorruft – wie eingangs festgestellt; mehr als sechzig Prozent der in der westlichen Welt auftretenden Krankheiten sind durch die Einnahme von Medikamenten verursacht. Sechzig Prozent der Krankheiten, deren Ursache geklärt werden konnte! In Wirklichkeit sind es wahrscheinlich noch weitaus mehr.

Die moderne Medizin, die bei einer Vielzahl schwerer Fälle wirklich unerläßlich ist, hat also ihre eigenen Krankheiten geschaffen, die sie behandelt, indem sie sie verschlimmert.

Bleiben Sie Herr über Ihren Körper. Lernen Sie Eigenverantwortung. Verweigern Sie sich den Wunderdrogen der auf medizinischem Gebiet operierenden Gauner, die aus menschlicher Not Profit schlagen. Lassen Sie sich aber auch nicht von den neuen chemischen Molekülen versklaven und betäuben.

Es gibt eine Vielzahl von Krankheiten, bei denen die Pflanzen unersetzlich sind.

Doch Vorsicht: es müssen reine, schadstofffreie Pflanzen sein.

Die Auswahl

Es gibt nur ein sinnvolles Qualitätskriterium: Die Garantie für die Einhaltung der Höchstmengenverordnung (HMVO). Diese wird in mehreren europäischen Ländern verlangt: Deutschland, Schweiz, Niederlande, Österreich, Belgien, Italien. Es ist eine Bestimmung über den zulässigen Grenzwert der in der Pflanze enthaltenen Rückstände an Pflanzenschutzmitteln und sonstigen Schadstoffen. In Laboranalysen werden Pflanzenproben auf Rückstände der gängigen zur Rentabilitätssteigerung der Anbaukulturen verwendeten Chemikalien untersucht. Werden diese Rückstände in unerheblicher Konzentration nachgewiesen, so sind sie unschädlich.
Von einer gewissen Schwelle an werden sie für den Menschen jedoch sehr gefährlich. Die pharmazeutischen Fakultäten haben die kritischen Grenzwerte ermittelt. Jedes Land hat dabei seine eigenen Normen, die aber alle einen akzeptablen Schutz bieten. Für Frankreich liegt im Augenblick noch keine Entscheidung des Gesundheitsministeriums vor. Folglich können Pflanzen, die in anderen Ländern zurückgewiesen werden, hier frei verkauft werden.
Lassen Sie sich aber nichts vormachen von jenen Firmen, die die Besorgnis der Konsumenten ausnützen und banale Analysen durchführen, um sich Wettbewerbsvorteile zu verschaffen. So ist es inzwischen allgemein üblich, bakteriologische Analysen zu machen.
Natürlich ist es wichtig, sich zu vergewissern, daß unsere Pflanzen keine schädlichen Keime enthalten. Doch in Wirklichkeit gehören diese Mikroben mit den beängstigenden Namen wie weiße Staphylokokken, Streptokokken etc. zu Ihrem Alltag. Sie schlucken mehr davon, wenn Sie in einem Café etwas trinken oder gedankenverloren an Ihrem Bleistift lutschen!
Möglich sogar, daß man die Pflanzen, wenn man sie allzusehr »putzt«, eines Teils ihrer Wirksamkeit beraubt. Die Frage wurde bereits aufgeworfen, die Antwort läßt auf sich warten. Unvergleichlich wichtiger ist es jedenfalls, den Gehalt an Chemierückständen zu kontrollieren.

Die gefährlichen Pflanzen

Es gibt Pflanzen, die sind im höchsten Grade gesundheitsgefährdend, und andere sind schwierig zu handhaben. Diese dürfen nur von einem spezialisierten Arzt verordnet und von einem Apotheker, der Sie gewissenhaft vor mißbräuchlicher Anwendung warnt, abgegeben werden.
Hören Sie nicht auf gewisse Zauberlehrlinge, die keine Ahnung haben und in ihre Allerweltsratschläge gefährliche Pflanzen miteinbeziehen. Ihre Eigenbehandlung muß in erster Linie risikolos sein – was nicht wirkungslos bedeutet.
Was uns anbetrifft, so empfehlen wir Ihnen nur solche Heilkräuter, die absolut keine Gefahr darstellen. Unserer Erfahrung nach sind sie ausschließlich positiv zu bewerten. Wir empfehlen sie seit langem, und sie haben uns stets zufriedengestellt.

— 2 —
WAS KÖNNEN WIR VON DEN PFLANZENKAPSELN ERWARTEN?

Die traditionelle Pflanzenheilkunde verwendet den Aufgußtee. Wir wollen gar nicht verhehlen, daß diese Form auch uns mit Abstand die sympathischste ist.
Unsere Eltern und Großeltern wußten, wie man ihn zubereitet. Und seit Jahrhunderten, ja seit Jahrtausenden sind seine Heilwirkungen und Kontraindikationen schriftlich niedergelegt.
Bereits die der als Vater der Alchemie und Magie verehrten Sagengestalt des Hermes Trismegistos zugeschriebenen »Hermetischen Schriften« enthielten Hinweise zur Zubereitung von Eisenkraut, Rosmarin, Thymian etc. Und noch unzählige Werke aus China, Ägypten und Syrien lehrten uns die Anwendung von Aufguß, Abkochung oder Mazerat (Auslaugung).
Doch zuverlässige Auskünfte über die Verwendung pulverisierter Pflanzen lieferte erst das Mittelalter, wo dieses Verfahren den Apothekern vorbehalten war. Und über die genaue Dosierung finden wir Hinweise erst in den Werken des 19. Jahrhunderts.
Wir sind nichts weiter als Empiriker und vertrauen lieber auf die Volksweisheit und unsere eigene Erfahrung. Die Kapseln mit pulverisierten Pflanzen sind ausgeklügelte Medikamente, die schneller und somit stärker wirken. Vielleicht auch erfolgreicher?
Die Kennzeichen unserer Medizin hingegen sind Liebe, Geduld und Ausgleich.
Gewiß, die Verwendung von Kapseln läßt sich mit der aktiven Lebensweise von heute vielleicht leichter vereinbaren. Man hat sie immer bei sich und schnell zur Hand. Hinzu kommt, daß in dieser Form auch gewisse bittere Pflanzen leichter zu schlucken sind.

Rein praktisch gesehen haben die Kapseln also einen unbestreitbaren Vorteil, was auch wir einräumen müssen.
Lassen Sie also, wie bei allen anderen Dingen, Maß walten. Greifen Sie zu Kapseln, wenn Sie es eilig haben, unbedingt eine schnelle Wirkung erzielen müssen oder ganz einfach unter Zeitdruck stehen.
Doch vergessen Sie nie, daß die Hauptursache der modernen Krankheiten der beschleunigte Lebensrhythmus ist. Um diesem Streß zu entgehen, sollten Sie (wieder) lernen, sich Zeit zu nehmen, gemächlich Ihren Tee aufzugießen – und schon sind Sie auf dem Weg der Besserung!

Ein Blick auf die Wirkstoffe

Bei den Aufgußtees, die in unzähligen Fällen nach wie vor indiziert sind, werden nur die wasserlöslichen Wirkstoffe extrahiert. So geben beispielsweise Pflanzen mit ätherischen Ölen wie Thymian und Rosmarin im Aufguß nicht die Gesamtheit ihrer Wirkstoffe frei, da diese pflanzlichen Essenzen nicht in Wasser, sondern nur in Alkohol oder Öl löslich sind.
Mit dem Pflanzenpulver hingegen verfügt man über sämtliche Komponenten der Pflanze.
Die Pflanzen besitzen nämlich Dutzende, ja sogar Hunderte von Elementen, deren Gesamtheit, das »totum«, ein Maximum an Wirkung gewährleistet.
Wenn die moderne Pharmazie nur den Hauptwirkstoff extrahiert oder ihn chemisch herstellt, büßt sie einen großen Teil des therapeutischen Potentials der Gesamtpflanze ein.
Mit der pulverisierten Pflanze hingegen haben Sie die komplette Pflanze zur Verfügung, und so kommen Ihnen in handlicher Form all ihre Wirkstoffe zugute.

Die Vorteile der Kapseln

– Als erstes *die schnelle Anwendbarkeit*: zwei bis drei Kapseln werden mit einem Glas Wasser hinuntergespült!
– *Der Geschmack:* Schluß mit dem bitteren Geschmack, die Kapseln sind völlig geschmacklos!

– *Die optimale Wirkung:* Sie ist eindeutig, denn Sie kommen in den Genuß sämtlicher pflanzlicher Wirkstoffe.
– *Die Dosierung* ist optimal, ihr Gewicht ist in Milligramm sorgfältigst errechnet, da ist kein Irrtum möglich.
Kurzum – die Pflanze und sonst nichts: Die Kapseln enthalten getrocknete und nach Möglichkeit zwischen Steinen zerriebene Pflanzen ohne Zutat eines chemischen Produkts, und auch die Gelatinehülle ist völlig neutral.

Die Verwendung der Kapseln

Die Kapseln sind einfach in der Anwendung, doch damit sie auch wirken, muß man unbedingt wissen, wie man mit ihnen umzugehen hat.
Wir haben gesagt, daß die pulverisierte Pflanze all ihre Wirkstoffe enthält mit Ausnahme von Wasser. Doch dieses spielt eine entscheidende Rolle in unserem biologischen Gleichgewicht. Unser Körper enthält wie jedes organische Gewebe etwa siebzig Prozent Wasser, ohne das kein Stoffwechsel möglich wäre.
Um eine möglichst große Wirkung der Kapseln zu erzielen, muß man sie unbedingt mit reichlich Flüssigkeit schlucken, damit ihre Wirkstoffe auch aktiviert werden.
Die ideale Dosierung: Sechs bis neun Kapseln täglich, auf drei Mal verteilt und stets mit reichlich Flüssigkeit.
Wenn Sie diese Dosierung einhalten, können Sie sich auf einen optimalen therapeutischen Effekt verlassen, ohne jegliche Nebenerscheinungen. Was sich von den chemischen Molekülen nicht immer behaupten läßt.
Periodische Einnahme: Am besten kurmäßig, drei bis vier Wochen lang. Natürlich ist es empfehlenswert, mehrmals jährlich eine solche Kur zu machen. Um bei guter Gesundheit zu bleiben, sollten Sie diese Kuren unbedingt beim Wechsel der Jahreszeiten durchführen:
– Im Frühjahr müssen Sie Ihren Organismus von den im Winter angesammelten Schlacken reinigen. Dazu verwenden Sie am besten Pflanzen mit blutreinigender und die Leber entschlackender Wirkung.

– Im Herbst, als Vorbeugemaßnahme für den Winter, wo all Ihre Organe träger reagieren, muß nochmals entschlackt und gereinigt werden. Wählen Sie dafür Pflanzen, die es gut meinen mit Ihrem Blut und Ihren Nieren.
– Im Winter und im Sommer braucht Ihr Körper ein Maximum an Spannkraft, um Müdigkeit und Bazillenangriffe abzuwehren und trotzdem in Höchstform zu sein; aber auch, um von der Sonne und den Ferien zu profitieren!

Man muß in der Tat den Rhythmus befolgen, den die Natur uns vorgibt: Im Winter sein Tempo verlangsamen und sich kräftigen, im Frühling den Körper entschlacken, im Sommer vor Energie platzen und sich verausgaben, im Herbst eine Generalreinigung durchführen.

Kann man mehrere Heilpflanzen gleichzeitig verwenden? Natürlich, das ist möglich, vorausgesetzt daß man es vermeidet – und das kann als Faustregel gelten –, gleichzeitig mehr als drei Pflanzensorten zu sich zu nehmen.

Die Inhaltsstoffe jeder einzelnen sind so zahlreich und ihre Wirkungsweise so vielfältig, daß es unnütz ist, ihre Anzahl zu vervielfachen.

Wir empfehlen Ihnen, die Kapseln, auf morgens, mittags, abends verteilt, vor, während oder nach den Mahlzeiten einzunehmen, je nach angestrebter Wirkung.

Sehr wichtig ist, wann sie eingenommen werden. Eine Pflanze, die man wegen ihrer entwässernden Wirkung gewählt hat, wirkt stärker vor der Mahlzeit, diejenige, die die Aufnahme der Nährstoffe begünstigt, eher während des Essens, und die verdauungsfördernde und anregende natürlich nachher. Ebenso entscheidend ist aber auch die Kenntnis der therapeutischen Nebenwirkungen.

Der Engelwurz zum Beispiel hat verdauungsfördernde, beruhigende und aufputschende Eigenschaften. Man sollte ihn zum Essen nehmen, wenn man vornehmlich die verdauungsfördernde Wirkung erzielen will, nach der Mahlzeit als Anregungsmittel und vor dem Schlafengehen, um sich zu entspannen. Den Thymian während der Mahlzeit, um die Verdauung zu erleichtern, und zwischen den Mahlzeiten, um die Bronchien zu erwei-

tern. Den Erdrauch, um das Blut zu reinigen, zwischen den Mahlzeiten, um sich Spannkraft zu verschaffen, nach dem Essen. Den Bitterklee nach dem Essen, um die Leber anzuregen, zwischendurch, um Zellulitis abzubauen!
Die Beispiele ließen sich unendlich variieren, da die Wirkstoffe der Heilkräuter in der Tat so komplex sind, daß man jeden Fall sorgfältig prüfen müßte, um die entsprechenden auszuwählen.
Für uns gibt es nicht »die Zellulitis«, sondern ebenso viele Arten von Wasserstau wie Patientinnen, ebenso viele Formen von Rheumatismus wie Rheumatiker, ebenso viele Ausprägungen von Mattigkeit wie über Müdigkeit klagende Menschen.

Werden durch die Kapseln die Kräutertees überflüssig?

Absolut nicht, denn beide Anwendungsformen können und müssen nebeneinander existieren.
Man wird den Kräutertees den Vorzug geben, sobald der Organismus dringend der Wasserzufuhr bedarf: zur Förderung der Harnausscheidung oder des Abschwitzens (z. B. bei Fieber) und zur Erleichterung der »Drainage« im Frühling oder Herbst sowie zur Behebung der Zellulitis. Man wird auf sie zurückgreifen, um gewisse Patienten zum Trinken zu zwingen, wenn es nämlich vorrangig oder dringend nötig ist, den Organismus »durchzuspülen«.
Indessen scheinen die Kapseln günstiger, wenn es darum geht, die Organe zu stimulieren, aufzuputschen, die Verdauung zu fördern und, in bestimmten Fällen, beruhigend zu wirken.
Einfach ausgedrückt: Ob sich die Einnahme der Pflanzen eher in Form von Kapseln oder als Heiltee empfiehlt, ist von Fall zu Fall verschieden.
Aus diesem Grunde werden auch wir Ihnen recht häufig zur gleichzeitigen Anwedung von Tee und Kapseln raten, wodurch Ihre Beschwerden nur wirkungsvoller und schneller behoben werden.

— 3 —
WAS KÖNNEN WIR VON DEN ERGÄNZUNGSNÄHRSTOFFEN ERWARTEN?

Sie werden immer unentbehrlicher, wenn Sie gesund bleiben wollen. Es sind keine Medikamente, aber sie bewahren uns davor, solche anwenden zu müssen.

Was ist ein Ergänzungsnährstoff? Eine für Ihren Organismus lebenswichtige Substanz, wenn Sie sich rundherum gesund fühlen wollen, doch als Mikronährstoff in den Zellen in so geringem Maße vorhanden, daß es schwerfällt, sie richtig zu dosieren.

Diese Mikronährstoffe wirken nämlich als Katalysatoren, das heißt, sie tragen dazu bei, chemische Reaktionen auszulösen.

Ohne sie fallen diese Reaktionen unbefriedigend aus oder kommen – schlimmstenfalls – gar nicht zustande: Ihr Organismus arbeitet langsamer, verschlackt, der Stoffwechsel funktioniert nicht mehr richtig, und schon kommt es zur Panik, zur Krankheit mit all ihren unvermeidlich negativen Auswirkungen.

Aber stimmt das alles auch wirklich? Oder sind es Hirngespinste dieser Öko-Makro-Bio-Apostel, die uns jeden Genuß verleiden wollen und Kasteiung predigen? Absolut nicht! Diese Mikronährstoffe sind tatsächlich unentbehrlich, und doch fehlen sie mehr und mehr in Ihrer allzu »verfeinerten« modernen Nahrung, diesem Gemisch aus gebleichtem Zucker, Weißbrot, hormonbehandeltem Fleisch und hastig gezogenem Gemüse, besprüht mit Pestiziden und allerlei chemischen Produkten!

Welches sind nun diese lebenswichtigen Substanzen? In erster Linie Spurenelemente, Vitamine, Aminosäuren.

Daß wir diese Substanzen wirklich täglich benötigen, beweist die Tatsache, daß die angesehene amerikanische *Drugs and Food Administration* eine Liste der als Ergänzung empfohlenen Mikronährstoffe erstellt hat.

Damit ist ein Anfang gesetzt. Die Liste wird von Jahr zu Jahr länger. Hier der augenblickliche Stand:

Vitamin A	5000 U.I.[1]
Vitamin D	400 U.I.
Vitamin E	15 U.I.
Vitamin C	60 mg[2]
Vitamin B_1	1,5 mg
Vitamin B_2	1,6 mg
Vitamin B_6	2 mg
Vitamin B_{12}	3 gamma[3]
Vitamin H (Biotin)	100 gamma
Folsäure	400 gamma
Nikotinsäure (PP)	18 mg
Kalzium	800 mg
Kupfer	2 mg
Chrom	50 gamma
Eisen	10 mg
Fluor	1,5 mg
Magnesium	350 mg
Mangan	4 mg
Phosphor	50 gamma
Zink	15 mg

[1] International Unit
[2] Milligram
[3] gamma oder Mikrogramm = 1 Millionstel Gramm

Täglicher Bedarf

Bis jetzt wurden erst zehn von neunundsechzig Spurenelementen berücksichtigt und noch keine der *essentiellen* Aminosäuren. Dabei ist deren Vorhandensein von höchster Wichtigkeit, doch aufgrund der bisherigen Untersuchungen läßt sich die erforderliche Menge noch nicht festsetzen. Die DFA wird uns im Laufe der Jahre weitere Erkenntnisse liefern.
Den Amerikanern, die dieser Thematik großes Interesse wid-

men, können wir vertrauen. Man braucht sich nur die unvorstellbare Menge der in all ihren Supermärkten angebotenen Nährstoffpräparate anzusehen, während in Frankreich der freie Verkauf des harmlosen Vitamin C außerhalb der Apotheken schon eine Revolution heraufbeschwört! Die Apothekerkaste wird sich jedoch damit abfinden müssen – zum Nutzen unserer Gesundheit und unserer Schönheit.

Diese zusätzlichen Nährstoffe finden Sie in den Reformhäusern, deren Ziel es ist, Ernährungsmängel wieder auszugleichen. Denn in vielen Fällen wird eine Krankheit nicht ausgelöst, weil Ihnen eine einzige dieser Substanzen fehlt, sondern weil der Mangel von mehreren die Gesundheit aus dem Gleichgewicht bringt.

Was also ist zu tun?

Ganz einfach: Führen Sie Ihrem Organismus diese Gruppe von Vitaminen, Spurenelementen und Aminosäuren zu, deren Mangel zu einer Störung geführt hat und deren wohldosierte Aufnahme Sie schnell wieder fit machen wird – ohne chemische Zutaten, wohlgemerkt!

Eine solche Medizin darf natürlich nur vorübergehend eingesetzt werden. Sie wieder auf die Beine zu bringen, ist unerläßlich. Doch noch weitaus wichtiger ist es, daß Sie sich bewußt werden, wie falsch Sie sich ernähren. Suchen Sie nach gesunden Lebensmitteln, biologisch angebautem Gemüse, Fleisch von Kälbern, die ohne Hormone aufgezogen wurden, Hähnchen, die tatsächlich von einem Hühnerhof stammen.

Das beste Mittel, sich seine Gesundheit zu erhalten, ist immer noch der eigene Anbau. Dann essen Sie nämlich Gemüse, das frei ist von Giftstoffen, das nicht mit allen möglichen Substanzen hochgezüchtet wurde, und gleichzeitig haben Sie eine körperliche Betätigung, bauen Streß ab, indem Sie sich Zeit nehmen, und Sie erfahren von neuem den Rhythmus der Jahreszeiten!

Im Betonsilo leben, zum Supermarkt hasten, dem Lärm ausgesetzt sein, Auspuffgase einatmen – das alles sind keine Lebensbedingungen, die Ihr Organismus ohne Murren hinnehmen kann. Lassen Sie ihn Luft schnappen. Lassen Sie ihn seinen Rhythmus wiederfinden. Sie haben keinen Garten? Sie sind in

dieser unheilvollen Spirale des modernen Lebens gefangen? Dann greifen Sie eben zu diesen Aufbaustoffen, nach denen die Amerikaner geradezu lechzen, bis Sie so weit sind, sich naturbelassenere Lebensmittel zu verschaffen oder – besser noch – sie selbst anzubauen.
Diese werden Sie in Kürze wieder ins Gleichgewicht bringen, doch vergessen Sie nicht: Sie müssen wieder Zeit finden zu leben...

Die besten Ergänzungsnährstoffe

Die besten sind nicht unbedingt die einfachsten. Um lückenlos zu wirken, müssen sie sämtliche Mängel ausgleichen, die die Gesundheit ins Wanken gebracht haben. Daher muß ihre Zusammensetzung all die Bausteine enthalten, die in Ihrer Nahrung gefehlt haben und für Ihre Genesung erforderlich sind. Diese Gesamtheit nennen wir *Komplex.*
Selbstverständlich darf ein solcher *Komplex* nur Naturprodukte enthalten und muß auf ein bestimmtes Syndrom abgestimmt sein: Müdigkeit, Verstopfung, Gedächtnisschwund, Gewichtszunahme etc.
Sie lassen sich also unendlich variieren, denn sie sind genauso zahlreich wie alle nur möglichen Symptome. Woran Sie auch leiden mögen, es gibt einen *Komplex*, der Ihnen helfen wird. Was nicht heißen soll, daß er allein Sie schon heilen kann, doch gut tun wird er Ihnen auf jeden Fall. Fragen Sie Ihren Arzt um Rat.

— 4 —
ZIVILISATIONSKRANKHEITEN

»Zivilisationskrankheiten?« sagten Sie. »Was soll das heißen? Gab es diese Krankheiten denn früher nicht?«
»Absolut nicht, mein Herr!«
Es ist ein Elend! Und sie nehmen immer mehr zu, das ist das wahre Problem. Sie werden zur Geißel der modernen Welt.
Welche sind es denn nun? Müdigkeit, Nervosität, Schlaflosigkeit, Krämpfe, Beklemmung, Gedächtnisschwund, Rheumatismus, Gewichtszunahme, Zellulitis, Bluthochdruck, Krampfadern, Hämorrhoiden, Haarausfall, Magenbeschwerden.
Wir teilen sie in drei Kategorien ein:
- nervöse Erkrankungen
- Gewichtszunahme
- Haarausfall

Für Müdigkeit, Dickleibigkeit, Krämpfe und Bluthochdruck kennen auch wir kein »Wundermittel«. Doch wir sind sehr wohl in der Lage, Ihnen sanft, progressiv und dauerhaft wirkende Behandlungsmöglichkeiten auf pflanzlicher Basis zusammenzustellen.
Diese Therapie muß allerdings maßgeschneidert sein.
Und da hakt es meist bei der chemischen Schulmedizin. »Maßgeschneidert« kann sie nichts anbieten. Sanft und dauerhaft Wirkendes auch nicht.
Sie ist unerläßlich im Notfall, wenn's brennt. Dann muß sie Feuerwehr spielen, schnell, brutal, durchgreifend. Doch was für ein Trauerspiel nachher! Das Feuer ist gelöscht, doch Ihr Heim verwüstet. Ihnen bleiben nur mehr Ihre Augen, um zu weinen, und Ihre Hände, um wieder aufzubauen – sofern Sie dazu noch die Kraft haben.

Daher gibt es mehr und mehr sogenannte aktuelle, moderne, chronische oder Zivilisationskrankheiten.
Die Beschwerden sind in Wirklichkeit ja nur vorübergehend gestoppt worden und kommen nun vermehrt wieder, und das bei einem Organismus, der geschwächt, erschöpft ist und keine Abwehrkräfte mehr besitzt. So setzen sich die Krankheiten fest, weil das Übel ja nicht an der Wurzel gepackt worden ist.
Zwei weitere Faktoren verschlimmern diese Situation:
– die Lebensumstände: beschleunigtes Tempo, Lärm und Umweltverschmutzung;
– die schlechte Qualität der Nahrung mit ihrem immer größer werdenden Mangel an lebenswichtigen Stoffen: Vitaminen, Aminosäuren, Spurenelementen.
Unser Organismus ist ständigen Angriffen ausgesetzt durch Luftverschmutzung, schadstoffbelastete Lebensmittel, Lärm und unerbittliches Tempo. Er kann sich nicht mehr verteidigen, denn er ist überstrapaziert. Er befindet sich im *Streß*.
Sehen Sie sich die Untersuchungen von Professor Hans Selyé an, dem »Streßspezialisten« schlechthin: All die Krankheiten, die wir hier angeführt haben, sind ausnahmslos *Streßkrankheiten.*
Wie soll ein chemisches Medikament, das dem Körper selbst ein Höchstmaß an Streß zumutet, hier Abhilfe schaffen? Sobald Sie es eingenommen haben, kennen Ihre Ausscheidungsorgane ja nur mehr das eine Ziel, den Eindringling abzuwehren. Wenn diese Belagerung Ihres Organismus nun täglich verstärkt wird, wie es bei den angsthemmenden, schlaffördernden, blutdrucksenkenden Mitteln der Fall ist, dann können Ihre Organe einfach nicht mehr reagieren, und *der Streß nistet sich ein.*
Jeder reagiert auf Streß so gut er kann und soweit seine geschwächten Organe es ihm erlauben. Die Beschwerden, die sich bemerkbar machen (Gewichtszunahme, Diabetes, Bluthochdruck etc.), sind nicht abhängig von der Art der äußeren Zwänge, sondern von den »schwachen Punkten« des einzelnen.
Diesen quälenden, immer häufiger werdenden Zivilisationskrankheiten, denen die Schulmedizin völlig hilflos gegenübersteht, die unsere Freunde, die Pflanzen, jedoch meisterhaft zu zähmen wissen, haben wir ein eigenes Kapitel vorbehalten.

Ihre Heilung ist nämlich kein Lotteriespiel. Sie kann nur gelingen, wenn die Behandlungsmethode sorgfältig erarbeitet wurde. Vergessen Sie auch nicht, daß es daher keine Zauberei, kein Wunder gibt! Man muß Geduld haben, will man seinen Organismus wieder ummodeln.
Seien Sie auch nicht flatterhaft, indem Sie von Arzt zu Arzt rennen, es heute mit Akupunktur, morgen mit Sympathikotherapie, dann mit Sophrologie und schließlich mit Phytotherapie versuchen.
Wer dies tut, wird todernst erklären, all diese Methoden taugten nichts, da er sie ja drei Tage lang erprobt habe!
Sie alle können Ihnen helfen – unter der Voraussetzung, daß Sie sich die Zeit nehmen, zu Ihrem ursprünglichen Gleichgewicht zurückzufinden.
Überlegen Sie sorgfältig, welche Symptome Sie am meisten beunruhigen.
Dann wählen Sie Ihre Behandlungsmethode. Diese befolgen Sie peinlich genau. Fassen Sie sich in Geduld und vor allem: lassen Sie sich von dem, der Sie behandelt, beraten, denn er weiß, was Sie brauchen. Heute stehen auch die Ärzte der sanften Medizin nicht mehr ablehnend gegenüber – was für ein Fortschritt in einem halben Jahrhundert!

Die nervösen Störungen

Man nennt sie psychosomatisch, und sie sind es, weiß Gott!
Dieser Begriff wird häufig falsch interpretiert. Viele glauben, diese Krankheiten seien nicht sonderlich ernst zu nehmen, eben »psychisch bedingt«, also mehr oder weniger eingebildet. Der ewig jammernde Hypochonder, der den lieben langen Tag nichts anderes zu tun weiß als zu klagen.
Wie oft hören wir vom Ehepartner oder von Familienmitgliedern: »Wenn sie was arbeiten würde, hätte sie weniger Zeit, an ihre Wehwehchen zu denken!« Das ist ein schwerer Irrtum. Dieses mangelnde Verständnis im familiären Umfeld macht häufig alles nur noch schlimmer.
Was bedeutet psychosomatisch nun genau? Es heißt wortwört-

lich, daß die Störung einen psychologischen Auslöser hat, die Auswirkung aber tatsächlich organisch ist.
Mattigkeit kann anfänglich durch einen seelischen Schock, eine Enttäuschung, den Tod eines Angehörigen etc. ausgelöst werden. Trotzdem sind Mattigkeit und auch Beklemmung Tatsachen. Der Schock hat das biologische Gleichgewicht des Menschen gestört. Dieses muß nun von Grund auf neu gefestigt werden, und das läßt sich mit einem Beruhigungs- oder Schlafmittel nicht erreichen. Man muß eventuell auch die Nerven behandeln, sich vor allem aber darauf konzentrieren, den Ausscheidungsorganen das Ausschwemmen der Toxine zu erleichtern und die Assimiliation der Nahrung zu fördern. Kurz gesagt: Man muß dem völlig entwaffneten Kranken seine Kräfte zurückgeben.
Was sind nun die häufigsten Krankheiten nervösen Ursprungs?

Mattigkeit und Nervosität

Ein Fall, der einem in der Praxis leider nur allzu häufig begegnet.
Bleierne Müdigkeit lastet auf Kopf und Schultern. Von Zeit zu Zeit ein Lichtblick. Eine vorübergehende Besserung. Sie schöpfen neue Hoffnung. Ein paar Tage lang geht es aufwärts. Sie fühlen sich dynamisch, unternehmungslustig. Der Kopf ist klar, und Sie sind wieder Sie selbst.
Bedauerlicherweise hält dieser Zustand nicht lange an. Diese entsetzliche lähmende Müdigkeit bricht von neuem über Sie herein, und Ihre Nervosität nimmt ständig zu: Sie wollen etwas leisten, schaffen es aber nicht. Ihre Mitmenschen finden Sie unausstehlich. Ihre eigene Nervosität macht Sie gereizt, Ihre Muskeln sind restlos verspannt, immer wieder haben Sie Schmerzen in der Wirbelsäule.
Was tun? Was kann man bloß tun?
Sie sind völlig verwirrt. Sie haben alle Beruhigungs- und sämtliche Aufputschmittel ausprobiert.
Das ist keine Lösung. Es muß schleunigst für Sie ein wirkungs-

voller Schlachtplan entworfen werden, der Sie wieder auf die Beine bringt.
Als erstes: *Die große zweiwöchige Entwässerungskur.* Denn es ist ja wohl klar, daß Sie, bevor Sie wieder auf vollen Touren laufen können, erst einmal die angestauten Giftstoffe loswerden müssen, die Ihren Organismus belasten und die Ursache sind für diese nicht zu bezwingende Müdigkeit, die Sie »ganz kribbelig« macht.

TRINKEN SIE ALSO ZWEI WOCHEN LANG TÄGLICH:

Quecke, Wurzel	50 g
Citronell, ganze Pflanze	100 g
Geißbart, ganze Pflanze	50 g
Thymian, Blätter	50 g

Pro Tag einen Liter zwischen den Mahlzeiten und folgendermaßen zubereitet: fünf Suppenlöffel Pflanzenmischung auf einen Liter kaltes Wasser. Zwei Minuten kochen und zehn Minuten ziehen lassen, dann abseihen.

VOR DEN DREI MAHLZEITEN:
zwei Kapseln schwarze Johannisbeeren(blätter)
Ein hervorragendes Entwässerungsmittel zum Durchspülen Ihrer Ausscheidungsorgane und zur Wiedergewinnung Ihrer Spannkraft. Die schwarze Johannisbeere ist eine der seltenen Pflanzen (neben dem Erdrauch), die »reinigen« und gleichzeitig stimulieren.

MITTAGS UND ABENDS WÄHREND DER MAHLZEIT:
zwei Pastillen Eisenkomplex
Diese Ergänzungsnahrung ist dank ihrer pflanzlichen Zusammensetzung reich an Eisen und zur Entgiftung des Körpers bestens geeignet.
In den ersten Tagen führt sie möglicherweise zu leichtem, befreiendem Durchfall. Keine Sorge, denn das ist ein gutes Zeichen.
Anschließend wird es Zeit, daß Sie wieder auf Touren kommen – doch ohne sich aufzuregen.

Mittags und abends nach den Mahlzeiten eine grosse Tasse:

Basilikum, Blätter	100 g
Fenchel, Samenkörner	50 g
Enzian, Wurzel	50 g
Rosmarin, Blätter	50 g
Schafgarbe, Blätter	50 g

Nehmen Sie einen gehäuften Suppenlöffel Pflanzenmischung für eine Tasse kochendes Wasser. Zehn Minuten ziehen lassen und abseihen. Wenn es Ihnen angenehmer ist, können Sie eine Spur Thymianhonig hinzugeben.

Nach den Mahlzeiten:
zwei Kapseln Fenchelsamen
Der pulverisierte Fenchelsamen ist ein ausgezeichnetes Verdauungsmittel. Er verhindert Luftschlucken, regt die Darmtätigkeit an und macht vor allem munter. Es ist nicht hinreichend bekannt, doch dieses unscheinbare Körnchen ist eine echte Kraftbombe.
Was immer Sie belastet, machen Sie im Winter eine kleine Fenchelkur... Der Fenchelsamen ist durch nichts zu ersetzen, denn er wirkt nicht nur gegen Mattigkeit, sondern kräftigt auch Ihre Bronchien.
So schlagen Sie zwei Fliegen mit einer Klappe und sind gefeit gegen Bronchitis, Husten und andere Beschwerden des Winters.

Während der drei Mahlzeiten:
zwei Pastillen Aufbaukomplex
+ zwei Pastillen DNS/Aminosäuren-Komplex
Das ist ein Gebräu!
Spurenelemente (unter anderem Magnesium + Kalzium) + Desoxyribonukleinsäure + essentielle Aminosäuren.
Es wird Ihnen Spannkraft und Dynamik zurückgeben. Vorbei ist's mit Spasmophilie, ewiger Nervosität und Muskelverspannungen.

Trotz allem können Sie nicht recht einschlafen?
– Dann nehmen Sie doch vor dem Schlafengehen noch *zwei Kapseln Steinklee.*
Diese Behandlung können Sie, sofern sie Ihnen zusagt, beliebig lange fortsetzen, mit Ausnahme der beiden Komplexe, bei denen man monatlich eine Woche pausieren sollte.

Mattigkeit und Impotenz

Wieviele solcher Patienten haben wir in unseren Sprechstunden erlebt, Männer in den besten Jahren, am Boden zerstört von dieser peinlichen »Panne«.
Männer um die fünfzig, mit einem voll ausgefüllten, ausschließlich der Arbeit gewidmeten Alltag, wo niemals Zeit blieb, sich Fragen zu stellen.
Alles steht zum besten. Alles gelingt ihnen. Sie sind wohlsituiert, haben Kinder, Frau(en)! Doch eines schönen Abends, ohne das geringste Warnsignal, sehen sie sich völlig unfähig, ihre ehelichen Pflichten zu erfüllen und sind wie vor den Kopf geschlagen. Die Erfahrung beweist uns freilich, daß es sich dabei zumeist um außereheliche Pflichten handelt!
Einer unserer Patienten, der noch ganz unter dem Schock stand, sagte uns tief bekümmert: »Ich habe schlapp gemacht!« Ein Ausdruck von trauriger Signifikanz. Mit Hilfe unserer natürlichen Behandlungsmethode hat er vielleicht noch ein paarmal, doch viel seltener und nur vorübergehend, »schlapp« gemacht.
Um zur Erektion zu gelangen, bedarf es nämlich eines psychischen Anstoßes, einer weitaus höheren Adrenalinausschüttung, als man annehmen möchte. Im allgemeinen ergibt ein Gespräch mit dem Patienten, daß er schon seit einiger Zeit unter schleichender Müdigkeit zu leiden hatte.
Das war noch kein völliger Erschöpfungszustand, doch fiel es ihm schwer, sich abends wach zu halten, an manchen Tagen aus dem Bett zu kommen, sich zu konzentrieren, sich Dinge zu merken.
Haben Sie diese Körperschwere schon verspürt, dieses Gefühl,

daß alle Muskeln bleiern und die Gelenke wie eingerostet sind? Schieben Sie es nicht auf das Alter. Das Alter ist immer eine dumme Entschuldigung. Nur Ihr Stoffwechsel wird träger, das ist normal. Doch Sie essen nach wie vor ebenso viel, wenn nicht gar mehr als früher, als Sie jung waren. Sie treiben weniger, ja womöglich keinerlei Sport. Ihr Organismus hat nun erhebliche Mühe abzubauen, auszuscheiden.

Eine unserer Patientinnen, eine berühmte Tänzerin, die Sie immer wieder auf der Bühne oder dem Fernsehschirm sehen, erklärte uns: »Mich werden sie nicht kleinkriegen, ich werde bis zum Schluß durchhalten!«

Sie meinte die tausenderlei kleinen Dinge, die an ihrer Vitalität nagen: mangelnde Bewegung, fehlende Zeit zur Entspannung, zu reichliches Essen, Alkohol, seltener werdende psychische Anregungen.

Nehmen Sie Müdigkeit und Impotenz nicht als unabwendbares Schicksal hin. Wir orientieren uns immer an dem Ausspruch eines mit uns befreundeten praktischen Arztes, der erst mit 78 Jahren in Pension ging. Auf unsere Frage, was seiner Ansicht nach das Geheimnis einer guten Gesundheit sei, antwortete er: »Es gibt nur eins. Man muß b . . ., b . . . bis zum Schluß!« Dies zur Beherzigung.

Vielleicht sagen auch Sie uns dann später dasselbe wie jener afrikanische Staatschef, der in unsere Praxis kam: »Ich bin sehr krank. Wenn ich viermal meiner Gattin die Ehre erwiesen habe, fühle ich mich neuerdings wie ausgelaugt!«

Er war 75 Jahre alt! Vermochte eine Behandlung mit Pflanzen seinen Zustand zu bessern? Wir haben leise Zweifel. Er jedenfalls hat uns zum Träumen veranlaßt. Sie sehen, man darf die Hoffnung nie aufgeben.

Sollten auch Sie ab und zu »schlapp machen«, müssen Sie folgendes beherzigen.

– Streichen Sie Wurst, Fette, Alkohol und Zucker.
– Essen Sie Fisch.
– Seien Sie sparsam mit Fleisch (nicht öfter als dreimal pro Woche, höchstens).

Haben Sie Energie genug? Dann essen Sie zehn Tage lang

ausschließlich Obst und Gemüse. Anschließend können Sie wieder normal leben und essen, sofern Sie unsere Empfehlungen beherzigen:

Auf nüchternen Magen vor dem Frühstück:
einen halben geriebenen rohen Apfel;
anstelle von Kaffee folgenden Aufgußtee:

Quendel, ganze Pflanze	50 g
Bohnenkraut	25 g
Thymian, Blätter	100 g
Rosmarin, Blätter	50 g
Erdbeerblätter	50 g
Pfefferminze	25 g

Vermengen Sie die Pflanzen sorgfältig und nehmen Sie dann einen Suppenlöffel Pflanzenmischung für eine große Tasse kalten Wassers, das Sie aufkochen, eine Minute lang köcheln und zehn Minuten ziehen lassen.
Wenn Sie wollen, können Sie sich schon im voraus einen Liter zubereiten. Rechnen Sie einfach vier Suppenlöffel voll und die gleiche Zubereitungszeit. Dieser Absud läßt sich durchaus kalt trinken.

Abends vor dem Schlafengehen:
Eine weitere große Tasse voll, nach Möglichkeit lauwarm.

Vor den drei Mahlzeiten:
Zwei Kapseln schwarze Johannisbeerblätter zur Ausscheidung der Giftstoffe.

Zu den Mahlzeiten:
Zwei Kapseln DNS/Aminosäuren-Komplex zur Anregung.

Morgens und abends nach den Mahlzeiten:
Zwei Pastillen Aufbaukomplex als geballte Ladung Spurenelemente.

Zwei- bis dreimal wöchentlich oder wenn ein langer und anstrengender Abend bevorsteht:
Ein ausgiebiges warmes Bad mit ätherischem Rosmarinöl.
Es gibt nichts Anregenderes als das Rosmarinbad. Sind die ersten Minuten der üblichen Müdigkeit nach einem warmen Bad vorbei, fühlen Sie sich voller Schwung und energiegeladen!
Befolgen Sie unsere Ratschläge ohne Unterbrechung eineinhalb Monate lang, und Sie werden nie mehr – oder erst nach dem vierten Mal – »wie ausgelaugt« sein!

Mattigkeit und seelischer Schock

In der Tat handelt es sich hier um eine durch nichts – und schon gar nicht durch medizinische Analysen – zu erklärende Mattigkeit, die durch einen seelischen Schock ausgelöst wurde.
Der Zusammenhang ist nicht immer einleuchtend, denn diese unbezwingbare Mattigkeit kann sich auch einen Monat, wenn nicht gar ein Jahr oder noch später nach diesem seelischen Trauma einstellen. Direkt konfrontiert mit einer Schocksituation haben wir immer den Eindruck, richtig zu reagieren. Doch Eile tut not, denn wir reagieren nur unter dem Antrieb der Ereignisse.
Beim Ableben eines geliebten Menschen kümmern wir uns um sämtliche Formalitäten: Verhandlungen mit dem Krankenhaus, anschließende Beerdigung, materielle Probleme mit der Wohnung oder dem Haus, Erbschaftsverhandlungen mit dem Notar, ganz zu schweigen von Familie, Kindern, Beruf... »Sich bloß nichts anmerken lassen«, dynamisch erscheinen vor den anderen! Ihre Kinder könnten in Panik geraten, Ihr Chef würde es nicht verstehen. Viele Beispiele ließen sich anführen.
Zahllose Patienten stürzen sich nach dem Tod des Ehepartners oder Verlobten Hals über Kopf in die Arbeit oder den Sport. Rein äußerlich sind sie die Ruhe selbst oder zeigen Gelassenheit.
Doch eines Tages ist der Kollaps da. Ihre Psyche ist diesem Streß nicht länger gewachsen. Sie sind wie zerschlagen, restlos verstört.
Das Leben scheint Ihnen kaum mehr lebenswert, Ihre Abwehr-

kräfte sind überstrapaziert, in Ihrer Hypophyse entsteht ein Kurzschluß, die Thymusdrüse macht schlapp, die Nebennieren sind leergepumpt. Das ist beileibe kein Scherz! Es handelt sich hier um unbestreitbare, von den größten Gelehrten beschriebene biologische Erscheinungen.

Darüber müssen Sie hinweg, doch vor allem *ohne Beruhigungs- und Aufputschmittel.* Ihr ohnehin schon prekäres nervliches Gleichgewicht darf nicht angetastet werden.

Für Sie gilt: ausschließlich Naturprodukte, und zwar schnell!

Morgens auf nüchternen Magen und abends vor dem Zubettgehen eine grosse Tasse Tee:

Basilikum, Blätter	50 g
Pomeranzenknospen	25 g
Schafgarbe, ganze Pflanze	50 g
Salbei, Blätter	50 g
Majoran, Blätter	50 g
Rosmarin, Blätter	50 g

Nachdem Sie sie gut vermengt haben, nehmen Sie einen Suppenlöffel Pflanzenmischung, übergießen sie mit einer großen Tasse kochenden Wassers, lassen sie zehn Minuten ziehen und seihen ab.

Nach Belieben süßen Sie mit einem Kaffeelöffel voll *Rosmarin-* oder – besser noch – *Gelee-royale-Honig* oder nehmen zusätzlich zwei Pollen- und Gelee-royale-Kapseln pro Tag.

Nehmen Sie leichtere Mahlzeiten zu sich, indem Sie auf zu fettes und zu rotes Fleisch verzichten. Essen Sie lieber Fisch und Eier. Und streichen Sie jeglichen Alkohol.

Machen Sie sich die Mühe, Ihre Mahlzeiten auf Vollkornbasis zuzubereiten. Es sind die größten Energiespender.

Vor diesen Mahlzeiten nehmen Sie mittags und abends:

zwei Kapseln Schachtelhalm

Er sorgt für sanfte Ausscheidung der Giftstoffe, für das Durchspülen der Nieren, vor allem aber für die Assimilierung von

Magnesium und Kalzium, die sich unter solchen Umständen allzu leicht wieder abbauen.
Doch hören Sie um Gottes willen nicht auf all die gutgemeinten Ratschläge der Leute und stopfen Sie sich nicht voll mit Kalzium, vor allem nicht mit synthetischem. Wenn Sie an Kalziummangel leiden, dann liegt das daran, daß Ihr Organismus es nicht speichert, und je mehr Sie nehmen, desto weniger wird er sich bemühen es zu verarbeiten. Das Problem liegt anderswo.
Man muß Ihren Organismus unterstützen, es zu verarbeiten. Und dazu ist der *Schachtelhalm* am besten geeignet.

WÄHREND DES MITTAG- UND ABENDESSENS:
Aufbaukomplex, zwei Pastillen
Seine Zusammensetzung ist sehr genau dosiert: Desoxyribonukleinsäure (Fischmilchextrakt), Weizenkeime, Schachtelhalm, Pollen, Bockshornklee, Meeralgen, Petersilie, Sojalezithin, Magnesiumchlorid. Eine echte Energiebombe und von anhaltender Wirkung!
Dieser *Aufbaukomplex* wird Sie von Grund auf wieder ins Gleichgewicht bringen, Ihnen den alten Schwung zurückgeben, und dies vor allem ohne Sie aufzuputschen. Mattigkeit, Angstgefühl und Niedergeschlagenheit werden bald der Vergangenheit angehören.
Sie schlafen kaum, schlafen schlecht? Dann geben Sie in Ihren Abendtee einen Kaffeelöffel *Lindenkomplex.*
Dieses köstliche Granulat, eine Mischung aus gekörntem Hornklee- und Orangenblütenextrakt, wird Sie entspannen, ohne dämpfend zu wirken.
Mag diese Kur Ihnen auch banal erscheinen, sie deckt in Wirklichkeit das ganze Spektrum ab. Vor allem dürfen Sie Ihren Kräutertee nicht vergessen. Er ist unerläßlich.
Seine vollendet ausgewogene Zusammensetzung wird Ihren Kreislauf anregen, Ihren Organismus in Schwung bringen, Ihre endokrinen Funktionen harmonisieren und Ihre Nerven »aufwärmen«.
Dieser Ausdruck ist alt. Er besagt: kräftigen, vitalisieren und entspannen.

Mattigkeit und Anämie

Wenn dieser Fall auf Sie zutrifft, ist schon Ihr Blutbild signifikant: Ihre roten Blutkörperchen befinden sich im freien Fall. Da muß man schnell eingreifen.
Ein tonusfördernder Tee ist nötig:

Enzianwurzel	50 g
Salbeiblätter	50 g
Hopfen, Fruchtzapfen	25 g
Hagebutte, Beeren	50 g
Fenchelsamenkörner	50 g
Citronelle, ganze Pflanze	100 g

Mischen Sie die Kräuter und rechnen Sie für eine große Tasse kalten Wassers einen Suppenlöffel voll. Zehn Minuten kochen, zehn Minuten ziehen lassen und dann abseihen.
Es ist Ihnen zu bitter? Geben Sie ein Kaffeelöffelchen voll *Rosmarinhonig* hinein.
Sie dürfen drei Tassen pro Tag trinken, am besten nach den Mahlzeiten.

Morgens zum Frühstück:
sechs Kapseln Multivitamin-Komplex

Vor den drei Mahlzeiten:
zwei Kapseln DNS/Multi-Aminosäuren-Komplex

Zum Mittagessen:
drei Pastillen Eisen-Komplex
Kein Zögern, keine Fragen, hier geht's in die Vollen! Eine dreiwöchige Kur, und Sie sind wieder auf den Beinen. Metaphysische Fragen nach dem Ursprung dieser Anämie können Sie sich später stellen. Ihr Hausarzt wird sie beantworten können. Doch eines sollten Sie sich merken. Häufige Schwankungen bei dem Prozentsatz roter und weißer Blutkörperchen, die ohne ersichtlichen Grund auftreten, sind eng verbunden mit einem Streßzustand.

Wenn das auf Sie zutrifft, wenn Ihr Blutbild sich nur mühsam stabilisiert, dann sollten Sie auf die *Sympathikotherapie* zurückgreifen.
Diese Behandlung, die schlicht und einfach darin besteht, mit einer feinen Sonde innerhalb der Nasenhöhlen den Sympathikus mehrmals vorsichtig zu »erregen«, erzielt phantastische und sehr schnelle Resultate, um Streßzustände und ihre Folgeerscheinungen wie Müdigkeit, Angstzustände, Niedergeschlagenheit, Vergeßlichkeit, Impotenz wieder auszugleichen.

Mattigkeit und Sinusitis

Wieviele Leute treffen Sie, die darüber klagen, daß sie das ganze Jahr eine verstopfte Nase haben? Immer mehr – wie wir. Die Diagnose ist immer dieselbe: chronische Sinusitis. Ist Ihnen aufgefallen, wie nervös, gestreßt, ja verklemmt sie waren?
Dafür gibt's einen simplen Grund. Es handelt sich nicht um Sinusitis, sondern um Nervosität. Sinusitis bedeutet Entzündung der Nebenhöhlen. In diesem Fall trifft das aber nicht zu.
Wir wollen es Ihnen erklären. Das Naseninnere, die Nasenschleimhaut, ist eine Reflexzone, die auf jede Störung des Organismus reagiert. Sie ist höchst sensibel, da sie ausgekleidet ist mit den Fasern des großen Sympathikus, und schwillt an, sobald wir übermäßig erregt sind. Damit wird die lokale Blutzirkulation blockiert, die Staubpartikel, die Sie einatmen, werden nicht mehr eliminiert, sondern setzen sich auf der Schleimhaut fest und infizieren sie. Was ist zu tun?
Zunächst einmal müssen Sie sich entspannen, sich beruhigen. Sie werden bald merken, daß Sie wieder besser durchatmen. Daß Ihre Nasenschleimhaut abschwillt, Sie sich befreit fühlen, Ihre Sinusitis verschwindet – ganz ohne Antibiotika!
Und das ist auch einleuchtend. Denn die beiden häufigsten gesundheitsschädigenden Faktoren sind doch Streß (Ärger, Lärm, Hetze) und Luftverschmutzung. In der sogenannten chronischen Sinusitis wirken beide zusammen. Man braucht sich also nicht zu wundern, daß diese Krankheit sich mehr und mehr ausbreitet!

Die beste und schnellste aller Heilmethoden ist eine sympathikotherapeutische Behandlung. Dabei wird das Naseninnere mit einer weichen Sonde, an deren Ende ein Kügelchen sitzt, betupft, und mit jedem »Tupfer« die Wirkung der auf diese Weise eingeführten ätherischen Pflanzenöle aktiviert. Die Ergebnisse sind im allgemeinen verblüffend: Nicht nur die Nase schwillt ab, sondern auch die Nervosität verschwindet. Die Sympathikotherapie wirkt nämlich über die Reflexe auf das Sympathikosystem ein und bringt auf diese Weise Ihr gesamtes Nervensystem wieder ins Gleichgewicht.
Es gibt leider nur sehr wenige zuverlässige Sympathikotherapeuten. Wenn Sie an Nervosität und ständig verstopfter Nase leiden, sollten Sie einen Fachmann aufsuchen, der diese Methode beherrscht. Sie ist das beste Mittel, Ihnen schnelle Heilung zu verschaffen.
Die Wirkung der Pflanzen sollte man dabei allerdings nicht unterschätzen. Sie wirken vielleicht langsamer, doch stets zuverlässig. Im Grunde sollten Sie beide Heilmethoden parallel befolgen.
Die einmalige schnelle Heilung genügt natürlich auch nicht. Dieses Wohlbefinden soll ja anhalten. Selbst wenn Sie schnell wieder auf den Beinen sind, werden Sie mit Ihren üblichen Alltagsärgernissen ja von neuem konfrontiert.
Was können Sie also tun, um die Ruhe zu bewahren, um entspannt zu bleiben, damit Ihre Atmung nicht von neuem gestört wird?

Trinken Sie abends vor dem Schlafengehen eine grosse Tasse von diesem köstlichen Beruhigungstee:

Basilikumblätter	50 g
Citronelle, ganze Pflanze	100 g
Pomeranzenknospen	50 g
Ysop, ganze Pflanze	50 g
Majoranblätter	50 g
Eisenkrautblätter	50 g

Mischen Sie die Pflanzen gut durch und rechnen Sie einen Suppenlöffel voll pro Schale kochenden Wassers. Zehn Minuten ziehen lassen und dann abseihen. Süßen Sie den Tee nach Möglichkeit nicht, geben Sie höchstens einen Kaffeelöffel voll *Lindenkomplex* hinzu.
Dieser in löslichem Granulat angebotene Ergänzungsnährstoff besteht aus zwei beruhigenden Pflanzen, dem Hornklee und der Orangenblüte. Die beruhigende Wirkung Ihres Kräutertees wird dadurch noch verstärkt.
Wenn Sie übermäßig nervös sind oder Ihre Nase sehr verstopft, wenn Sie schon lange an diesen Beschwerden leiden, dann brauchen Sie eine noch gründlichere »Relax-Behandlung«.
In diesem Falle nehmen Sie vor den drei Mahlzeiten:
zwei Pomeranzen-Kapseln
und nach den Mahlzeiten:
zwei Steinklee-Kapseln.
Befolgen Sie unseren Rat peinlich genau drei Wochen lang. Sie werden sich wundern, wie herrlich ausgeglichen Sie sich fühlen und diese unangenehme Nasenschwellung wird endgültig vorbei sein.
Sie suchen noch mehr Entspannung, ein todsicheres Einschlafmittel? Dann baden Sie ganz einfach und inhalieren die wohltuenden Dämpfe der *ätherischen Öle von Kamille und Pinie*, die das heiße Wasser freisetzt. Deren Wirkstoffe werden in Ihre Haut eindringen und Ihre Nervenzellen von Grund auf regenerieren.
Vergessen Sie nicht, daß der Streß Ihnen täglich, gleich hinter der Tür, auflauert. Warten Sie also nicht, bis Ihre Nerven zum Zerreißen gespannt sind. Machen Sie diese kleine Kur von Zeit zu Zeit. Dann werden Sie immer die Ruhe bewahren und tief durchatmen können; Schluß mit der verstopften Nase und der Atemnot!

Mattigkeit und permanente Spannung

Dieser Zustand ist uns vertraut. Zahlreiche Patienten verspüren ihn. Lähmende Müdigkeit, die jede Unternehmungslust tilgt, das unwiderstehliche Bedürfnis erzeugt, sich in den Schlaf zu

flüchten, die aber als Begleiterscheinung eine derartige Muskelverspannung und übermäßige Reizbarkeit mit sich bringt, daß an tiefen und ausreichenden Schlaf gar nicht zu denken ist.
Mit Schlafmitteln haben Sie's schon versucht? Dann haben Sie ja verstanden. Auf ein paar zusammengestoppelte Stündchen Schlaf folgt der Tag, der immer konfuser wird. Sie fühlen sich eben nicht wohl in Ihrer Haut. Was muß geschehen?
Finger weg von den Beruhigungsmitteln! Werfen Sie das Schlafpulver weg! Nicht Hals über Kopf, sondern nach und nach, und ziehen Sie Ihren behandelnden Arzt zu Rate.
Doch vor allem befolgen Sie peinlich genau unsere Kuranweisungen. Sie werden Ruhe und Dynamik wiedergewinnen.

Vor den drei Mahlzeiten:
zwei Kapseln Quendel
Er fördert und beschleunigt die Verdauung und verhindert Blähungen. Ihr Stoffwechsel funktioniert besser, und Sie finden zu Ihrer alten Spannkraft zurück, ohne sich aufzuregen.

Während der beiden Mahlzeiten, morgens und mittags:
zwei Pastillen Aufbaukomplex
Sie enthalten Spurenelemente und Aminosäuren in hoher Konzentration und sind die besten Mittel gegen Spasmophilie. Somit werden Sie mit Kalzium und Magnesium vollgetankt, die Ihr Organismus einfach nicht assimilieren will.

Nach den drei Mahlzeiten:
zwei Kapseln Steinklee
Das sanfteste und zugleich wirksamste aller Beruhigungsmittel. Seine anhaltende und sich nach und nach steigernde Wirkung wird eine echte »Reedukation« Ihrer Nerven durchführen.
Befolgen Sie diese Ratschläge drei Wochen lang.
Sollten Sie sich dann immer noch müde fühlen, machen Sie weiter und nehmen zusätzlich morgens beim Aufwachen:
drei Pastillen DNS/Multi-Aminosäuren-Komplex.
Damit lassen wir mehr als eine »Kraftbombe«, nämlich einen wirklichen Orkan, auf Sie los, der aber kein bißchen aufregend wirkt!

Sie dachten, es sei nicht möglich, Sie wieder in Schwung zu bringen, ohne Ihre Nervosität zu steigern?
Sie kennen eben noch nicht alle Fähigkeiten der Natur!

Spasmophilie

Nun ist's raus, das hochtrabende Wort: *Spasmophilie.* Diese vor einigen Jahren noch unbekannte Krankheit erklärt oder, genauer gesagt, entschuldigt alles.
Wenn wir vor fünfzehn Jahren einem übernervösen Patienten zusätzlich zu unseren Heilpflanzen noch eine Spur Magnesiumchlorid verordneten, was der gesunde Menschenverstand uns eingab, dann brach der tüchtige Hausarzt in schallendes Gelächter aus. Ganz zu schweigen von den Spezialisten für Neurologie und anderen Psychiatern, die uns natürlich zu Scharlatanen abstempelten.
Nennen Sie mir heute einen Arzt, der seinen Patienten nicht in der einen oder anderen Form Magnesium verordnet! Das Mittel ist in Mode gekommen. Die großen Laboratorien haben es für sich beschlagnahmt. Sie nehmen nicht mehr gelegentlich Magnesiumchlorid, das ein paar Pfennige kostet, sondern stopfen sich voll mit Spezialmittelchen auf Magnesiumbasis – und zu entsprechenden Preisen! Das Geschäft floriert. Wie immer hatte die Volksweisheit recht, die Pharmazie hat dieses Wissen gekapert, und die Verbraucher zahlen! Die alte Geschichte!
Tatsächlich bessert sich, wie Sie wissen, der Zustand der Spasmophilie durch Magnesium, doch was ist eigentlich diese Spasmophilie?
Der Begriff entspricht einem ganzen Bündel von Beschwerden: Müdigkeit, Nervosität, Angst, Entscheidungsfähigkeit, Schweißausbrüche, kalte Extremitäten, Vergeßlichkeit, Schlaflosigkeit, schmerzhafte Muskelverspannung, Magenschmerzen (Gastralgie), Magengeschwüre, unstabiles Blutbild (variierender Anteil roter und weißer Blutkörperchen).
Kurz, wie zahllose Kranke es so treffend bezeichnen: »Man fühlt sich nicht wohl in seiner Haut!«

Außerdem leiden Sie an Kalzium- und Magnesiummangel. Wieso? Ganz einfach: Weil Ihr gestreßter Organismus diese beiden wichtigen Spurenelemente nicht zu speichern vermag. Folglich ist es nutzlos, sie tagtäglich einzunehmen. In Wirklichkeit verschlimmern Sie dadurch die Krankheit. Denn Ihre Organe werden sich überhaupt nicht mehr bemühen, sie festzuhalten. Der Mangel wird immer größer.
Wie dem auch sei, das Problem liegt woanders: Gewiß ermangelt es Ihnen an Kalzium und Magnesium, doch wenn man weitergehende Analysen durchführen würde, sähe man deutlich, daß Ihre Nervenzellen noch andere Spurenelemente wie beispielsweise Hafnium benötigen, das ungleich schwieriger zu dosieren und zu finden ist!
Befolgen Sie im Zweifelsfalle unsere Ratschläge. Fixieren Sie sich nicht auf die zwei Metalloide Kalzium und Magnesium – Ihr Organismus enthält 69 –, sondern verschaffen Sie sich die gesamte Menge.
Sie finden Sie in Naturprodukten wie der *Austernschale* und im *Schachtelhalm*, die Ihnen zu einer vollendeten Assimilierung verhelfen. Doch verlieren Sie nie die Tatsache aus dem Blick, daß es sich hier nur um eine vorübergehende Lösung handelt. Mit dieser zusätzlichen Ration Spurenlemente werden Sie sich schnell besser fühlen, werden Sie diese Klippe meistern, und doch müssen Sie das Übel an der Wurzel packen, wenn Ihr Nervenkostüm wieder ins Gleichgewicht kommen soll.
Der Ursprung der Spasmophilie ist ein Ungleichgewicht im vegetativen Nervensystem. Vieles, zu vieles ist auf Sie eingestürmt: Arbeit, Ärger, ein schlimmer seelischer Schock. Ihr Biorhythmus ist gestört. *Diesen Rhythmus gilt es wiederherzustellen.*
Als erstes: *Lassen Sie sich Zeit.* Das halten Sie für unmöglich? Sie sind überstrapaziert? Das ist ein Irrtum. Sie brauchen keine drei Monate Urlaub, nicht einmal einen Tag. Sich Zeit zu lassen, ist eine Bewußtseinsfrage. Sie können mehr Dinge erledigen, wenn Sie sich Zeit lassen, als wenn Sie sich aufregen.
Waren Sie schon einmal im Restaurant? Wenn Sie bereits beim Eintreten sehen, daß die Kellner in alle Richtungen hasten,

können Sie sicher sein, daß Sie drei Stunden brauchen werden, um hier zu essen. Sind hingegen alle gelassen und ruhig, werden Sie sehr schnell und vollendet bedient werden.
Das gleiche gilt für Ihren Arbeitstag. Jede Geste hat ihr eigenes Maß. Machen Sie eine überhastete, abgehackte Bewegung, zwingen Sie sich nochmals von vorn zu beginnen. Sehr bald werden Sie sich daran gewöhnt haben, Ihr Handeln zu durchdenken. Handeln Sie ruhig und überlegt, so wird es Früchte tragen. Denken Sie eine Sekunde lang nach, bevor Sie handeln, und Sie werden zwei Minuten gewinnen.
Auch zur Entspannung müssen Sie sich Zeit lassen. Sie lächeln. Sie meinen, wir hätten ja keine Ahnung von Ihrem Zeitdruck? Seien Sie gewiß, auch wir haben einen übervollen Terminkalender.
Zehn Sekunden genügen, um sich zu entspannen. Mehr braucht's nicht. Sie sollen nur geistig überprüfen, ob Ihre Muskeln auch alle entspannt sind. Dann atmen Sie dreimal tief durch und blähen den Bauch auf. Wenn Sie die Augen schließen können, tun Sie es. Wenn nicht, nutzen Sie doch einfach einen Bandwurmsatz Ihres Gesprächspartners. Atmen Sie dreimal bedächtig durch. Kontrollieren Sie im Geiste alle Ihre Muskeln, von Kopf bis Fuß. Lassen Sie sie locker.
Nun können Sie Ihr Gespräch in viel konstruktiverer Weise fortsetzen. Ihre Gedanken werden klarer sein. Machen Sie sich den Spaß dieses täglichen der Entspannung dienenden und zehn Sekunden währenden »Urlaubs«. Am Arbeitsplatz, daheim, in den Massentransportmitteln. Erstaunt werden Sie feststellen, wie Müdigkeit, Nervosität, Konzentrationsschwäche – Ihre Spasmophilie – verschwinden, ohne Kalzium, ohne Magnesium!
Der Start fällt Ihnen schwer? Es macht Ihnen Mühe, sich zu entspannen, sogar diese zwanzig Sekunden? Dann lassen Sie sich einen Termin für ein paar Sympathikotherapie-Behandlungen geben. Über diese ausgezeichnete Methode zur Entspannung haben wir ja bereits gesprochen. Nach drei oder vier Behandlungen werden diese mit ätherischen Ölen getränkten Nasentupfer Ihnen Ihre Initiative zurückgeben, die Kontrolle über Ihre Nerven in den Griff zu bekommen. Den Rest müssen

Sie dann selbst erledigen. Sie selbst und die Pflanzen. Denn selbstverständlich können unsere Freunde, die Heilkräuter, Ihnen wie immer beistehen, und gerade in diesem Bereich sind sie nicht zu schlagen.

Um die Spasmophilie loszuwerden, trinken Sie drei Wochen lang morgens auf nüchternen Magen und abends vor dem Schlafengehen eine grosse Tasse Tee, den Sie folgendermassen zubereiten:

Majoran, ganze Pflanze	50 g
Pomeranzenknospen	50 g
Enzianwurzel	50 g
Basilikumblätter	50 g
Schafgarbe, ganze Pflanze	50 g

Mischen Sie die Pflanzen sorgfältig und rechnen Sie dann pro große Tasse kochenden Wassers einen gehäuften Suppenlöffel voll. Lassen Sie den Tee zehn Minuten ziehen. Dann seihen Sie ihn ab und süßen ihn, doch nur, wenn Sie es wirklich für nötig halten, mit einer Spur Lindenhonig.
Dieser Aufgußtee ist ideal, wenn es darum geht, Ruhe zurückzugewinnen und die Muskeln zu entspannen.

Vor den drei Mahlzeiten:
zwei Kapseln Schachtelhalm

Unerläßlich, um Kalzium zu binden. Nichts wirkt ebenso schnell.
Eine unserer kleinen Patientinnen, die ganz verzweifelt war, weil nach drei Monaten Gips eine Fraktur sich noch nicht konsolidiert hatte – der Chirurg sprach bereits von einer Operation –, durfte am eigenen Körper erleben, wie mit sechs Kapseln Schachtelhalm pro Tag sich binnen dreier Wochen der Kallus bildete.
Das Silicium im Schachtelhalm ist bei Spasmophilie unentbehrlich.

Während der Mittags- und Abendmahlzeit:
zwei Pastillen Aufbaukomplex

Dieser Ergänzungsnährstoff ist außerordentlich reich an Spurenelementen. Da sind sie alle versammelt, außerdem noch DNS und essentielle Aminosäuren. Sie bekommen nicht nur Kalzium und Magnesium, das Ihnen fehlt, sondern auch alle »Katalysatoren«, die Sie benötigen, um Ihre Dynamik wiederzuerlangen.

Nach den beiden Mahlzeiten:
zwei Kapseln Steinklee (oberer Teil des blühenden Krauts)

Es gibt nichts besseres als diesen *Melilotus officinalis*, um Ihnen wieder zu heiterer Gelassenheit und Ruhe zu verhelfen.
Diese Kur muß drei Wochen lang durchgehalten werden, nicht länger.
In dieser Zeitspanne müssen Sie sich unbedingt wieder in den Griff bekommen. Entspannung! Selbstbeherrschung! Wenn Sie Ihrem Temperament nach nervös, sensibel, wenig belastbar sind, dann trinken Sie doch einfach abends vor dem Zubettgehen einen guten Kräutertee:

Majoranblätter	50 g
Schafgarbe, ganze Pflanze	50 g
Basilikumblätter	50 g
Pomeranzenknospen	50 g
Eisenkraut, Blätter	50 g

Mischen Sie die Pflanzen. Rechnen Sie zwei Kaffeelöffel voll auf eine Tasse kochenden Wassers. Fünfzehn Minuten ziehen lassen, abseihen und noch warm trinken – mit *zwei Majorankapseln.*
Das ist ein guter Tee, der Ihnen zu gleichmäßiger Ruhe und himmlischen Nächten verhilft!
– Und warten Sie nicht die nächste Spasmophilie ab, um wieder etwas zu unternehmen!

Ängstlichkeit

Mit dem Streß verschwägert, mit der Spasmophilie und der Angst verwandt, ist Ängstlichkeit doch eine spezifische Krankheit. Sie ist nur teilweise durch den Lebensrhythmus und die Umwelteinflüsse bedingt.
Im Grunde ist es eine Frage des Naturells. Übersensible Naturen mit jener Empfindsamkeit, die auch Künstler auszeichnet, sind leider oft verwundbar und ängstlich.
Da Sie sich in die Haut des anderen versetzen, vermeiden Sie alles, was diesen beunruhigen oder schmerzen könnte, und Sie sind dabei selbst wehrlos. Sie behandeln Ihre Umgebung, wie Sie selbst gern behandelt werden würden. Doch dem ist leider nicht so.
Das Leben ist ein Dschungel voller Egoismus und Bosheit. Wenn Sie nicht bereit sind, sich zu verteidigen, zu beißen und anzugreifen, sind Sie dazu verurteilt, ängstlich zu sein. Sie müssen etwas tun, um Ihre Angst abzubauen, doch vor allem sollten Sie versuchen, Ihre Lebensweise entsprechend einzurichten.
Meiden Sie die Welt des »Business«. Wählen Sie keine Anstellung in einer großen Firma, denn Ihre Kollegen werden Ihnen garantiert »eins auswischen«. Entscheiden Sie sich lieber für einen künstlerischen oder unabhängigen kaufmännischen Beruf.
Noch ratsamer wäre eine Tätigkeit, bei der Sie anderen Schutz und Hilfe gewähren können: Gymnastiklehrer, Psychologe, Heilgymnastin, Krankenschwester, Arzt oder – warum nicht? – Heilpraktiker!
Sie ertragen weder das tägliche Kräftemessen noch die Konfrontation mit mehreren »Gegenspielern«; in diesem Fall hilft nur eine übergeordnete Position: Priester, Lehrer, Vortragsredner – Diktator.
Bis Sie diesen befreienden »Brotberuf« gefunden haben, werden Ihnen folgende Ratschläge weiterhelfen:

Abends vor dem Schlafengehen (und wenn möglich auch morgens) trinken Sie eine grosse Tasse Tee:

Pomeranzenknospen	50 g
Ysop, ganze Pflanze	50 g
Eisenkrautblätter	50 g
Basilikumblätter	50 g
Majoranblätter	50 g

Man rechnet zwei Suppenlöffel voll Pflanzenmischung auf eineinhalb Liter kochendes Wasser. Zehn bis fünfzehn Minuten ziehen lassen und abseihen. Wenn Sie nicht an Diabetes leiden, können Sie einen halben Kaffeelöffel Lindenhonig pro Tasse hinzufügen.

Vor dem Mittag- und Abendessen:
zwei Kapseln Steinklee (oberer Teil des blühenden Krauts)
Diese Pflanze wirkt Wunder bei jeder Art von Plexuslähmung. Sie werden sich entspannter, nicht mehr so beklommen fühlen. Schluß mit der »Angst im Bauch«, dem »Knödel im Hals«, dem »Herzflattern«!

Nach dem Mittag- und Abendessen:
Sollten Sie trotz des Steinklees noch etwas »kribbelig« sein, dann werden *zwei Kapseln Römische Kamille* Sie endgültig entspannen.
Zögern Sie nicht, unsere Ratschläge regelmäßig zu befolgen. Unsere Pflanzen sind sanft, sie erzeugen weder einen Gewöhnungseffekt noch irgendwelche Störungen oder Vergiftungserscheinungen – was man von jenen Erzeugnissen mit roter Aufschrift nicht behaupten kann! Sie haben eher eine Schockwirkung.

Vergeßlichkeit

Zwischen Vergeßlichkeit und Streß besteht immer ein Zusammenhang, abgesehen vielleicht von den alten Menschen, obwohl gerade das Altsein den größten biologischen Streß darstellt, den wir uns vorstellen können.
Was kann man tun gegen Vergeßlichkeit? Zunächst einmal muß man sich dazu erziehen, sich zu entspannen, durchzuatmen, sich Zeit zu lassen, sich nicht mehr zu hetzen.
Wenn Ihr Gedächtnis nachläßt, haben Sie Ihren Biorhythmus verloren. Glauben Sie ja nicht, ein Wundermittel könne Ihren grauen Zellen im Handumdrehen wieder Geschmeidigkeit verleihen. Zunächst einmal müssen Sie zu Ihrem Rhythmus zurückfinden.
Wie man das macht?
– Indem Sie sich jeden Morgen, noch bevor Sie einen Fuß auf den Boden setzen, drei volle Minuten lang wie eine Katze in alle Richtungen strecken und recken. All Ihre Muskeln, all Ihre Gelenke müssen maximal gedehnt werden.
Dann werden Sie den ganzen Tag über weniger »verkniffen« dreinschauen, Ihre Muskeln werden sich nicht mehr so verspannen, und Ihre Wirbelsäule wird nicht mehr so schmerzen.
– Indem Sie jeden Morgen gleich nach dem Aufstehen und bei jedem Wetter das Fenster öffnen und dreißigmal tief durchatmen. Sie müssen durch die Nase einatmen und dabei den Bauch prall aufblähen und dann intensiv durch den Mund ausatmen und den Bauch einziehen.
Diese tagtägliche Yogaatmung ist unerläßlich zur Wiedergewinnung Ihrer inneren Ruhe und dient in erster Linie dazu, Ihren Organismus von Grund auf mit Sauerstoff zu versorgen. Bekommen die Zellen nämlich mehr Sauerstoff, so arbeitet Ihr Gedächtnis besser, und Sie selbst werden entschlußfreudiger.
– Im Anschluß an Ihre Atemübungen machen Sie Neti Krya.
Seit Urväterzeiten praktizieren die Jogi diese kleine Übung als Vorbereitung zur Meditation und morgens beim Aufwachen: Sie nehmen etwas Wasser in die rechte Handfläche, halten mit der linken Hand das linke Nasenloch zu und ziehen durch tiefes

Einatmen mit dem rechten Nasenflügel das Wasser hoch. Das gleiche machen Sie dann mit dem linken Nasenloch.
Im Handel finden Sie eine Art Teekännchen aus Plastik, Lola Leti genannt, die Ihnen zu einem sanfteren und wirksameren Neti Krya verhelfen. Die hierfür vorgesehene Tülle führen Sie in das Nasenloch ein, neigen den Kopf zur Seite, und so wird das Wasser langsam durch das andere Nasenloch wieder herausfließen.
Nach einer mehrtägigen Anwendung von Süßwasser sollte man auf Salzwasser übergehen. Der Tonus wird viel stärker angeregt. Die Neurologen erklären den Stimulierungseffekt dieser Methode durch die Tatsache, daß das Wasser die ersten Gehirnzellen berührt: die Riechzellen.
Die Jogi hingegen sehen darin einen Effekt auf das »Dritte Auge« und die Hypophyse, wodurch die Energie geweckt wird. Wie dem auch sei, diese tägliche Übung wird Sie schnell wach machen, Sie fühlen sich »in Form«, können wieder klar denken, verlieren Ihre Anfälligkeit für Schnupfen und kurieren die als unheilbar verschriene chronische Sinusitis!
– Abends, beim Zubettgehen: Machen Sie es sich zur Gewohnheit, und zwar tagtäglich, ohne Ausnahme, im Bett die vollkommene langsame und tiefe Jogi-Atmung durchzuführen (wie am Morgen), und zwar mit der Technik der Sophrologie:
Legen Sie sich auf den Rücken,
Arme neben dem Körper, Handflächen nach oben,
Beine leicht gespreizt,
Augen geschlossen.
Konzentrieren Sie sich auf Ihren Körper und prüfen Sie im Geiste, ob Ihre Muskeln auch entspannt sind:
– Zuerst der Kopf, das Gesicht, der Kehlkopf, der Hals, die Schultern,
dann die Arme bis in die Fingerspitzen,
der Brustkorb, der Rücken, der Bauch (langsam! er ist eine wichtige Körperzone),
die Oberschenkel, die Knie, die Waden, die Füße.
Man braucht fünf bis zehn Minuten, um alle Muskeln zu kontrollieren und sie überhaupt aufzufinden.

Im Anschluß daran versuchen Sie Ihren Körper zu spüren, der jetzt ganz schwer ist – und dann schlafen Sie ein. Sie haben eine Nacht vollkommener Erholung gewonnen!
Wenn Sie diese vier Ratschläge täglich befolgen, gewinnen Sie bei jeder Art von Nervosität Ihre Ruhe, Ihren Schlaf und Ihr Gedächtnis zurück.
Ihr Gedächtnis soll noch leistungsfähiger werden? Überdurchschnittlich?

Dann nehmen Sie vor den drei Mahlzeiten:
zwei Kapseln Schachtelhalm
So tanken Sie sich voll mit Mineralsalzen und speichern Kalzium.

Vor dem Mittag- und Abendessen:
zwei Pastillen Phosphor-Komplex
Bestehend aus Weizenkeimen, Sojalezithin, Hefe, Fischmilchkonzentrat.
In der Anfangsphase verursacht der *Phosphorkomplex* eventuell eine leichte Erregung. In diesem Fall ist es günstiger, die Einnahme auf morgens und mittags zu verlegen. Er verhilft Ihnen in Kürze zu einem leistungsfähigen Gedächtnis. In Zeiten großer Belastungen und bei Prüfungen ist er unentbehrlich.

Nach den drei Mahlzeiten:
zwei Kapseln DNS/Multi-Aminosäuren-Komplex
Als Tonisierungsmittel hat er nicht seinesgleichen; der ideale Anreiz für Ihre grauen Zellen. Nach drei Wochen werden Sie sich unvergleichlich schwungvoller, leichter fühlen und alles, was Sie anpacken, selbst das gewagteste, spielend bewältigen!
Diese Kur:
Schachtelhalmkapseln
+ Phosphorkomplex
+ DNS/Multi-Aminosäuren-Komplex
ist ein schwungvoller Peitschenhieb. Doch übertreiben Sie's nicht. Nach zweimonatiger Behandlung könnten Sie sich erneut »kribbelig« fühlen – zu sehr aufgeputscht.

Begnügen Sie sich mit kurzen Kurphasen. Drei Wochen, dann zwei Wochen Pause vor der nächsten dreiwöchigen Kur, wenn Sie noch leistungsfähiger werden wollen!
Die Wirkung dieser Kur können Sie noch verstärken, indem Sie sich täglich einen Kräutertee bereiten.

WENN SIE SICH MÜDE FÜHLEN, TRINKEN SIE MORGENS, AM BESTEN AUF NÜCHTERNEN MAGEN:

Rosmarinblätter	50 g
Enzianwurzel	50 g
Bohnenkrautblätter	50 g
Salbeiblätter	50 g

Vermischen Sie die Pflanzen vorsichtig mit der Hand. Sie werden spüren, wie köstlich Rosmarin und Bohnenkraut duften! Rechnen Sie einen Suppenlöffel voll pro Schale kochenden Wassers. Zehn Minuten ziehen lassen. Abseihen. Um den Geschmack zu verbessern und den Tee noch anregender zu machen, können Sie eine Spur Rosmarinhonig hinzugeben.

WENN SIE AUFGEREGT SIND, WIRD IHNEN DER FOLGENDE AUFGUSSTEE ABENDS VOR DEM SCHLAFENGEHEN GUT TUN:

Pomeranzenknospen	50 g
Majoranblätter	50 g
Ährenminze, Blätter	50 g
Eisenkraut, Blätter	50 g

Rechnen Sie einen Suppenlöffel voll Pflanzenmischung für eine große Tasse kochenden Wassers. Fünfzehn Minuten ziehen lassen, mit Lindenhonig oder mit einem Kaffeelöffel voll löslichem *Lindenkomplex*-Granulat süßen – und himmlische Träume sind Ihnen sicher!
Mit unserer Methode ein leistungsfähiges Gedächtnis wiederzuerlangen, ist kein Problem. Es sich zu bewahren, ist eine Frage des Lebensrhythmus. Den müssen Sie selbst bestimmen!

Gewichtszunahme

Abnehmen! Das ewige Problem (fast) aller Frauen und vieler Männer.
Wohlgemerkt, wir sagten: abnehmen, nicht abmagern.
Es ist nämlich gesetzlich verboten, das Wort »abmagern« in der Werbung zu verwenden. Es ist dies ausschließlich den chemischen Medikamenten vorbehalten. Sie sind zwar gefährlich, aber zugelassen!
Zum Glück sind Presse und Verlagswesen in Westeuropa frei. Die großen Trusts haben sie noch nicht an die Leine gelegt und ihnen noch nicht die Gurgel abgeschnürt. Nutzen wir diesen Zustand. So können wir in diesem Buch ohne Heuchelei das Wort Abmagerungskur verwenden und Ihnen wirkliche, auf Ihren Fall zugeschnittene Ratschläge erteilen.
Wir wollen Ihnen nicht jene wirkungslosen Wunderkapseln aufschwätzen, die eher Ihrem Geldbeutel als Ihren überflüssigen Pfunden zusetzen, sondern Ihnen möglichst »maßgeschneiderte« Tips geben.
In Wirklichkeit gibt es keine zwei sich auch nur ähnelnden Abmagerungsbehandlungen. Damit eine Kur wirklich den erwünschten Erfolg bringt, muß sie in aller Ruhe in einer Praxis zusammengestellt werden, wobei all Ihre Probleme zu berücksichtigen sind.
Das Abmagern steht dabei immer erst an zweiter Stelle.
Lassen Sie uns dies erklären.
Wenn eine Patientin Gewicht verlieren will, denkt sie an nichts anderes mehr. Die Kilos werden zur fixen Idee. Sie will sofort, von heute auf morgen, dünner werden. Im allgemeinen fällt ihr das in dem Moment ein, wo sie sich neue Badeanzüge kaufen will. Das bringt vor allem Frauenzeitschriften ein Vermögen ein, die Jahr für Jahr in Hülle und Fülle mehr oder weniger wirksame, mehr oder minder an den Haaren herbeigezogene und oft gefährliche Diätpläne vorschlagen.
In Wirklichkeit müssen ganz andere Überlegungen angestellt werden. Das Problem ist das folgende:
– Haben Sie zugenommen, weil Sie zu viel essen?

– Haben Sie bei ganz normaler Ernährung ohne erklärlichen Grund zugenommen?

Im ersten Falle gibt es nur eins: *eine Diätspezialistin aufsuchen.* Sie wird Ihnen Ratschläge zu einer ausgewogenen Ernährungsweise geben. Melden Sie sich zu einem dieser Kurse an, die von Diätspezialisten (Typ Weight Watchers) abgehalten werden. Ihre Empfehlungen sind durchaus wohlfundiert. Sie werden Ihnen in Kürze zu einem ausgewogenen und stabilisierten Gewicht verhelfen. Außerdem werden Sie Nützliches über die Prinzipien einer gesunden, vernünftigen Ernährung erfahren, und die Irrwege der nur auf Obst, Gemüse, Makrobiotik etc. schwörenden Sekten bleiben Ihnen erspart! Diese ganz speziellen Diätverfahren können bei bestimmten Krankheiten zwar nützlich sein, aber sie sind sehr schwer richtig in den Griff zu bekommen. In den meisten Fällen sind die Resultate katastrophal.

Fassen wir zusammen: Sie möchten gern schlanker sein, essen aber zu viel: essen Sie weniger! Dafür sind wir nicht zuständig.

Wenn Sie jedoch ohne erkennbaren Grund zunehmen und es Ihnen trotz aller Einschränkungen nicht gelingt abzunehmen, dann können wir Ihnen Hilfestellung leisten.

Lassen Sie sich auch kein Schuldgefühl suggerieren von jenen selbstsicheren Pseudo-Wissenschaftlern, die Ihnen nicht helfen können und hochtrabend erklären: »In den Konzentrationslagern gab es keine Dicken.« Es gab viele, die krank, deprimiert, erschöpft waren. Und es gab viele Tote.

Einen solchen Blödsinn haben wir schon allzuoft gehört.

Bei einer von Monique Cara und Alain Valentini für *Antenne 2* moderierten Fernsehsendung, zu der wir als Teilnehmer geladen waren, da es um Fragen der richtigen Ernährung ging, hatte eine anerkannte Spezialistin erklärt:

»Um nicht zuzunehmen, gibt's nur eins: gutgelaunt und im Kreise von Freunden essen. Das wichtigste ist die Gesellschaft!«

Zum Glück war auch der berühmte Moustache anwesend. Er wunderte sich, verzog keine Miene – man lacht eine gelehrte Person ja schließlich nicht aus – und sagte trocken: »Komisch! Wenn ich mit Freunden zu Bocuse gehe, haben wir immer einen

Heidenspaß, aber fragen Sie mich nicht, wieviel Kilos ich dabei ansetze!«
Spaß beiseite. Wenn Sie grundlos zunehmen, muß ein Grund vorhanden sein! Diesen gilt es als erstes zu finden. In Wirklichkeit sind es aber meist mehrere Gründe:
Eine plötzliche Gewichtszunahme signalisiert immer eine ernst zu nehmende biologische Störung. Ihr Organismus weiß nicht mehr, woran er ist. Er weicht dauernd vom normalen Rhythmus ab. Die Leber schläft, die Bauchspeicheldrüse regt sich auf, die Nieren beginnen im falschen Moment zu arbeiten. Ihre innere Uhr ist verstellt.
Man muß sie beruhigen, wieder neu einstellen.
Dieses Bild scheint Ihnen vielleicht zu gewagt oder zu banal. Zu Unrecht! Die Wissenschaftler werden sich allerdings totlachen. Sollen sie nur – und ihre Kilos behalten!
Unsere Aufgabe soll es sein, den Störfaktor herauszufinden, der einen Menschen, einen Freund, aus dem Gleichgewicht gebracht hat. Unsere Patienten sind unsere Freunde. Um ihnen zu helfen, müssen wir sie lieben – die einzige Möglichkeit, sie zu verstehen.
Unter diesem Gesichtspunkt erarbeiten wir erst einmal eine »Terrain-Behandlung«, die von Grund auf die Dinge wieder ins Lot bringen soll.
Zugegeben, das Ergebnis wird nicht so spektakulär sein wie mit besagten chemischen Appetitzüglern, die den Herzrhythmus beschleunigen oder die Schilddrüse anregen. Es wird auf sich warten lassen, dafür aber von Dauer sein. Die Kilos werden nur allmählich abgebaut, doch der Organismus wird, anstatt erschöpft aus der Kur hervorzugehen und bereitwillig die doppelte Menge der verlorenen Kilos wieder anzusetzen, verjüngt, wie neugeboren, topfit sein.
Tatsächlich wirken unsere Methoden gar nicht so langsam, denn auch wir verfügen über gewisse wirksame »Tricks« zur Abmagerung.
Da sind unsere Bäder, unsere Cremes, unsere Lotions. Allein verwendet, erzielen sie sehr schnelle, doch keine dauerhaften Resultate.

In Verbindung mit unseren anderen Behandlungsmethoden wirken sie jedoch schnell *und* langfristig!
Wollen Sie auf Dauer schlanker werden, um Spannkraft und gute Laune wiederzugewinnen, so wählen Sie die für Sie passende Anwendungsmethode, die Sie dann aber auch peinlich genau befolgen müssen!
Wenn Sie sich nicht recht trauen, wenn Sie nicht schnell genug abnehmen, so schreiben Sie uns einfach. Wir werden Ihnen jederzeit gerne antworten.

Gewichtszunahme ohne Grund

In Wirklichkeit gibt es immer einen Grund, aber vielleicht haben Sie ihn nicht gefunden. In diesem Fall, da der Grund also unbekannt bleibt, machen wir Ihnen den Vorschlag, doch einmal eine der beiden folgenden Anwendungen auszuprobieren, mit denen wir schon sehr oft ausgezeichnete Resultate erzielen konnten:

Die erste: Trinken Sie täglich einen Liter von diesem Tee:

Lindensplint	25 g
Wacholderbeeren	25 g
Erikablüten	25 g

Vermischen Sie die Pflanzen gut miteinander und nehmen Sie vier Suppenlöffel für einen Liter kalten Wassers. Fünf Minuten kochen lassen.
Anschließend geben Sie einen Suppenlöffel folgender Mischung hinzu:

Geißbart, ganze Pflanze	50 g
Pomeranzenblüten	50 g

Fünf Minuten ziehen lassen und abseihen.
Vor jeder Mahlzeit nehmen Sie gleichzeitig:

eine Kapsel Quecke
eine Kapsel Löwenzahn
eine Kapsel Kirschenstielchen

Die zweite: Morgens und mittags vor den Mahlzeiten nehmen Sie gleichzeitig:

eine Kapsel Quecke
eine Kapsel Löwenzahn
eine Kapsel Ährenminze

Wir betonen nochmals, daß Sie milde oder Karbolminze verlangen müssen, denn von der (gängigsten) Pfefferminze muß man nervösen Naturen unbedingt abraten.

Im Laufe des Tages, zwischen den Mahlzeiten, trinken Sie einen Liter von folgendem Tee:

Lindensplint	50 g
Erikablüten	25 g

Mischen Sie die Pflanzen und nehmen Sie für einen Liter kalten Wassers vier Suppenlöffel voll; fünf Minuten lang aufkochen lassen.
Anschließend geben Sie einen Suppenlöffel *Geißbart* (Pflanze) hinzu. Weitere zehn Minuten ziehen lassen und abseihen.

Vor dem Abendessen nehmen Sie:
zwei Kapseln Luzerne
Ihre Essensportionen müssen Sie natürlich auch reduzieren. Achten Sie darauf, daß Sie Brot, Salz, stärkehaltige Lebensmittel, Konditoreiwaren, Süßigkeiten, tierische (vor allem gekochte) Fette, Wurstaufschnitt und jeglichen Alkohol weglassen.

Nach Herzenslust essen sollten Sie hingegen Artischocken, Steckrüben, Zwiebeln, Löwenzahn, Auberginen, Gurken, Spargel, Chicorée, Lauch, Melonen, Pampelmusen, Erdbeeren, Ananas, Orangen, Äpfel.

Gewichtszunahme und Cholesterin

Selbst wenn Ihr Cholesterinspiegel normal ist (2,50 g), selbst wenn sich keine deutliche Erhöhung abzeichnet, sollten Sie trotzdem auf der Hut sein. Ihr Organismus verbrennt Fette nicht intensiv genug. Wenn Sie dieses Problem nicht lösen, wird Ihnen nicht nur das Abnehmen nicht gelingen, Sie werden sich auch nie richtig fit fühlen. Eine unüberwindliche und unerklärbare Müdigkeit wird Sie immer belasten. Für Ihren Organismus, für Ihre Vitalität sind Fette (Lipide) notwendig. Sie unter dem Vorwand der Unverdaulichkeit aus der Nahrung zu verbannen, wäre Unfug. Man muß Maß walten lassen und etwas tun, um sie zu assimilieren und zu verdauen.

WIR EMPFEHLEN IHNEN DIE IM FOLGENDEN BESCHRIEBENE DREIWÖCHIGE KUR.
Ihr folgt eine Woche Pause, dann macht man sie von neuem, bis das angestrebte Resultat erreicht ist.

TAGTÄGLICH VOR DEN DREI MAHLZEITEN EINE GROSSE TASSE TEE FOLGENDER ZUSAMMENSETZUNG:

Erdbeerblätter	100 g
Queckenwurzel	50 g
Löwenzahnwurzel	50 g
Olivenblätter	100 g
Eisenkrautblätter	50 g

Mischen Sie die Pflanzen gut durch und rechnen Sie fünf Eßlöffel voll auf anderthalb Litern kalten Wassers. Zwei Minuten lang aufkochen. Nehmen Sie den Topf vom Feuer, geben Sie einen Deckel darauf und lassen Sie den Tee, bevor Sie ihn abseihen, zehn Minuten ziehen.

Mag sein, daß Ihnen der Tee nicht schmeckt, doch seine Wirkung auf die Leber und die Fette ist beachtlich. In kürzester Zeit werden Sie sich weniger aufgebläht, nicht mehr so müde fühlen, Sie werden schneller verdauen – doch nutzen Sie das bitte nicht, um mehr zu essen!

VOR DEN DREI MAHLZEITEN:
zwei Kapseln Löwenzahn
Sie werden die Gallenausscheidung beschleunigen und erhöhen. Somit verbessern Sie Ihre Verdauung und gleichzeitig die Verwertung der Fette.

WÄHREND DER DREI MAHLZEITEN:
zwei Kapseln Aubergine
Um den Fettanteil im Blut zu senken, gibt es nichts besseres als die pulverisierte Aubergine. Sie blockiert den Fetten den Zugang zum Darmtrakt und schafft, wenn erforderlich, bei Verstopfung gründlich Abhilfe. Außerdem

WÄHREND DER DREI MAHLZEITEN:
Komplex auf Thymian-Basis
Zwei Pastillen dieses ausgezeichneten Ergänzungsnährstoffs verhelfen Ihnen zu einer besseren Verdauung, zum Abbau von Fetten und überflüssigen Kilos und bieten gleichzeitig die bei Abmagerungskursen so notwendige Unterstützung durch Weizenkeime und Magnesium, wodurch Müdigkeit und die bei allzu schnellem Gewichtsverlust häufigen Auswirkungen auf die Haut vermieden werden...

Äußerliche Anwendungen zur Zeitersparnis, um dort abzunehmen, wo Sie es wünschen

DREIMAL WÖCHENTLICH:
Ein warmes Hand- und Fußbad mit Extrakten von Efeu, Schöllkraut, Brennessel, Butterblume und Malve.
Allmorgendliche Massage der betreffenden Körperzonen mit *Meerfenchelsalbe.*

Abendliche Einreibung mit dem schlankheitsfördernden *Meerfenchelöl.*
Über die schlankmachende Wirkung des *Meerfenchelkonzentrats*, jener Pflanze, deren erstaunliche Fähigkeiten bereits in der Antike bekannt waren, gibt es keinerlei Zweifel.

Diätvorschläge
Sie wollen noch schneller schlank werden?
Dann lassen Sie ausnahmslos alle tierischen Fette weg,
essen Sie morgens auf nüchternen Magen einen geriebenen rohen Apfel, mischen Sie unter das Abendessen einen Suppenlöffel voll Weizenkleie.
Diese zwei wirklich harmlosen Ratschläge stellen für sich allein schon das beste Vorbeugungsmittel gegen überhöhten Cholesterinspiegel dar.
Verwenden Sie weiterhin für Ihre Salate und zum Kochen nur *Färberdistelöl.* Da es die Cholesterinpartikel so wirkungsvoll zerstreut, wird es von manchen sogar als Medikament in Form von Mikrokapseln empfohlen. Verwenden Sie es in der Küche, das kommt billiger und ist abwechslungsreicher.

Gewichtszunahme und Verstopfung

Sie leiden an Übergewicht und an Verstopfung? Dann ist es sinnlos, daß Sie sich bis zur totalen Erschöpfung durchhungern. Auf Dauer schlank werden können Sie nur, wenn Sie Ihrer Verstopfung zu Leibe rücken.
Das braucht Zeit, vor allem wenn Sie die leidige Gewohnheit haben, regelmäßig Abführmittel zu nehmen, insbesondere wenn es sich dabei um Paraffinöl handelt, das unsere Gedärme nur noch träger macht, ja sie sogar lähmt – ganz abgesehen von der Tatsache, daß es ein Erdölderivat ist, was nicht in unsere Weltanschauung paßt.
Sie werden eine gewisse Zeit und Geduld brauchen und unsere Ratschläge aufmerksam beachten müssen, wenn Sie gleichzeitig überflüssige Pfunde und die Verstopfung loswerden wollen. Aber es wird gelingen, und Sie werden gleich so viel besserer

Laune, so viel fröhlicher sein, eine glattere, hellere Haut bekommen, daß Sie Ihre Bemühungen nicht bereuen werden. Wir empfehlen eine dreiwöchige Kur, anschließend eine Woche Pause und eine neue Kur, bis das angestrebte Resultat erreicht ist.
Als erstes hier nun Ihr Tee:

Bitterklee, Blätter	50 g
Rosenknospen	100 g
Artischockenblätter	50 g
Löwenzahnwurzel	50 g
Holunderblüten	50 g
Malvenblüten	50 g
Aniskörner	50 g

Nachdem Sie die Pflanzen für diesen köstlichen Tee sorgfältig gemischt haben, müssen Sie unbedingt die nicht ganz alltägliche Zubereitungsart beachten: Rechnen Sie für einen Liter kalten Wassers vier Suppenlöffel. Lassen Sie das Ganze zwei Stunden, besser noch die ganze Nacht über kalt mazerieren. Langsam bis zum Aufkochen erhitzen, doch nicht kochen lassen. Vom Feuer nehmen, mit Deckel zehn Minuten ziehen lassen und abseihen. Dieser köstliche, farblich ansprechende und wirkungsvolle Tee leistet bei allen Fällen von Verstopfung gute Dienste.

MORGENS UND MITTAGS VOR DEN MAHLZEITEN:
Eine Ampulle *Artischockensaft* in einem halben Glas lauwarmen Wassers.
Das ist eine unfehlbare Drainage- und Entschlackungsbehandlung, die so manche durch Verstopfung hervorgerufene Beschwerden beseitigt, ohne daß der Darm angegriffen wird, denn es ist eine sanfte Arznei zur Ausscheidung von Ballaststoffen.

WÄHREND DER DREI MAHLZEITEN:
zwei Kapseln Faulbaum
Erbringt verblüffende Resultate auch bei hartnäckigster Verstopfung.

Nach den drei Mahlzeiten:
zwei Pastillen eines Komplexes auf Rhabarber-Basis
Unentbehrlich und unersetzlich ist diese einmalige Zusammensetzung der für den Körper wichtigen Zusatzkost: Rhabarber, Rose, Eibisch, Artischocke, Magnesium, um nur einige zu nennen; sie werden sich auf Ihren Darm nur positiv auswirken. Keinerlei Reizung, keine Übersäuerung, sondern harmonische Verdauung und etliche Kilos weniger!

Äußerliche Anwendungen zur Zeitersparnis, um an den richtigen Stellen abzunehmen

Zweimal wöchentlich:
Ein Hand- und Fußbad mit Extrakten von Efeu, Schöllkraut, Brennessel, Butterblume und Malve (40–42° warm, fünfzehn Minuten lang).

Einmal wöchentlich:
Ein warmes Vollbad mit ätherischen Ölen von *Salbei* und *Thymian.*
Unersetzlich zur Ausscheidung von Fett und zur Regulierung der endokrinen Drüsenfunktion. Außerdem ist Thymian in Ihrem Fall besonders angeraten, da er Leber und Darm stimuliert.

Täglich:
Massieren Sie sich morgens mit einer Creme aus Pflanzenextrakten: kletternder Efeu, Schachtelhalm, Arnika, Birke.
Diese Ihnen wohlbekannten Pflanzen sind ein mildes »Abspeckmittel« und regen gleichzeitig die Blutzirkulation an.
Sollen wir Ihnen auch einen »Trick« verraten, den wir zigmal mit Erfolg praktiziert haben?
Machen Sie *vor der Massage* eine kräftige *Einreibung mit einem Roßhaarhandschuh* und folgendem Präparat:

Kalendulaöl	100 ml
Ätherisches Rosmarinöl	20 Tropfen
Ätherisches Zitrusöl	20 Tropfen

Den Flakon vor jeder Anwendung gut schütteln. Das Kalendulaöl macht die Haut geschmeidig, bildet einen Schutzfilm über den kleinen Gefäßen und wirkt entzündungshemmend (was bei Zellulitis sehr wichtig ist). Die ätherischen Öle von Rosmarin und Zitrone stimulieren die Leber, beschleunigen den Blutdruck, fördern das Ausscheiden der Toxine und lassen vor allem die pflanzlichen Wirkstoffe der Creme (die nach der Einreibung unbedingt sofort einmassiert werden muß) tiefer und schneller eindringen. So wird Ihre Massage dank diesem Öl unvergleichlich mehr Wirkung zeigen.
Sie bedarf allerdings einiger Mühe. Doch Ihr Vertrauen auf uns wird belohnt werden!

Gewichtszunahme und weibliche Zyklusstörungen

Das kommt häufig vor. Wieviele Frauen haben sich bei uns schon beklagt, daß sämtliche Abmagerungsmethoden nichts nützen, weil sie doch immer wieder feststellen müssen, daß sie zu bestimmten Zeiten »auseinandergehen wie eine Ziehharmonika«.
»Es kommt vor, daß ich ohne jeglichen Grund von heute auf morgen drei Kilo zunehme.«
»Wann?«
»Häufig kurz vor der Periode. Mein Zyklus ist ohnehin kapriziös, unregelmäßig und häufig verspätet. Die Blutungen sind nicht sonderlich stark, ich habe Leibschmerzen und quelle regelrecht auf. Aber nicht nur mein Bauch bläht sich auf, ich kann die Röcke nicht mehr zumachen und habe sogar geschwollene Beine.«
In diesem Fall wird es Zeit brauchen, bis eine Behandlung anschlägt. Das ganze endokrine Drüsensystem ist ins Wanken geraten. Für ein schnelles Ergebnis gibt es nur eine Lösung: die *Sympathikotherapie.*
Nur das Betupfen der Nasenschleimhäute mit ätherischen Ölen garantiert ein schnelles Einwirken auf Hypophyse und Hypothalamus, die eine Schlüsselfunktion haben beim vegetativen und endokrinen System.

Wenn Sie also die Möglichkeit dazu haben, unterziehen Sie sich ohne zu zögern einer vollständigen Sympathikotherapie. Nicht nur Ihr Gewicht, sondern auch Ihr Menstruationszyklus werden in Kürze reguliert sein.
Schluß mit den Schmerzen, dem geblähten Leib, den unregelmäßigen und geringen Monatsblutungen!
Und noch ein sehr wichtiger Rat: Rechnen Sie das vermutliche Datum Ihrer Regel so exakt wie möglich aus und
NEHMEN SIE DANN DREI TAGE VORHER UND ALLABENDLICH EIN HEISSES FUSSBAD MIT ROSMARIN.
Sie können dazu getrocknete Blätter verwenden:
Nehmen Sie auf drei Liter Wasser 100 g Rosmarinblätter, fünfzehn Minuten kochen lassen und die für ein Fußbad notwendige Wassermenge aufschütten.

Variante I:
zwei Suppenlöffel Dispergiermittel
vierzig Tropfen ätherisches Rosmarinöl

Variante II:
zwei Suppenlöffel Rosmarin-Bade-Öl
Haben Sie kein Rosmarin zur Hand, können Sie auch wie unsere Großmütter zwei Suppenlöffel Schmierseife für ein Fußbad verwenden. Das wirkt auch sehr gut. Leider ist die echte dickflüssige Schmierseife fast noch seltener zu finden als Rosmarin-Bade-Öl. Das Altbewährte gerät in Vergessenheit!

Dreiwöchige Kur
Danach eine Woche Pause und Wiederaufnahme der Kur bis zum erwünschten Ergebnis.
TRINKEN SIE TÄGLICH MORGENS UND ABENDS EINE GROSSE TASSE TEE AUS FOLGENDER PFLANZENMISCHUNG:

Salbeiblätter	100 g
Schafgarbe, ganze Pflanze	100 g
Rosmarinblätter	100 g
Citronelle, ganze Pflanze	100 g

Mischen Sie die Pflanzen gut durch. Auf einen Liter kalten Wassers nehmen Sie eine Handvoll oder vier Suppenlöffel. Aufkochen lassen, jedoch nicht kochen, zehn Minuten ziehen lassen und abseihen.
Für zwei Tassen täglich brauchen Sie etwa die Hälfte dieser Teemenge. Süßen Sie nicht. Sie dürfen sich höchstens einen Tropfen Rosmarinhonig genehmigen. Angeraten ist es nicht. Wenn Sie abnehmen wollen, müssen Sie jedenfalls auf Zucker verzichten.

VOR DEN DREI MAHLZEITEN:
zwei Salbeikapseln
Der großartige Salbei! Wir lieben ihn, und er dankt es uns immer wieder. Wie oft hat er uns schon geholfen, Kranke zu heilen!
Eine erstaunliche Pflanze mit zahlreichen guten Eigenschaften: sie stimuliert die Leber, das endokrine Drüsensystem, den Kreislauf, fördert die Ausscheidung, reguliert den Menstruationszyklus ... und besitzt noch viele andere, uns wohlbekannte Kräfte. Überlassen wir es den Wissenschaftlern, sie nach und nach zu entdecken und sich dessen zu rühmen!

ZU DEN DREI MAHLZEITEN:
zwei Klettenkapseln
Die gute, dicke Klettenwurzel, bekannt für ihre antitoxischen Eigenschaften, empfohlen bei Rheuma und Ausschlag, enthält in der Tat pflanzliche Hormone. Sie wirkt regulierend auf den weiblichen Zyklus und sorgt für reichliche Ausscheidung.
Vergessen Sie sie nicht bei Ihrer Kur.

NACH DEN DREI MAHLZEITEN:
zwei Pastillen Algen/schwarze Johannisbeeren-Komplex
Dieser Algen-/schwarze Johannisbeeren-Komplex macht schlank wie kein anderes Mittel und stimuliert und kräftigt das endokrine Drüsensystem. Die Algen sind die unentbehrliche Zusatznahrung für unsere endokrinen Drüsen. Sie führen ihnen Spurenelemente, Mineralsalze und Aminosäuren zu, die sie so dringend benötigen. Wir weisen auch eigens darauf hin, daß

diese Ergänzungsnahrung keinen Blasentang *(Fucus vesiculosus)* enthält, der eine Reizwirkung auf die Schilddrüse ausübt und von vielen Patientinnen nicht vertragen wird.
Die anderen Inhaltsstoffe wie schwarze Johannisbeere und Rhabarber spülen Nieren und Darm gründlich durch.
Weizenkeime und Magnesium, die der Komplex ebenfalls enthält, bewahren Sie vor Müdigkeit und Übererregbarkeit, die sich häufig als Begleiterscheinung von allzu schnellem Gewichtsverlust einstellen.

Äußerliche Anwendung zur Zeitersparnis und zu gezieltem Abnehmen

Dreimal wöchentlich:
Ein warmes Vollbad mit ätherischen Ölen von *Salbei und Thymian.*
Das *Salbei-/Thymian-Badeöl* können Sie fertig kaufen. Doch wie immer sollten Sie sich vergewissern, daß es auch wirklich 12 Prozent ätherische Öle enthält, die für die Wirkung erforderlich sind. Zwei Suppenlöffel Öl für ein warmes (38–40°) Vollbad von zehn Minuten Dauer.
Doch vergessen Sie auf keinen Fall, daß Sie im Anschluß an das warme Bad das ganze Bein kalt abduschen müssen. Diese Dusche kann kurz sein (zehn Sekunden für beide Beine), doch sie ist unerläßlich, da sonst Ihr Kreislauf gestört und der Effekt verheerend sein wird.

Massieren Sie sich täglich:
Bei starker Zellulitis, mit einer Salbe aus Efeu-, Schachtelhalm-, Arnika- und Birkenextrakten.
Wenn Sie eher *»Fettpölsterchen«* haben, greifen Sie zu einer Meerfenchelsalbe. Die Wirkung dieser Pflanze ist bei einem solchen Fall unvergleichlich.
Sie hätten's gern noch intensiver? Sie wollen noch schneller schlank werden? Dann nehmen Sie doch den Roßhaarhandschuh und reiben damit schnell und gezielt vor der Massage dieses Zauberöl ein:

Schafgarbenöl	100 ml
ähterisches Wacholderöl	20 Tropfen
ätherisches Sandelöl	20 Tropfen

Schütteln Sie es vor jeder Anwendung gut durch und setzen Sie sich vor allem in den nächsten zwei Stunden nicht der Sonne aus. Die ätherischen Öle können nämlich aufgrund ihrer Lichtempfindlichkeit unauslöschliche braune Flecken auf der Haut hinterlassen.

Gewichtszunahme und Müdigkeit

Haben Sie das schon einmal erlebt: Sie sind müde, und je müder Sie sind, desto dicker werden Sie? Was unweigerlich zu einem Dilemma führt. Was kann ich denn dagegen tun? Noch strenger Diät halten und noch matter werden oder weiter gut essen und weiter zunehmen?

Ohne die Dinge bis auf die Spitze zu treiben – in jener Situation, wo die biologische Unordnung erheblich und die Müdigkeit Ursache der Gewichtszunahme ist, hegt man doch immer wieder einmal den Wunsch, seine Idealfigur wiederzuerlangen, zum Beispiel nach dem Winter. Doch dann verausgabt man sich körperlich, hat Probleme zu bewältigen und gerät in eine Phase der Erschöpfung, die man nicht auch noch verschlimmern kann durch eine Hungerdiät. Was ist da zu tun?

Eine Schocktherapie. Etwas anderes gibt es nicht.

– Einen Tag lang gibt es nur Lauch zu essen, in Wasser gekocht und mit Apfelweinessig und Safloröl angemacht. Dann wird zwei Tage lang strikt gehungert. Erlaubt ist nur eine völlig ungebundene Gemüsebrühe. Noch besser ist schieres Wasser. Das ist auch einfacher. Diese Ihnen abverlangte Leistung ist ja ohnehin nur von kurzer Dauer.

Sie werden sich dabei noch müder fühlen, jedoch nur einen Tag lang. Vielleicht bekommen Sie auch leichten Schwindel, Leberbeschwerden, eine belegte Zunge: doch das sind die Symptome der Ausscheidung. Ihr Organismus setzt sich in Bewegung und

beginnt die Toxine abzustoßen. Jetzt haben Sie's in der Hand, nun müssen Sie weitermachen.
Am vierten Tag gehen Sie zu einer fast normalen Diät über: Gemüse, Obst, Getreide- und Milchprodukte, jedoch kein Fleisch.
Am fünften Tag beginnen Sie mit der klassischen Diät, die Ihnen Ihre Normalfigur zurückgibt, sofern Sie folgendes beachten:
Vermeiden Sie Fette, insbesondere tierische Fette, verbannen Sie den Zucker (in jeglicher Form), gestatten Sie sich niemals mehr als eine Fleischmahlzeit pro Tag und vor allem keine Wurst, und vermeiden Sie auch alles, was Stärke enthält.
Die *tonusfördernden Nahrungsmittel*, die Ihnen Spannkraft, aber keine Kilos schenken, sind *Gemüse und Obst.* Bevorzugen Sie Wurzelgemüse und achten Sie auf einen geringen Wassergehalt (z.B. Äpfel, Erdbeeren, Karotten, Steckrüben). Essen Sie vor allem Vollkornnahrung (Weizen, Reis, Buchweizen, Gerste etc.). Sie müssen sie aber auch richtig kochen! Porridge, mit Milch vermischtes Getreide, ist nur eine der tausend köstlichen Möglichkeiten zur Zubereitung dieser Produkte. Beschaffen Sie sich ein Kochbuch für gesunde Ernährung mit Getreide- und Pflanzenprodukten. Getreide soll Ihre bevorzugte Nahrung werden. Richtig verwendet, könnte es allein schon ausreichen, Ihnen Ihr Idealgewicht und Ihre »Topform« wiederzuschenken.

Dreiwöchige Kur

Nach einer Woche Pause wird die Kur wieder aufgenommen, bis das erwünschte Resultat erreicht ist.

TRINKEN SIE MORGENS UND ABENDS EINE GROSSE TASSE (¼ LITER) VON DIESEM KÖSTLICHEN TEE:

Fenchelsamen	100 g
Rosmarinblätter	100 g
Bitterkleeblätter	50 g
Citronelle, ganze Pflanze	100 g
Eschenblätter	50 g
schwarze Johannisbeerblätter	50 g

Vermischen Sie die Pflanzen sorgfältig und nehmen Sie dann fünf gestrichene volle Suppenlöffel dieser Mischung für einen Liter kalten Wassers. Vorsichtig erhitzen, doch nicht kochen lassen! Vom Feuer nehmen, sobald das Wasser zu sieden beginnt, zudecken und fünfzehn Minuten ziehen lassen. Dann abseihen.
Sie können den Tee durchaus kalt trinken, doch lauwarm wirkt er besser. Er wird die Verdauung erleichtern (wofür der Fenchel ja bekannt ist, wenn wir ihn hier auch wegen seiner Fähigkeit, Toxine auszuschwemmen, gewählt haben).
Vergessen Sie Ihren Tee nicht. Er wird Sie schneller schlank machen und Ihnen gleichzeitig Ausgeglichenheit und Dynamik schenken. So manche, die an chronischer Verstopfung litten, werden erstaunt feststellen, wie ihre Darmtätigkeit sich harmonisiert, obwohl doch bisher alle Versuche fehlgeschlagen waren.

Vor den drei Mahlzeiten:
zwei Wacholderkapseln

Der stark harntreibend wirkende Wacholder, der die Diurese (die Wasserausscheidung) fördert, ist auch ein großartiges Tonikum für den gesamten Körper. Er unterstützt den Organismus bei der Abwehr von Angriffen jeglicher Art, denn er dynamisiert diese Abwehrkräfte. Wir empfehlen ihn mit Vorliebe im Herbst, denn er kräftigt Ihren Körper und stählt ihn gegen Wintermüdigkeit und Grippeepidemien und befreit ihn gleichzeitig von allen Schlacken, die die Umweltverschmutzung unseres Jahrhunderts in ihm abgelagert hat.

Während des Mittag- und Abendessens:
Thymiankomplex

Zwei Pastillen dieser Ergänzungsnahrung, die speziell Ihrer Leber und Ihren Nieren zugute kommt, sollen den Ausscheidungsprozeß vorantreiben und durch das Zusammenspiel von Thymian und Rosmarin gleichzeitig Kraft spenden. So wird das Völlegefühl nach den Mahlzeiten vermieden, das häufig ja mit Müdigkeit und Gewichtszunahme Hand in Hand geht.

Nach dem Frühstück und dem Mittagessen:
zwei Kapseln DNS-Komplex + Vitamin C
Das Vitamin für Dynamik ist gleichzeitig das Anti-Streß-Vitamin. Ein natürliches Vitamin (es handelt sich hier um ein Hagebutten-Extrakt, gewonnen also aus der Beere der Heckenrose) wird Sie, was manche befürchten, niemals nervös oder gar dick machen. Ganz im Gegenteil: Sobald Müdigkeit und Nervosität von Ihnen abgefallen sind, werden Sie alles Überflüssige um so reichlicher, leichter, zwangloser abbauen.
Daß die Ausscheidungsorgane nicht mehr funktionieren, ist ja eines der Hauptsymptome des Erschöpfungszustands. Folglich ist es in diesem Fall illusorisch, auf Gewichtsverlust zu hoffen. Sie laufen nur Gefahr, Ihre Müdigkeit noch zu verschlimmern, Ihre Ausscheidungsorgane noch weiter zu blockieren und folglich noch dicker zu werden. So sind Sie im Teufelskreis des Streß gefangen.
Dagegen gibt es nur eins: Befolgen Sie unsere Ratschläge. Finden Sie zu Ihrer alten Form zurück!
Sobald Sie sich wieder wohlfühlen, ersetzen Sie den ersten Tee durch den folgenden, von dem Sie allerdings *täglich einen Liter* trinken müssen, und nehmen weiterhin die Wacholderkapseln und die beiden Komplexe:

Glaskraut, ganze Pflanze	100 g
Bitterkleeblätter	50 g
Thymianblätter	100 g
Kirschenstielchen	50 g

Rechnen Sie fünf Suppenlöffel auf einen Liter kalten Wassers. Fünf Minuten kochen und zehn Minuten ziehen lassen. Dann abseihen. Es ist unwichtig, ob Sie ihn kalt oder lauwarm trinken, doch nie zu den Mahlzeiten!

Zur äußerlichen Anwendung, um Zeit zu gewinnen und an bestimmten Stellen abzunehmen
Allabendlich, nachdem Sie sich geduscht haben, tragen Sie eine »Schlankheitscreme« aus Pflanzenextrakten auf.

Allmorgendlich verabreichen Sie Ihren Beinen eine kalte Dusche, reiben sich dann kräftig mit dem Roßhaarhandschuh ab und massieren sich mit dem folgenden »Abmagerungsöl«:

Reines Osiris-Öl[1]	100 ml
ätherisches Rosmarinöl	20 Tropfen
ätherisches Kümmelöl	20 Tropfen

Gewichtszunahme und Leberbeschwerden

Unerwünschte Gewichtszunahme, mühsames Abnehmen und Leberstörungen sind drei Symptome, die – was Sie nicht wundern wird – häufig gemeinsam auftreten.
Jeder weiß, daß eine träge Leber und Gallenblase mit Sicherheit Verdauungsstörungen nach sich ziehen – ein Beweis für ungenügende Assimilation, die sich meist durch Gewichtszunahme bemerkbar macht. Manchmal tritt auch das Gegenteil ein. Wir haben in unserer Praxis auch schon Magersucht erlebt, die in eindeutigem Zusammenhang stand mit einer schlecht funktionierenden Leber.
Indes, wenn die Assoziation Leber/Gewicht für uns nicht verwunderlich ist, heißt das schlicht und einfach, daß wir Ignoranten sind, ist es in der Welt der Medizin doch heute Mode, der Leber kaum Beachtung zu schenken und Lebererkrankungen für Hirngespinste zu erklären.
Daraus folgt, daß unsere Großeltern, wenn sie Arzneien für die Leber einnahmen, in Wirklichkeit wohl etwas ganz anderes behandelten. Doch sie heilten, diese angeblich bedauernswerten Ignoranten! Sie glaubten, ihrer Leber, die gar nicht krank war, etwas Gutes zu tun und heilten, wo die Ärzte versagten! Machen wir's wie sie. Plagen uns Druck auf der Leber, Schwindel, pelzige Zunge, Völlegefühl, Ekel vor bestimmten Gerichten, träge Verdauung und überflüssige Kilos – so behandeln wir,

[1] Osiris-Öl ist ein Markenname: ein durch ein physikalisches Verfahren mit Sauerstoff angereichertes Pflanzenöl (Traubenkerne oder Olive) aus erster Kaltpressung.

wenn auch wie die Schulmedizin meint, zu Unrecht, die Leber! Wir wollen ja heilen, wollen abnehmen, und zum Teufel mit der modernen, supergescheiten Chemie!

Dreiwöchige Kur
Sie kann nach einwöchiger Pause wieder aufgenommen werden, bis das erwünschte Resultat erzielt ist.

TRINKEN SIE ZWISCHEN DEN MAHLZEITEN, ÜBER DEN TAG VERTEILT, MINDESTENS EINEN LITER VON FOLGENDER TEEZUBEREITUNG:

Glaskraut, ganze Pflanze	50 g
Bitterklee, Blätter	50 g
Thymian, Blätter	100 g
Quecke, Wurzel	50 g
schwarze Johannisbeere, Blätter	50 g
Wacholderbeeren	50 g

Mischen Sie die Pflanzen vorsichtig mit den Händen. Gießen Sie einen Liter kaltes Wasser über fünf Suppenlöffel Pflanzenmischung. Zwei Minuten aufkochen, zehn Minuten ziehen lassen und abseihen.
Trinken Sie, beliebig über den Tag verteilt, mehrmals eine Tasse. Die erste Tasse muß lauwarm und auf nüchternen Magen getrunken werden. Geben Sie eine Ampulle *schwarzen Rettichsaft* hinzu.
Die harntreibende Wirkung wird blitzartig eintreten. Da dieser Tee darüber hinaus aber auch ein ganz sanftes Abführmittel ist, wird er Ihre Verdauung regulieren, ohne Durchfall hervorzurufen.

VOR DEN DREI MAHLZEITEN:
zwei Kapseln Quecke
Die harn- und galletreibende Quecke ist der beste Freund Ihrer Leber und vertreibt ganz allmählich, sanft, aber beharrlich, Ihre überflüssigen Pfunde.

Im Laufe der Zeit werden Sie dann ganz arglos sagen: »Meine Leber? Die hab ich noch nie gespürt...« Bis zum nächsten Schlemmermahl!

Während der drei Mahlzeiten:
zwei Pastillen Thymiankomplex

Ideal zur Besänftigung einer aufsässigen Leber, Ausscheidung stimulierend und verdauungsregulierend. Außerdem werden Ihnen durch den Gehalt an Magnesium und Weizenkeimen jene Spurenelemente, Vitamine und Aminosäuren zugeführt, die Sie bei einer Abmagerungskur immer benötigen, um in Form zu bleiben, Energie und ... eine hübsche Haut zu behalten.

Nach dem Mittag- und Abendessen:
zwei Kapseln Ysop

Sie haben richtig gelesen, es ist kein Druckfehler! Der Ysop verbessert die Assimilation, beruhigt und entspannt. Gewiß, höchste Wirksamkeit zeigt er bei Lungenerkrankungen, doch er reguliert auch bestens die Sekretion aller Schleimhäute, vor allem, was uns hier interessiert, im Bereich des Magens, des Darms und der Leber. Indem er Ihnen Ruhe und Gelassenheit schenkt, die Sie zweifellos benötigen, und indem er die Assimilation der Nahrung erleichtert, verhilft der Ysop Ihnen dazu, die Stoffe besser zu »verbrennen« und die Rückstände gründlicher auszuscheiden.
Vertrauen Sie dieser Pflanze, die leider allzu selten verwendet wird!
Sollte Ihre Leber tatsächlich stark geschwollen sein und Ihnen schon lange Beschwerden verursachen, so fügen Sie der Behandlung noch ein äußerst wirkungsvolles »Spitzenmedikament« hinzu: *schieren Zitronensaft.* Trinken Sie morgens auf nüchternen Magen, vor Ihrer Tasse Tee und vor Ihrer Ampulle schwarzem Rettichsaft, etwas lauwarmen und natürlich ungesüßten Zitronensaft. Er wird Ihre Gallenblase schnell durchgespült haben und eine durchaus positiv zu wertende und beachtliche harntreibende Wirkung zeitigen.

Von äußerster Wichtigkeit ist die einwöchige Pause zwischen den dreiwöchigen Kuren, da es sonst zu Kalziumverlust kommen könnte, den wir nicht heraufbeschwören wollen.

Äußerliche Anwendungen zur Zeitersparnis und zum Abnehmen an bestimmten Stellen

Um Ihren Blutkreislauf wirklich gut zu stimulieren, Ihren Organismus mit Energie aufzuladen, Ihre Abwehrkräfte zu stärken und – schlanker zu werden, bedarf es einiger Anstrengung und letztlich auch Zeit zur Herstellung folgenden Präparats:

pflanzliches Kamilleöl	100 ml
ätherisches Zitronenöl	20 Tropfen
ätherisches Rosmarinöl	20 Tropfen

Schütteln Sie das Fläschchen kräftig vor jeder Anwendung, um die drei Ingredienzien auch wirklich gut zu vermischen.

Morgens und Abends:

Nehmen Sie den Roßhaarhandschuh und reiben Sie die betreffenden Stellen mit diesem Kamille-Zitrone-Rosmarinöl kräftig ein.

Das Kamilleöl heizt die Epidermis auf und stimuliert die periphere Durchblutung. Das ätherische Zitronenöl fördert die Ausscheidung, und das ätherische Rosmarinöl beschleunigt aufgrund seiner gefäßerweiternden Wirkung den Blutkreislauf, was zur Eliminierung der Toxine führt.

Sobald die Haut schön rot ist, massieren Sie energisch mit: einer »Schlankheitscreme« aus Extrakten von Efeu, Schachtelhalm, Birke und Arnika, sofern Sie zu Zellulitis und Wasserstau neigen, bzw. einer Meerfenchelcreme, falls Sie dazu neigen, Fette zu speichern.

Wie sich das unterscheiden läßt?

Zellulitis: Ihr Gewicht schwankt recht leicht, und Wasserstau stellt sich ein, sobald Sie sich in die Haut kneifen, dabei Schmerz empfinden und sich eine »Orangenhaut« bildet.

Fett: Ihr Gewicht schwankt kaum oder – was ärger ist – es erhöht sich regelmäßig, Ihre Haut läßt sich kaum kneifen wegen einer dicken subkutanen Schicht.

Gewichtszunahme und Nervosität

Ein nur allzu häufiger Fall. Wie viele Patientinnen haben wir erlebt, die sorgfältig Diät hielten, fast schon unterernährt wirkten und über latente Nervosität klagten, bei jedem Ärger aber, und immer, wenn sie sich übermäßig angespannt fühlten, an Gewicht zunahmen!

Die wissenschaftliche Erklärung kann schlicht und einfach lauten:

Bei übermäßiger Nervosität blockieren sich die Ausscheidungsorgane. Der Organismus eliminiert nicht mehr. So staut er die Toxine, und zur Gewichtszunahme gesellen sich womöglich noch Müdigkeit und Rheumatismus.

In diesem Fall ist es nutzlos, um jeden Preis abnehmen zu wollen. Vielmehr ist eines vordringlich: die Nervosität abbauen, die Ausscheidungsorgane dazu bringen, wieder normal zu arbeiten.

Anschließend gilt es dann, diesen Ausscheidungsprozeß zu verstärken, zu fördern.

Daher ist eine etwas komplexere Behandlungsmethode in zwei Phasen angeraten. Das Ergebnis wird von Ihrer Geduld und Ihrer Gewissenhaftigkeit als Therapeut abhängen.

Dreiwöchige Kur

Anschließend eine Woche Pause vor Wiederaufnahme, bis zur Erreichung des gesteckten Ziels.

VOR DEN DREI MAHLZEITEN:

zwei Pastillen Thymian-Komplex

Er verbessert die Verdauung, erleichtert der Leber die Arbeit und regt die Gallenbildung an. Es gilt nämlich, langsame Verdauungsprozesse, Blähungen und Fermentierung zu verhindern.

Der Thymiankomplex hat außerdem eine beachtliche harntreibende Wirkung. Er enthält unter anderem Bitterklee und Löwenzahn.

WÄHREND DER DREI MAHLZEITEN:
zwei Kapseln Steinklee
Sie werden sich angenehm entspannt fühlen und zudem mit Erstaunen seine harntreibende Wirkung feststellen, die kaum bekannt und doch eindeutig ist, da diese Pflanze einen harntreibenden Wirkstoff enthält, das *Cumarin*.
Der Steinklee fördert also die Diurese, regt die Nieren an, beruhigt sämtliche Schmerzen und Krämpfe im Unterleib. Nervöse Frauen werden schnell verstehen, was er wert ist.
Haben Sie schon einmal versucht, bei Schmerzen vor der Periode morgens und abends drei Kapseln Steinklee einzunehmen? Probieren Sie's! Sie werden erstaunt feststellen, wie leicht dieser monatliche Alptraum zu vertreiben ist.

NACH DEM MITTAG- UND ABENDESSEN:
Eine große Tasse Aufgußtee, schnell zubereitet und absolut unerläßlich:

Wacholderbeeren	50 g
Basilikumblätter	100 g
Erdbeerblätter	100 g
Melissenblätter	50 g
Pomeranzenknospen	50 g

Vermischen Sie die Pflanzen und rechnen Sie einen gehäuften Suppenlöffel für eine große Tasse kochenden Wassers. Zehn Minuten ziehen lassen, mit einem Kaffeelöffel voll *Lindenkomplex*-Granulat würzen und trinken.
Man neigt dazu, diesen Komplex wegen seiner besonders milden Zusammensetzung aus Orange, Linde, Hornklee Kindern vorzubehalten.
Die Mischung wurde in der Tat sehr sorgfältig erarbeitet. Gewiß können Kleinkinder und alte Menschen sie risikolos als Beruhi-

gungsmittel benutzen, doch die Proportion der verschiedenen Pflanzen ist derartig gut berechnet, daß sie jedermann Ruhe und Entspannung schenkt, und zwar ohne müde, ohne »benommen« zu machen, was nicht von allen Beruhigungsmitteln behauptet werden kann!

Befolgen Sie diese Ratschläge drei Wochen lang. Der Ausscheidungsprozeß wird in Gang gesetzt, doch vor allem werden Sie sich entspannter und nicht mehr so müde fühlen.

Nun wird es Zeit, die zweite Behandlungsphase zu beginnen.

IM LAUFE DES TAGES, ZWISCHEN DEN MAHLZEITEN:

Trinken Sie unbedingt mindestens einen Liter von folgendem Tee:

Rosmarinblätter	100 g
Ysopblätter	100 g
Geißbart, ganze Pflanze	100 g
Majoran, ganze Pflanze	100 g
Citronelle, ganze Pflanze	100 g

Nachdem Sie die Pflanzen vermischt haben, können Sie, um eine regelrechte »Drainage« zu erzielen, fünf Suppenlöffel Pflanzenmischung auf eineinhalb Liter kalten Wassers rechnen. Lassen Sie das Ganze eine Minute (nicht länger) aufkochen, denn der Geißbart verträgt nicht mehr. Löschen Sie das Feuer, lassen Sie den Tee zehn Minuten ziehen und seihen Sie ihn ab. Den stärksten harntreibenden Effekt erzielen Sie, wenn Sie den Tee dreimal täglich trinken, nämlich morgens auf nüchternen Magen, eine Stunde vor dem Mittagessen, eine Stunde vor dem Abendessen.

WÄHREND DES MITTAG- UND ABENDESSENS:

zwei Kapseln Steinklee

Wegen seiner entspannenden, beruhigenden, krampflösenden und ... harntreibenden Wirkung. Die Pflanze enthält außerdem zahlreiche Mineralsalze, die bei jeder Schlankheitskur sehr wichtig sind, um Müdigkeit und Kalziumverlust zu vermeiden.

Nach den beiden Mahlzeiten:
zwei Kapseln Klette
Dieses hervorragende Entschlackungsmittel verleiht Ihnen eine bildschöne Haut, verhilft zur Ausscheidung der Toxine und liefert darüber hinaus noch Kalzium- und Magnesiumsalze, die in Ihrem Fall sehr wichtig sind, damit Sie sich auch restlos entspannt fühlen.
Bei dieser Kur werden Sie abnehmen. Vielleicht nicht so schnell, wie Ihnen lieb wäre, dafür aber auf harmonische, dauerhafte Weise, dazu ohne Müdigkeit und ohne Gefahr zu laufen, depressiv zu werden.
Sollten Sie dennoch den Gewichtsverlust lieber beschleunigen wollen, so machen Sie sich ein paar einfache Diätregeln zu eigen:

Morgens auf nüchternen Magen:
Noch vor dem Tee essen Sie eine Scheibe frische Ananas.
Verbannen Sie rigoros Alkohol und Zucker in jeglicher Form: Wein, Bier, Limonaden, Marmelade, Schokolade, Konfekt etc.
Vermeiden Sie rotes Fleisch.
Das ist weiß Gott nicht viel verlangt für ein äußerst beachtliches Ergebnis, denn Sie bekommen nicht nur eine gute Figur, sondern fühlen sich auch wieder fit.

Äußerliche Anwendungen zur Zeitersparnis und um an bestimmten Stellen abzunehmen
Dreimal wöchentlich:
Machen Sie gleichzeitig ein *Hand- und Fußbad* mit *ätherischen Ölen von Salbei und Thymian.*
Ganz einfach: Sie nehmen zwei Schüsseln mit sehr warmem Wasser, fügen zwei Suppenlöffel voll *Badeöl* mit ätherischen Ölen von *Salbei und Thymian hinzu.* Nun baden Sie Hände und Füße gleichzeitig zehn Minuten lang.
Nach Möglichkeit sollten Sie dieses Bad abends nehmen und gleich darauf zu Bett gehen – gleich oder zumindest wenig später. Denn Sie werden ohnehin das dringende Bedürfnis verspüren, sich zurückzuziehen.

Wie schon in den vorangegangenen Kapiteln raten wir auch hier zur täglichen Anwendung einer Creme aus Pflanzenextrakten oder aus Meerfenchel, je nach Fall. Doch ein schnelleres Ergebnis erzielen Sie, wenn Sie vor der Massage noch folgendes Öl mit dem Roßhaarhandschuh einreiben:

Schafgarbenöl	100 ml
ätherisches Majoranöl	20 Tropfen
ätherisches Wacholderöl	20 Tropfen

Es ist ideal zur Aktivierung der lokalen Gefäßdurchblutung und für Ihre Entspannung.

Gewichtszunahme und Gelenkschmerzen

Sie nehmen regelmäßig zu und haben Schmerzen »in der Nierengegend«. Nicht weiter verwunderlich. Logischerweise müßten auch Ihre Knie schmerzen. In Wirklichkeit sind es nämlich nicht die Nieren, das Ausscheidungsorgan, das Ihnen Beschwerden verursacht, sondern die Wirbelsäule, und zwar in der Lendengegend.
Der Grund dafür ist einfach: Ihre Kilos lasten auf den Bandscheiben wie auch auf Ihren Knie- und Hüftgelenken. Sie sind regelrecht »abgeklemmt«. Abnehmen heißt die Devise! Ein Chiropraktiker, ein Osteopath, ein Ätiopath, ein Naturheilkundler, ein Knochendoktor muß her... Kurz: Wie immer er sich auch nennen mag, es muß jemand sein, der weiß, wie man diese Gelenke vernünftig wieder »lockert«, der dafür eine besondere »Gabe« hat. Diese Gabe findet sich sogar bei den »Approbierten«.
Einige sind uns bekannt, wie wir auch sehr begabte Empiriker kennen, die es fertigbringen, einem Schaf völlig schmerzlos ein Gelenk »auszukugeln« und es ein paar Sekunden später wieder »einzurenken«.
Wir müssen leider feststellen, daß wir so etwas bei approbierten Ärzten noch nie erlebt haben.

Allerdings wollen wir in diesem Kapitel nicht von den durch Übergewicht verursachten Gelenkschmerzen sprechen. Das sind mechanische Probleme, die nur durch geschickte Handgriffe und Gewichtsverlust zu lösen sind.
Wir wollen etwas ganz anderes hier behandeln.
Es gibt doch Frauen, die an schwerer Zellulitis leiden und ständig über Gelenkschmerzen klagen, die immer wieder vergehen und in einem anderen Gelenk wieder auftauchen. Recht häufig sind es heftige Schmerzen in den Nackenwirbeln. Aber sie können auch »wandern«, die ganze Wirbelsäule entlang, und sich in den Schultern, den Ellenbogen, den Hüften, den Füßen etc. festsetzen. In den meisten Fällen treten diese Schmerzen ständig an anderer Stelle auf, doch sie sind so unberechenbar, daß sie sich auch gut und gern in einem bestimmten Gelenk festsetzen und nicht mehr verschwinden.
Die ärztliche Diagnose lautet hier im allgemeinen: Rheumatismus.
Die empfohlene Behandlung: Aspirin mit leicht entzündungshemmenden Faktoren, was zwar die Schmerzen lindern, die Krankheit aber nicht heilen kann und die Zellulitis höchstwahrscheinlich verschlimmern wird.
Aus unserer Sicht handelt es sich hier um einen Organismus, der die Toxine nicht ausscheidet. Ob Rheumatismus oder Zellulitis – die Ursache ist die gleiche. Daher darf man auf keinen Fall die Ausscheidungsorgane mit chemischen Medikamenten noch mehr überlasten. Man muß ihnen vielmehr helfen *zu eliminieren.*
Unter Zuhilfenahme von beruhigend wirkenden Pflanzen. Denn dieser Beschwerdenkomplex (gelehrte Leute nennen es »Syndrom«) zeigt sich meist bei nervösen, wenn nicht gar depressiven Frauen.
Daher heißt unsere Devise: beruhigen und eliminieren.

Dreiwöchige Kur
Anschließend eine Woche Pause vor Wiederaufnahme der Kur bis zum angestrebten Ergebnis. Und wieder der unvermeidliche, wirklich unentbehrliche »Drainage-Tee«:

Lindensplint	50 g
Bitterklee, Blätter	50 g
Geißbart, ganze Pflanze	50 g
Kirschenstielchen	50 g
Citronelle, ganze Pflanze	50 g
Erikablüten	50 g
Weiße Taubnessel	50 g

Achten Sie beim Kauf der Pflanzen darauf, daß sie »fein gehackt« sind, damit Sie sie gut vermischen können. Für einen Liter kalten Wassers dürfen Sie ruhig fünf Suppenlöffel voll nehmen. Ein paar Sekunden lang aufkochen, fünfzehn Minuten ziehen lassen, keinesfalls länger kochen, denn Taubnessel und Wiesengeißbart vertragen das nicht! Nach dem Abseihen trinken Sie ihn, und zwar über den Tag verteilt, zwischen den Mahlzeiten und unbedingt jeden Tag.
Zur verstärkten Ausscheidung der Toxine nehmen Sie

VOR DEM MITTAG- UND ABENDESSEN:
zwei Kapseln Klette
Ihre blutreinigende Wirkung ist außerordentlich und wird seit der Antike gerühmt. Dioskorides in seinem berühmten Werk[1] unter *Arction*, Plinius[2] unter *Personata*, 1758 dann J. Hill, und nach ihm noch etliche Autoren haben immer wieder die deutlich antitoxische Wirkung der Klette hervorgehoben. Sie heile akute Rheumaschübe wie auch Gicht, lindere die meisten Dermatosen (Akne, Ekzeme, Furunkel etc.), aber auch Leberstörungen, und könne sogar gegen Wassersucht eingesetzt werden.
Sie können sich vorstellen, daß Ihre Zellulitis es schwer haben wird, sich gegen solch einen unerbittlichen Drainage-Meister zu behaupten!

[1] Dioskorides, griech. Arzt und Pharmakologe des 1. Jhs. n. Chr. Verfasser einer Arzneimittellehre »Materia medica«, die bis in die Neuzeit maßgebl. Handbuch der abendl. Medizin blieb u. wichtige Quelle für die Botanik der Antike ist. (Anm. d. Ü.)
[2] In seiner 37 Bände umfassenden »Naturalis Historia« (Anm. d. Ü.)

Während der drei Mahlzeiten:

zwei Kapseln Quecke

Wir haben eine Vorliebe für die Queckenwurzel. Sie ist ein tüchtiges Medikament, denn sie wirkt gleichzeitig auf Nieren und Leber. Sie reinigt den Organismus von Grund auf, erleichtert die Funktionen von Leber, Blase, Nieren und Darm. Merkwürdigerweise interessiert sich die Medizin noch nicht lange für die Quecke, denn erst gegen Ende des 17. Jhs. taucht sie in der Heilkunde auf. Die Empiriker benützten sie allerdings schon seit langem, was wiederum beweist, daß die offizielle Medizin »hinterherhinkt« und dennoch diese Erkenntnisse für sich reklamiert!

Schenken Sie der Quecke Ihr Vertrauen. Wer sie zu schätzen weiß, hat dieses bescheidene Pflänzchen überall zur Hand. Es wächst in Ihrer unmittelbaren Nähe, selbst unter kümmerlichsten Bedingungen und ist immer da, um Ihnen zu helfen!

Nach den Mahlzeiten:

zwei Pastillen Algen-/schwarze Johannisbeeren-Komplex

Dieses beachtliche Ergänzungs-Nahrungsmittel begünstigt dank der darin enthaltenen harntreibenden und abführenden Pflanzen (Johannisbeere und Rhabarber) die Ausscheidung und liefert gleichzeitig eine geballte Ladung Mineralsalze, die für Ihre Gelenke und Ihr nervliches Gleichgewicht so nötig sind. In dem Präparat sind nämlich auch Meeralgen enthalten.

Äußerliche Anwendungen zur Zeitersparnis und um an bestimmten Stellen abzunehmen

Immer und ewig »Schlankheitscremes« mit Extrakten aus harntreibenden Pflanzen, doch diesmal sollten Sie vor der Massage eine sanfte Einreibung mit folgendem Präparat machen:

Arnikaöl	100 ml
ätherisches Zitronenöl	20 Tropfen
ätherisches Lavendelöl	20 Tropfen

Vor jedem Gebrauch kräftig schütteln.

Dieses Öl verbessert die lokale Durchblutung, wirkt entzündungshemmend auf die bei Zellulitis häufig gereizten kleinen Gefäße und begünstigt die Ausscheidung der Toxine sowie die allgemeine Entspannung.
Wenn Sie ein übriges tun wollen, nehmen Sie DREIMAL WÖCHENTLICH *ein warmes Vollbad mit ätherischen Ölen von Majoran, Eisenkraut, Zitrone.*
Es gibt drei Arten der Zubereitung: Mischen Sie fünf Suppenlöffel Milchpulver mit
zehn Tropfen ätherischem Majoranöl
fünf Tropfen ätherischem Eisenkrautöl
fünf Tropfen ätherischem Zitronenöl
oder aber:
zwei Suppenlöffel Dispergiermittel mit
zehn Tropfen ätherischem Majoranöl
fünf Tropfen ätherischem Eisenkrautöl
fünf Tropfen ätherischem Zitronenöl
oder schlicht und einfach:
Schütten Sie in Ihre Badewanne, bevor Sie das warme Wasser zulaufen lassen, zwei Löffel fertig gekauftes *Majoran-Eisenkraut-Zitronen-Badeöl*, wobei Sie, wie stets, auf die zwölfprozentige Konzentration achten müssen.

Gewichtszunahme und Krampfadern

Dieses Bild ist vielleicht zu stark. Sagen wir also lieber: Übergewicht, verbunden mit schlechtem Blutrückfluß. Endergebnis ist recht häufig das Auftreten von Krampfadern, doch die ersten erkennbaren Beschwerden können unterschiedlicher Art sein: schwere Beine, leicht geschwollene Füße, Hämorrhoiden.
Häufig ist bei diesen Patienten die Haut an den unteren Gliedmaßen sehr dünn, manchmal treten die Venen hervor, die Beine ermüden schnell und die Extremitäten (Hände und Füße) sind warm. Begleiterscheinungen können sein: Migräne, Kopfschmerzen, spärliche Regelblutungen, Krampfadern. Diese Störungen weisen auf einen ungenügenden Blutrückstrom hin, und häufig handelt es sich dabei um eine angeborene Bindegewebsschwäche.

Lassen Sie nicht gleich den Kopf hängen, als wäre dies ein unabwendbarer Schicksalsschlag. Ganz im Gegenteil!

Die Schwäche ist vorhanden, von Geburt an. Sie wird auch bleiben bis zu Ihrer letzten Stunde, das wissen wir. Da wir aber den Feind kennen, können wir gegen ihn angehen. Es ist immer von Vorteil, den Gegner bestens zu kennen, all seine Schliche, all seine schwachen Punkte.

Sie brauchen nur unsere Ratschläge zu befolgen:

Zwei Monate lang gilt es, Ihr Normalgewicht wiederherzustellen und die Durchblutung Ihrer Venen zu reaktivieren.

Dann müssen Sie zweimal jährlich, zu Sommer- und Winterbeginn, drei Wochen lang regelmäßig und buchstabengetreu unseren Hinweisen Folge leisten.

In der Zwischenzeit sollten Sie sich bemühen, Ihrer Frühlings- und Herbstkur gemäß zu leben.

Finden Sie, das sei zu viel verlangt? Es geht doch darum, das ganze Jahr topfit zu sein, sich wohlzufühlen in seiner Haut. Gesundheit will verdient werden!

Dreiwöchige Kur

Anschließend eine Woche Pause, dann Wiederaufnahme bis zur Erreichung des erwünschten Resultats.

Vor den drei Mahlzeiten:

zwei Pastillen roter Wein-Komplex

Nichts, absolut nichts läßt sich mit ihm vergleichen. Das Zusammenwirken der Pflanzen, aus denen er besteht, ist absolut einmalig. Die Durchblutung Ihrer Venen wird sich schnell bessern, und in Kürze haben Sie schwere Beine, Krampfadern und Hämorrhoiden vergessen. Sie werden sich ungleich leichter, nicht mehr so aufgedunsen fühlen.

Während der drei Mahlzeiten:

zwei Kapseln Lindensplint

Kontrollieren Sie immer, was man Ihnen verkauft. Es muß hier unbedingt pulverisierter Lindensplint (Rinde) sein, keine Blüten! Letztere wirken beruhigend und werden Ihnen bei Nervosität gute Dienste tun. In diesem speziellen Fall hingegen benöti-

gen Sie die harntreibenden Eigenschaften des Splints zur Drainage und Verflüssigung des Blutes, denn es soll ja die lästige Zellulitis abgebaut und Ihr Blutkreislauf verbessert werden.
Der Splint enthält außerdem zahlreiche Mineralsalze: Kalium, Magnesium, Mangan, Natrium, die bei allen Abmagerungskuren sehr wichtig sind, um die Vorgänge im Zellgewebe zu regulieren und Mangelerscheinungen zu verhindern, die häufig Müdigkeit, Nervosität oder Aggressivität hervorrufen.
Zu erwähnen als weiterer Inhaltsstoff ist auch ein pflanzliches Hormon, das sich auf das endokrine Drüsensystem positiv auswirken dürfte, welches bei Zellulitis oft unregelmäßig arbeitet.

Nach den drei Mahlzeiten:
zwei Kapseln schwarze Johannisbeere
Die aus getrockneten, pulverisierten Blättern der schwarzen Johannisbeere bereiteten Kapseln beschleunigen die Ausscheidung, fördern den Harnfluß und verbessern die Blutzirkulation. Sie sind aber auch Energiespender und somit immer nützlich bei Müdigkeit und Trübsinn.
Und nun kommt – wir haben ihn nicht vergessen – unser *Kräutertee.* Wir haben ihn diesmal nur an letzter Stelle genannt, da er in Ihrem Fall vielleicht nicht ganz so wichtig ist.
Und doch sind wir überzeugt, daß es ohne ihn keine wirksame und schnelle Abmagerungskur gibt.
Dabei ist Disziplin vonnöten: Trinken Sie also täglich einen Liter Tee. Wie die meisten Patienten werden auch Sie es anfangs nur widerwillig tun, doch bald nicht mehr darauf verzichten wollen. In unserem Zeitalter der Umweltverschmutzung wird dieses permanente »Durchspülen des Organismus« bald eine Notwendigkeit.

Schafgarbe, ganze Pflanze	100 g
Kirschenstielchen	50 g
Ährenminze, Blätter	50 g
Geißbart, ganze Pflanze	100 g
Thymianblätter	100 g
roter Wein, Blätter	50 g

Mischen Sie die Pflanzen gut durch und rechnen Sie eine Handvoll für einen Liter kalten Wassers. Ein paar Sekunden aufkochen, um den Geißbart nicht zu »schocken«, gut fünfzehn Minuten ziehen lassen, damit Kirschenstielchen und roter Wein all ihre Wirkstoffe freigeben – Ihr Tee ist fertig, und seine Wirkung wird besonders wohltuend sein.

Äußerliche Anwendungen zur Zeitersparnis und um an bestimmten Stellen abzunehmen

Hier gibt es keinen Zweifel: Ihre »Schlankheitscreme« wird wirken, doch gewiß Ihrer Meinung nach zu langsam. Sie muß unbedingt unterstützt werden durch eine kräftige Luffa-Einreibung mit folgendem Öl:

Schafgarbenöl	100 ml
ätherisches Rosmarinöl	20 Tropfen
ätherisches Zypressenöl	20 Tropfen

Wie durch ein Wunder wird Ihre Blutzirkulation verbessert werden – wenngleich es sich dabei keineswegs um ein solches handelt. Denn die drei Komponenten verfügen über außergewöhnliche Eigenschaften:

Die *Schafgarbe* ist unschlagbar bei Krampfadern, Hämorrhoiden und sämtlichen Störungen der Blutzirkulation. Sie beseitigt Krämpfe und Verspannungen.

Der *Rosmarin* kurbelt ganz allgemein den Kreislauf an, und die *Zypresse* sucht ihresgleichen, wenn es darum geht, die Blutzirkulation in den Venen anzuregen. Ihre gefäßverengende Wirkung ist – sogar von den Wissenschaftlern – anerkannt.

Doch warum raten wir zu einer Einreibung mit Luffa, anstatt mit dem Roßhaarhandschuh? Weil Luffa viel sanfter ist. Es ist rein pflanzlich, denn es handelt sich um das Innere eines getrockneten und entkernten Schwammkürbis. In Reformhäusern und Apotheken ist er leicht zu bekommen. Eine tägliche Einreibung mit Luffa verleiht Ihnen dauerhaft eine seidenweiche Haut – ohne Roßkur.

Gewichtszunahme und Wechseljahre

Alle Frauen, die mit dem Problem der Wechseljahre konfrontiert sind, wissen, wie schwer es ist, das Gewicht zu halten, das sie als junge Frau hatten. Dabei gibt es keinen Grund zu resignieren. Und glauben Sie ja nicht an ein unabwendbares Schicksal. Das Klimakterium ist ein schwieriger Lebensabschnitt, in dem man um die Bewahrung seines Gleichgewichts kämpfen muß. Mag sie noch so hart sein – diese Schlacht muß gewonnen werden. Das halbe Leben hängt davon ab, eine ganze Periode der Reife, die Sie voll genießen können, ohne als Frau auch nur irgend etwas einzubüßen, weder Vergnügen, noch verführerische Reize, noch sportliche Aktivitäten. Jeden Augenblick, jede Situation werden Sie – vielleicht ruhiger, gelassener – doch mit allen Sinnen auskosten.

Die vollerblühte Frau, die sich wohlfühlt in ihrer Haut – das gibt es. Sehen Sie sich nur Jane Fonda, Ursula Andress, Claudia Cardinale an: bildschöne Frauen, begehrenswerter denn je!

Um Ihre Figur zu bewahren – weit über die Fünfzig hinaus –, ist es unerläßlich, den Rat einer Diätspezialistin einzuholen. Eine gesunde, absolut gesunde Ernährung ist erforderlich. Es gilt, auf zu schwere Kost zu verzichten, den Alkohol wegzulassen und die der Gesundheit zuträglichen Produkte schätzen zu lernen: Obst, Gemüse, Getreide. Sie müssen sich also anders ernähren als früher.

Seien wir offen: Ohne diese ausdrückliche Vorbedingung werden Sie es selbst mit unseren Rezepten kaum schaffen, Ihr Idealgewicht zu halten. Sie sind jedoch wertvolle Helfer, um Ihre Figur wiederzuerlangen, sie leichter zu bewahren und Ihnen ein Gefühl der Leichtigkeit und Spannkraft zu vermitteln.

Befolgen Sie diese Kur peinlich genau zwei bis drei Monate lang, bis Sie Ihr Idealgewicht haben.

Anschließend machen Sie zweimal pro Jahr und im Herbst eine dreiwöchige Kur.

Etwas Besseres können Sie nicht finden, um sich Ihr Lächeln und Ihre schlanke Taille zu bewahren.

Nun zu Ihren Pflanzen:

Dreiwöchige Kur
Dann eine Woche Pause vor Wiederaufnahme, bis zur Erreichung des gesteckten Ziels.
Trinken Sie täglich morgens und abends eine große Tasse (¼ l) dieses köstlichen Tees – Ihr Jungbrunnen!

Salbeiblätter	100 g
Anissamen	50 g
Enzianwurzel	100 g
Majoranblätter	50 g
Olivenblätter	50 g
Citronelle, ganze Pflanze	100 g

Füllen Sie Ihre Kräutermischung in ein großes Gefäß, das Sie keinesfalls luftdicht abschließen dürfen. Verwenden Sie vor allem keinen Korken, der hermetisch schließt. Ihre Pflanzen könnten schimmeln, und Sie brauchen Sie doch das ganze Jahr. Für einen halben Liter kalten Wassers benötigen Sie zwei Suppenlöffel Pflanzenmischung. Zwei Minuten aufkochen, zehn Minuten ziehen lassen und abseihen.
Zusätzlich empfehlen wir für Ihr Allgemeinbefinden:

Vor den drei Mahlzeiten:
zwei Kapseln Taubnessel
Die weiße Taubnessel *(Lamium album)* ist die Pflanze des Ausgleichs und für Sie in diesem Lebensabschnitt unentbehrlich. Denn sie ist das Idealmittel zur Herabminderung des Blutstaus in den weiblichen Geschlechtsorganen, zur Verbesserung der Durchblutung und Regulierung der endokrinen Drüsenfunktion.

Während der drei Mahlzeiten:
zwei Pastillen Algen-/schwarze Johannisbeeren-Komplex
Als Ergänzungsnahrung unentbehrlich in diesem Lebensabschnitt! Sie brauchen dieses Präparat mit seinen harntreibenden, abführenden und entschlackenden Eigenschaften, um Ihre Idealfigur wiederzuerlangen. Wenn Sie regelmäßig täglich Ihre

Pastillen nehmen, werden Sie die ausgleichende Wirkung der darin enthaltenen Spurenelemente bald verspüren. Sie führen zu einer allgemeinen Ausgeglichenheit durch ihre Wirkung auf das Nerven- und Drüsensystem und stabilisieren den Kalziumstoffwechsel.
Es ist Ihnen ja bekannt, daß endokrine Funktionsstörungen in den Wechseljahren Entkalkung und Rheumatismus fördern.
Der auf Algen und schwarzer Johannisbeere basierende Komplex garantiert Ihnen eine ausgewogene Ernährung.

NACH DEM MITTAG- UND ABENDESSEN:
zwei Weißdornkapseln
Weißdorn verflüssigt das Blut, verhindert Krämpfe, beruhigt und wirkt außerdem noch harntreibend. Er verhindert Herzflimmern, Hitzewallungen, arterielle Hypertonie.
Da er den Blutdruck reguliert und die Harnausscheidung stimuliert, ist der Weißdorn Ihr idealer Partner.

Äußerliche Anwendungen zur Zeitersparnis und um an bestimmten Stellen abzunehmen
Massieren Sie sich täglich mit einer *»Schlankheitscreme« aus Meerfenchel.* Machen Sie es sich zur Gewohnheit, täglich ein *schlankmachendes Körperöl aus Meerfenchel* zu verwenden. Es wird Ihnen helfen, das ganze Jahr über Ihr Gewicht stabil zu halten und Ihnen gleichzeitig eine glatte Haut mit dem idealen Feuchtigkeitsgehalt verleihen.
Reiben Sie außerdem jeden Abend den Körper von oben bis unten mit dem *regenerierenden Osiris-Körperöl* ein. Es ist unerreicht, wenn es darum geht, die Haut zu regenerieren, sie mit Sauerstoff zu versorgen und ihr ein jugendliches Aussehen zu bewahren.
Ein wenig Körperpflege, die Spaß macht – das ist das ganze Geheimnis, um diesen glücklichen Lebensabschnitt genießen zu können.

Haarausfall

Immer häufiger klagen die Männer, zunehmend auch jüngere Männer, und neuerdings sogar Frauen, über Haarausfall. Das ist neu und beunruhigend. Vor ein paar Jahren noch war eine junge Patientin mit Haarausfall in unserer Praxis eine Seltenheit. Jetzt wird es langsam alltäglich. Warum?

Unserer Meinung nach besteht ein Zusammenhang zwischen dem immer häufiger auftretenden krankhaften Haarschwund gerade bei jüngeren Menschen und dem Streß des modernen Lebens.

Das erste, das wichtigste, das dringlichste ist daher, daß Sie wieder lernen, sich zu entspannen – sich ganz bewußt zu entspannen. Wir betonen ausdrücklich, daß es sich um einen Lern- und einen Bewußtseinsprozeß handelt.

Verlassen Sie sich nicht auf Beruhigungs- oder Schlafmittel, auf Anxiolytika, all diese Moleküle, die Sie vergiften und Ihren Haarausfall nur verschlimmern.

Sie müssen *lernen*, sich zu entspannen. Es gibt mehrere Methoden: Sophrologie, Autogenes Training, die Jacobson-Methode und etliche andere. Sie können wirksam, ja sogar beachtlich sein, sofern sie unter Anleitung eines Fachmanns durchgeführt werden. Sie haben alle das gleiche Ziel: daß man sich seinen Körper, seine Energie bewußt macht und lernt, beide zu kontrollieren. Das ist unerläßlich. Denn ohne diese Kontrolle wird jede Behandlung nur eine kurzzeitige, viel zu kurzfristige Wirkung erbringen.

Es gibt Mittel, Ihrem Haar neue Spannkraft zu verleihen, natürliche und wirksame Mittel, sofern Sie sich die Mühe machen, sie peinlich genau anzuwenden und wenn Sie genügend Geduld aufbringen.

Dreiwöchige Kur

Anschließend eine Woche Pause vor Wiederaufnahme bis zur Erreichung des erwünschten Resultats.

Vor den drei Mahlzeiten:
zwei Pastillen DNS + Aminosäuren-Komplex
Durch ihre ungeheuer stimulierende Einwirkung auf die Zellen vermag die Desoxyribonukleinsäure die Basalschichten der Haut zu regenerieren und das Wachstum des Haarbalgs anzuregen. Sie brauchen eine richtige Jungbrunnen-Kur bei all dem Umweltstreß, um die Mängel zu beheben, die die moderne Ernährung mit sich bringt.

Während der Mahlzeiten, morgens und abends:
zwei Pastillen Weizenkeim-Komplex
Dieses Ergänzungsnahrungsmittel in leicht anzuwendender Tablettenform enthält alle Aminosäuren, Vitamine (insbesondere die der B-Gruppe) und Spurenelemente der Weizenkeime. Sie können Weizenkeime aber auch in Pulver- oder Kapselform nehmen.
Das spielt keine Rolle. Die Wirkung ist dieselbe, wenn nur der Hersteller gewissenhaft ist.

Nach dem Mittag- und Abendessen:
zwei Pastillen DNS/Vitamin F- und E-Komplex
Die in diesem Fall unentbehrlichen Vitamine regen das Haarwachstum an und verleihen Ihnen gleichzeitig die Dynamik, die Sie brauchen. Seien Sie aber vorsichtig mit Vitamin F: Es ist ein Aphrodisiakum – es sei denn, Sie wollten dieses Risiko gern eingehen.

Äußerliche Anwendungen
Was das wirksamste, das neueste Mittel ist?
Sadeöl, bekannt seit eh und je! Es wird seit Urväterzeiten verwendet. Das *Sadeöl* ist eine Mischung aus mehreren pflanzlichen Stoffen, in erster Linie aber aus dem Extrakt von *Juniperus sabina* (Sadebaum oder »Stinkwacholder«).
Um Ihre Kopfhaut zu aktivieren, gibt es nichts besseres als
– *reines Sadeöl* zur Einreibung vor der Haarwäsche,
– Haarwäsche mit *Sadeshampoo*
– *Sadebalsam*

Bei schweren Fällen:
Machen Sie bei zunehmendem Mond sechs Tage lang jeden Morgen eine Einreibung mit einer *Ampulle hochaktiven Sadeextrakts.*
Halten Sie an der Ergänzungsnahrung fest, halten Sie am *Sadeöl* fest und gewöhnen Sie sich vor allem an einen Lebensrhythmus, der Sie *cool* läßt. Dann kennen Sie bald keine Haarprobleme mehr!

— 5 —
AKUTE UND CHRONISCHE ERKRANKUNGEN

Abszess (Anthrax)

TRINKEN SIE TÄGLICH ZWISCHEN DEN MAHLZEITEN FOLGENDEN TEE:

Klette, Wurzel	50 g
Erdrauch, ganze Pflanze	50 g
Anissamen	25 g
Quecke, Wurzel	50 g
Eukalyptus, Blätter	50 g
Zitronenschale	50 g
Wacholderbeeren	50 g

Mischen Sie die Pflanzen sorgfältig und rechnen Sie pro Liter kalten Wassers fünf Suppenlöffel Pflanzenmischung. Fünf Minuten aufkochen lassen, zudecken, zehn Minuten ziehen lassen und abseihen.

MORGENS AUF NÜCHTERNEN MAGEN UND VOR DEM MITTAGESSEN NEHMEN SIE:
drei Kapseln Klette

ZU DEN DREI MAHLZEITEN:
zwei Kapseln Esche

NACH DEN DREI MAHLZEITEN:
zwei Pastillen Eisenkomplex

Diese intensive Drainage-Kur befolgen Sie einen Monat lang. Vergessen Sie jedoch nicht die Blutreinigungs-Kur im Herbst, die alljährlich nötig ist.

Aerophagie (Völlegefühl durch Luftschlucken)

TRINKEN SIE VOR DEM MITTAG- UND ABENDESSEN EINE GROSSE TASSE:

Anissamen	25 g
Basilikumblätter	50 g
Fenchelsamen	25 g
Enzianwurzel	25 g
Rosmarinblätter	50 g

Rechnen Sie einen Suppenlöffel voll Pflanzenmischung für eine Tasse kochenden Wassers. Zehn Minuten ziehen lassen und abseihen.

VOR JEDEM MITTAG- UND ABENDESSEN:
zwei Kapseln Engelwurz

ZU JEDEM MITTAG- UND ABENDESSEN:
zwei Pastillen Hefe-Komplex mit Vitaminen angereichert

Das Problem Aerophagie steht häufig in Zusammenhang mit Streß und Nervosität. Daher sollten Sie, bevor Sie sich auf komplizierte Behandlungen einlassen, erst einmal versuchen, zu geregelten Zeiten und ein wenig langsamer zu essen. Ein einfacher Trick: atmen Sie zehnmal tief durch, bevor Sie zu essen beginnen.

Akne

TRINKEN SIE JEDEN TAG NACH DEM ABENDESSEN EINE GROSSE TASSE KRÄUTERTEE:

Erika, Blüten	50 g
Schafgarbe, ganze Pflanze	50 g
Wacholderbeeren	25 g
Thymian, Blätter	50 g
Rosmarin, Blätter	50 g

Nachdem Sie die Pflanzen gut vermischt haben, rechnen Sie einen Suppenlöffel voll pro Tasse kochenden Wassers. Fünf Minuten ziehen lassen und abseihen.

NEHMEN SIE MORGENS UND MITTAGS:
eine Kapsel Klette
eine Kapsel weiße Taubnessel
eine Kapsel wildes Stiefmütterchen

Sie müssen gleichzeitig geschluckt werden!
In großen Mengen sollten Sie essen: Kresse, Löwenzahn, Artischocken, Spargel, Karotten, Gurken, Lauch, Zwiebeln.
Einschränken sollten Sie: fermentierte Käse, Kaffee, Alkohol, Tabak und tierische Fette.
Dies ist eine Radikalkur, die wenigstens zwei Monate lang durchgehalten werden muß. Um ihre Wirkung noch zu vervollkommnen, sollten Sie sich täglich das Gesicht mit *Haselnußöl* massieren; das reinigt die Haut und nimmt die Mitesser weg.

Albuminurie (Eiweiß im Harn)

TRINKEN SIE ZWISCHEN DEN MAHLZEITEN TÄGLICH EINEN LITER KRÄUTERTEE:

Lindensplint	50 g
Queckenwurzel	50 g
schwarze Johannisbeere, Blätter	50 g
Löwenzahn, Wurzel	50 g
Bitterklee, Blätter	25 g
Kirschenstielchen	50 g
Klettenwurzel	50 g

Vermischen Sie die Pflanzen und nehmen Sie vier Suppenlöffel voll für einen Liter kalten Wassers; zwei Minuten kochen lassen, vom Feuer nehmen, einen Suppenlöffel voll *Schachtelhalm, ganze Pflanze*, ins Wasser werfen, zudecken, zehn Minuten ziehen lassen und abseihen.

Vor den drei Mahlzeiten:
zwei Kapseln Quecke

Zu den drei Mahlzeiten:
zwei Kapseln Esche

Im Anschluss an jede der drei Mahlzeiten:
zwei Pastillen Algen/schwarze Johannisbeere-Komplex

Zwischen Albuminurie und einer ungenügenden Ausscheidung der Toxine besteht ein ursächlicher Zusammenhang. Unsere Ratschläge werden Sie zufriedenstellen, sofern Sie sie drei Wochen lang befolgen, denn sie zielen auf eine Stimulierung Ihrer Ausscheidungsorgane ab. Vergessen Sie aber auf keinen Fall die große Blutreinigungskur im Herbst, um Ihren »Nierenfilter« durchzuspülen.

Allergien

Trinken Sie täglich einen Liter Kräutertee aus folgender Mischung:

Klettenwurzel	50 g
Erdbeerblätter	50 g
Wacholderbeeren	50 g
Eschenblätter	50 g

Vermischen Sie die Pflanzen, rechnen Sie auf einen Liter kalten Wassers fünf Suppenlöffel, lassen Sie das Ganze zwei Minuten kochen und zehn Minuten ziehen. Abseihen.

Vor jeder der drei Mahlzeiten:
zwei Kapseln Wacholder
In Ihren Salat geben Sie täglich zwei Tropfen *ätherisches Estragonöl.*
Je nach Heftigkeit Ihrer Allergie ist diese Kur zwei- bis dreimal pro Jahr einen ganzen Monat lang durchzuführen. Sollten Sie regelmäßig an Heuschnupfen leiden, befolgen Sie diese Ratschläge alljährlich im Mai!

Anämie

TRINKEN SIE VOR JEDER DER DREI MAHLZEITEN EINE GROSSE TASSE KRÄUTERTEE:

Enzianwurzel	25 g
Erdbeerblätter	50 g
Erdrauch, ganze Pflanze	50 g
Gundelrebe, ganze Pflanze	50 g
Eisenkrautblätter	25 g

Mischen Sie die Pflanzen gut durch und rechnen Sie für einen halben Liter kalten Wassers zwei Suppenlöffel voll. Eine Minute kochen, zehn Minuten ziehen lassen und abseihen.

VOR JEDER DER DREI MAHLZEITEN:
zwei Kapseln Engelwurz

ZU JEDER DER DREI MAHLZEITEN:
zwei Pastillen Eisenkomplex

Denn die Anämie kann in ursächlichem Zusammenhang stehen mit übermäßiger Nervosität und einer Störung im vegetativen Nervensystem. Selbstverständlich kann diese ernst zu nehmende Erkrankung aber auch ganz andere Ursachen haben. Daher ist es unerläßlich, daß Sie Ihren Arzt aufsuchen und ihm volles Vertrauen schenken.

Angina

TRINKEN SIE TÄGLICH VIER GROSSE TASSEN VON DIESEM AUFGUSSTEE:

Königskerze, Blüten	50 g
Pomeranzen, Knospen	50 g
Hagebutten	50 g
Gundelrebe, ganze Pflanze	50 g
Geißbart, ganze Pflanze	50 g
Ährenminze, Blätter	25 g

Mischen Sie die Pflanzen gut durch und übergießen Sie fünf Suppenlöffel voll mit einem Liter kochenden Wassers. Abseihen und mit etwas *Thymian- oder Eukalyptushonig* süßen.

VOR JEDER DER DREI MAHLZEITEN:
zwei Erdbeerkapseln

ABENDS VOR DEM SCHLAFENGEHEN:
zwei Piniekapseln

Wenn Sie Ihren Tee trinken, versuchen Sie gleichzeitig vorsichtig damit zu gurgeln, um Ihre Kehle zu »schmieren«. Wir erinnern Sie nochmals daran, daß eines der besten Mittel zur Befreiung der Bronchien und Mandeln nach wie vor das warme Fußbad ist, dem man zwei bis drei Handvoll *Rosmarinblätter* oder zwei Suppenlöffel Rosmarin-Badeöl beigibt.

Aphthen (Bläschenbildung)

GURGELN SIE VIERMAL TÄGLICH MIT FOLGENDEM ABSUD:

Klettenwurzel	50 g
Zitronenschale	50 g
Wacholderbeere	50 g
Eibischwurzel	50 g
Oregano, ganze Pflanze	50 g
Salbeiblätter	50 g

Rechnen Sie einen gehäuften Suppenlöffel voll Pflanzenmischung auf eine Tasse kalten Wassers. Fünf bis sieben Minuten kochen lassen. Abseihen. Einen Löffel *Apfelweinessig* hinzufügen. Gurgeln Sie nun schlückchenweise mit diesem Dekokt, das sehr warm sein muß!
Vergessen Sie nicht, daß Aphthen immer durch eine Übersäuerung des Magens hervorgerufen werden. Um sie endgültig loszuwerden, muß Ihr »saures Aufstoßen« unbedingt gleichzeitig behandelt werden.

Appetitlosigkeit

EINE TASSE VOR DEN ZWEI HAUPTMAHLZEITEN:

Erdrauch, ganze Pflanze	50 g
Enzianwurzel	25 g
Bitterklee, Blätter	25 g
Basilikumblätter	50 g
Kümmelsamen	25 g
Fenchelsamen	25 g
Thymianblätter	25 g

Vermischen Sie die Pflanzen und nehmen Sie zwei Kaffeelöffel für eine große Tasse kochenden Wassers. Zehn Minuten ziehen lassen und abseihen.

ZU JEDER HAUPTMAHLZEIT:
zwei Kapseln Engelwurz

NACH JEDER HAUPTMAHLZEIT:
zwei Pastillen Protein-Komplex

Unsere Ratschläge sollen Ihnen zu neuer Energie verhelfen, doch recht häufig ist Appetitmangel verbunden mit einem physiologischen Bedürfnis nach gründlicher Entschlackung. In diesem Fall ist eine zwei- bis dreitägige Hungerkur ratsamer, bei der Sie nur Gemüsebouillon zu sich nehmen, um Ihrem Organismus die Spurenelemente und Vitamine zuzuführen, die er dringend benötigt.

Arteriosklerose

MORGENS AUF NÜCHTERNEN MAGEN:
Trinken Sie eine Ampulle *Birkensaft* in einem halben Glas Wasser und während des Tages

Zwischen den Mahlzeiten:
eine Tasse Kräutertee

Erikablüten	50 g
Eschenblätter	50 g
Olivenblätter	50 g
Kerbelblätter	25 g
Queckenwurzel	50 g
Kirschenstielchen	50 g

Vermischen Sie die Pflanzen und übergießen Sie fünf Suppenlöffel Pflanzenmischung mit einem Liter kochenden Wassers. Zehn Minuten ziehen lassen und abseihen.

Vor jeder der drei Mahlzeiten:
zwei Kapseln Lindensplint

Zu jeder der drei Mahlzeiten:
zwei Kapseln Quecke

Nach jedem Mittag- und Abendessen:
zwei Pastillen Petersilie-Komplex

Führen Sie diese Kur zwei- bis dreimal jährlich einen Monat lang durch, um Ihr Blut gründlich zu reinigen, aber vergessen Sie nicht, daß bei Arteriosklerose und Durchblutungsstörungen ein Minimum an körperlicher Betätigung notwendig ist, um sich gesund zu fühlen. Die Durchblutung läßt sich durch warme Vollbäder mit *ätherischem Rosmarinöl* verbessern, doch sollten Sie vorher Ihren Arzt befragen, da sie bei überhöhtem Blutdruck kontraindiziert sind.

Arthritis (s. Rheumatismus, warm)

Arthrose (s. Rheumatismus, kalt)

Asthma

Unsere Pflanzen können Ihnen tatkräftig Hilfe leisten. Doch wenn Sie bereits Cortison nehmen, dürfen Sie es auf keinen Fall von heute auf morgen absetzen. Fragen Sie also Ihren behandelnden Arzt um Rat, denn nur er kann beurteilen, wie die Dosis nach und nach verringert werden kann.

Trinken Sie abends nach den Mahlzeiten eine Tasse Tee:

Thymianblätter	50 g
Eukalyptusblätter	25 g
Ährenminze, Blätter	50 g
Melisse, Blätter	50 g
Bohnenkraut, Blätter	50 g

Verlangen Sie unbedingt milde Minze *mit Carvon*, und niemals Pfefferminze, da sie reizt.
Vermischen Sie die Pflanzen, übergießen Sie einen Suppenlöffel voll mit einer Tasse kochenden Wassers und lassen Sie den Tee fünf Minuten ziehen, bevor Sie ihn abseihen.

Vor dem Frühstück und dem Mittagessen:
eine Kapsel Malve
eine Kapsel Lavendel
eine Kapsel Ysop
Wir empfehlen Ihnen, so viel wie möglich von folgenden Gemüsen und Obst zu essen: Spargel, Artischocken, Zitronen, Kohl, Knoblauch, Gurke, Kopfsalat, Löwenzahn, Kresse, Chicorée, Zwiebel, Kerbel, Schwarzwurzeln, wilde Zichorie, Petersilie, Feldsalat, Basilikum, Estragon, Möhren, Orangen, schwarze Johannisbeeren, Himbeeren, Brombeeren und Pampelmusen.

Aufstoßen

Bereiten Sie sich eine große Tasse Fencheltee: einen Suppenlöffel voll *Fenchelsamen*, den Sie zehn Minuten ziehen lassen.
Atmen Sie tief ein. Halten Sie die Nase zu und die Luft an. Trinken Sie nun den Tee – aber auf einen Sitz!

Ausfluß

Ein wirklich unangenehmes und leider nur allzu häufiges Symptom, das unserer Ansicht nach allein die Pflanzen dauerhaft zu beseitigen vermögen. Befolgen Sie unsere Kur gewissenhaft drei Wochen lang und wiederholen Sie sie, wenn nötig, drei- oder viermal im ersten Behandlungsjahr.

Trinken Sie täglich einen halben Liter:

Thymianblätter	100 g
weiße Taubnessel, ganze Pflanze	50 g
Erikablüten	50 g
Borretsch, ganze Pflanze	50 g
Wacholderbeeren	50 g
Rosmarinblätter	100 g

Mischen Sie die Pflanzen sorgfältig. Es genügt, fünf Suppenlöffel voll eine Minute kochen und zehn Minuten ziehen zu lassen. Abseihen. Trinken Sie den Liter in zwei Tagen, der Tee braucht nicht aufgewärmt zu werden.

Vor dem Mittag- und Abendessen:
Zwei Kapseln Enzian werden den Stoffwechsel in Schwung bringen.

Zum Frühstück und Mittagessen:
Zwei Pastillen gekeimten Weizen-Komplex oder einen Kaffeelöffel voll *Weizenkeimpulver*, um sich mit Vitaminen und essentiellen Aminosäuren zu versorgen, die Ihr Abwehrsystem benötigt.
Auch zur lokalen Anwendung gibt es nichts milderes und wirksameres als die Pflanzen:
Lassen Sie eine Handvoll *Wacholderbeeren* und eine Handvoll *Rosmarinblätter* in einem Liter Wasser sieben bis zehn Minuten kochen. Benützen Sie das abgeseihte Dekokt täglich für Vaginalspülungen.

Bettnässen

BEREITEN SIE FOLGENDEN KRÄUTERTEE:

Eschenblätter	50 g
Melissenblätter	50 g
Bohnenkrautblätter	50 g
grüner Anis, Samen	25 g

Vermischen Sie die Pflanzen. Nehmen Sie zwei Suppenlöffel voll für einen halben Liter kochenden Wassers und lassen Sie das Ganze zehn Minuten ziehen. Abseihen. Trinken Sie eine Tasse auf nüchternen Magen, eine Tasse vor dem Mittagessen und eine weitere Tasse vor 17 Uhr.

JEDEN MORGEN AUF NÜCHTERNEN MAGEN KAUEN SIE BEI REICHLICHER SPEICHELBILDUNG:
einen Kaffeelöffel Pollen

VOR DEM FRÜHSTÜCK UND MITTAGESSEN:
eine Kapsel Steinklee

WÄHREND DES MITTAGESSENS:
Streuen Sie über Ihre Mahlzeit einen Suppenlöffel voll *vitaminangereicherter Hefe.*

Befolgen Sie diese Ratschläge mit schöner Regelmäßigkeit mindestens einen Monat lang. Sanft und fortschreitend wird sich Besserung einstellen, doch sollten Sie sich auch klarmachen, daß Bettnässen häufig zurückzuführen ist auf einen Zustand großer Nervosität oder seelischer Unausgeglichenheit. Daher sollte zusätzlich eine Behandlung beim Psychotherapeuten oder, besser noch, beim Sophrologen ins Auge gefaßt werden.
Wird ein Kleinkind gelegentlich zum Bettnässer, sollten Sie nachprüfen, ob es nicht vielleicht Darmwürmer hat. Eine unerkannte Verminose – an die man heutzutage nicht mehr so oft denkt – ist häufig die Ursache für derartige Unannehmlichkeiten.

Bindehautentzündung

Sprühen Sie täglich mehrmals mit einem Zerstäuber Kornblumen-Blütenwasser ins Auge. Das Destillat aus den frischen Blüten der Kornblume ist die sanfteste und wirksamste Arznei zur Linderung der Beschwerden sämtlicher Augenentzündungen.
Auf die Augen legen Sie ein Kataplasma aus Malvenblüten. Einen Suppenlöffel voll pro Schale kochenden Wassers eine Minute kochen und zehn Minuten ziehen lassen. Schütten Sie das Wasser ab und legen Sie die feuchten und lauwarmen Blüten direkt aufs Auge.
Wenn die Entzündung einmalig auftritt, ist diese Behandlung ausreichend. Sollten Sie allerdings häufig Augenbeschwerden haben, müssen Sie unbedingt einen Augenarzt aufsuchen und Jahr für Jahr regelmäßig im Frühling Ihre Blutreinigungskur durchführen, denn Ihre Leber dürfte daran nicht ganz unschuldig sein.

Blutdruck (erhöhter), Hypertonie

TRINKEN SIE MORGENS AUF NÜCHTERNEN MAGEN ERST EINMAL EIN GROSSES GLAS WASSER.

ZUM FRÜHSTÜCK UND MITTAGESSEN NEHMEN SIE DANN GLEICHZEITIG:
zwei Knoblauchkapseln
zwei Kapseln Weißdorn
eine Kapsel Geißbart

ABENDS VOR DEM SCHLAFENGEHEN TRINKEN SIE EINE GROSSE TASSE KRÄUTERTEE:

Geißbart	100 g
Olivenblätter	50 g
Lavendelblüten	50 g
Ährenminze, Blätter	50 g
Pomeranzenknospen	50 g

Nachdem Sie die Pflanzen gut vermischt haben, übergießen Sie einen Suppenlöffel voll mit einer Schale kochenden Wassers. Fünf Minuten ziehen lassen und trinken.
Streichen Sie Salz, Schokolade, Wurstwaren, und vermeiden Sie Alkohol und Tabak. Essen Sie dafür in Mengen Knoblauch, Steckrüben, Lauch, Orangen, Pampelmusen, Kopfsalat, wilde Zichorie, Löwenzahn, Auberginen, Artischocken, Trauben, Erdbeeren, Kirschen, Blaubeeren, Himbeeren, schwarze Johannisbeeren.

Blutdruck (niedriger), Hypotonie

TRINKEN SIE MORGENS UND ABENDS EINE TASSE VON DIESEM KÖSTLICHEN TEE:

Rosmarinblätter	100 g
Salbeiblätter	100 g
Ährenminze, Blätter	50 g

Lassen Sie einen Suppenlöffel voll Pflanzenmischung auf eine Tasse Wasser eine Minute lang kochen und zehn Minuten ziehen. Nach dem Abseihen geben Sie einen Kaffeelöffel voll *Rosmarinhonig* hinzu und trinken den Tee.

MORGENS UND ABENDS ZU DEN MAHLZEITEN NEHMEN SIE:
zwei Pastillen Weizenkeim-Komplex
oder einen Kaffeelöffel voll *Weizenkeimpulver*

ZU DIESEN MAHLZEITEN BRAUCHEN SIE NOCH:
zwei Pastillen Hefe-Komplex, mit Vitaminen angereichert, die Sie ersetzen können durch:
einen Kaffeelöffel Bier- oder Weinhefe.

MORGENS UND MITTAGS NACH DEN MAHLZEITEN:
zwei Pastillen Aufbaukomplex

Sie liefern Ihnen die Spurenelemente (vor allem Kalzium und Magnesium), die Sie benötigen, um wieder in Schwung zu

kommen. Selbstverständlich müssen Sie sich aber regelmäßig ärztlich kontrollieren lassen.
In vielen Fällen ist die Ursache für zu niedrigen Blutdruck ein Mangel an körperlicher Betätigung und eine ungenügende Versorgung der Zellen mit Sauerstoff.
Selbst wenn Sie müde sind, spricht nichts gegen sportliche Betätigung, ganz im Gegenteil.
Wählen Sie jedoch Sportarten, bei denen Sie an der frischen Luft sind und wobei Sie sich nur mäßig, aber über längere Zeit anstrengen: Dauerlauf, Radfahren, Wandern etc. Dabei bekommen Sie eine strahlende Gesichtsfarbe, Ihr Blutdruck stabilisiert sich, und das geht Hand in Hand mit Gesundheit und Ausgeglichenheit.

Blutungen

Die Ratschläge, die wir Ihnen hierzu geben können, gelten natürlich nur für häufig auftretende kleinere Blutungen wie Nasen- oder Zahnfleischbluten.
Innere und schwere Blutungen können ausschließlich von Ihrem Arzt und häufig leider nur im Krankenhaus behandelt werden.
Machen Sie es sich zur Gewohnheit, Ihr Mittag- und Abendessen mit einem *Kaffeelöffel voll Schachtelhalmpulver* anzureichern.
Diese großartige Pflanze erleichtert nämlich nicht nur die Blutgerinnung, sondern verleiht dem gesamten Organismus mehr Energie, da Ihr Körper dank der im Schachtelhalm enthaltenen Kieselsäure mehr Kalzium speichert.
Diese immer mal wieder auftretenden kleinen Blutungen sind häufig auf Überanstrengung, Übernervosität oder Anämie zurückzuführen.
Der *Schachtelhalm* wird Ihnen jedenfalls helfen, damit fertig zu werden.
Eine längere Kuranwendung mit Schachtelhalm ist jedoch schädlich für Herzkranke oder Hypertoniker, die Blutverdünnungsmittel nehmen! Fragen Sie erst Ihren Hausarzt, was er dazu meint.

Cholesterinspiegel, erhöhter

TRINKEN SIE ZWISCHEN DEN MAHLZEITEN TÄGLICH MINDESTENS EINEN HALBEN LITER VON DIESEM AUFGUSSTEE:

Eschenblätter	50 g
Erikablüten	50 g
Queckenwurzel	50 g
Erdbeerblätter	100 g
Olivenblätter	100 g

Mischen Sie die Pflanzen und übergießen Sie fünf Suppenlöffel voll mit einem Liter kochenden Wassers. Fünfzehn Minuten ziehen lassen und abseihen.

VOR JEDER DER DREI MAHLZEITEN:
zwei Kapseln Quecke
eine Kapsel Kirschenstielchen
Machen Sie es sich zur Gewohnheit, das ganze Jahr über täglich eine große Tasse von diesem Tee zu trinken, sofern Ihr Cholesterinspiegel chronisch nach oben tendiert. Vergessen Sie aber auch nicht, daß eine an Fleisch und Zucker zu reiche Ernährung häufig die Ursache für diese Beschwerden ist. In diesem Fall ist es sinnlos, sich von den Pflanzen dauerhafte Hilfe zu erwarten: So wirkungsvoll sie sein mögen, sie werden Ihnen doch nur recht kurzfristig helfen können.
Sollte diese Behandlung keine baldige Besserung bringen, gibt es noch eine weitere, die für Menschen mit zu hohem Blutdruck eher geeignet ist:

Lindensplint	30 g
Erdbeerblätter	20 g
Rosmarinblätter	20 g
Olivenblätter	20 g

Nachdem Sie die Pflanzen gut vermischt haben, rechnen Sie für eine große Tasse kochenden Wassers einen Suppenlöffel Pflanzenmischung. Fünf Minuten ziehen lassen und abseihen.

MORGENS UND ABENDS ZU DEN MAHLZEITEN:
eine Knoblauchkapsel
eine Löwenzahnkapsel
eine Queckenkapsel
Und vermeiden Sie bei diesen Mahlzeiten tierische Fette, Tabak, Alkohol und Süßigkeiten jeder Art.

Darminfektion

TRINKEN SIE TÄGLICH EINEN HALBEN LITER VON UNSEREM AUFGUSSTEE:

Thymianblätter	100 g
Bohnenkraut, Blätter	100 g
Geißbart, ganze Pflanze	100 g
Erikablüten	50 g
Wacholderbeeren	50 g
Ährenminze, Blätter	50 g

Sie müssen zwei gehäufte Suppenlöffel voll Pflanzenmischung für einen halben Liter kochenden Wassers rechnen. Fünfzehn Minuten zugedeckt ziehen lassen. Noch bessere Resultate erzielen Sie, wenn Sie es fertigbringen, täglich einen Liter oder mehr davon zu trinken.

MORGENS AUF NÜCHTERNEN MAGEN:
Zerkauen Sie gemächlich einen Kaffeelöffel voll *Blütenpollen.*

ZU DEN DREI MAHLZEITEN:
zwei Pastillen Hefekomplex, mit Vitaminen angereichert

Tritt diese Darminfektion nur gelegentlich auf, befolgen Sie unsere Ratschläge drei Wochen lang. Sie wird verschwinden und Sie nie mehr belästigen.
Machen Ihnen jedoch wiederholt Darminfektionen zu schaffen, müssen Sie zuerst Ihren Arzt aufsuchen und Ihr Leben ändern: Dann stehen Sie nämlich garantiert unter Streß, sind permanent abgespannt, übernervös und vielleicht sogar depressiv.

In diesem Fall muß schleunigst der Streß abgebaut werden, sonst erzielen Sie mit unseren Ratschlägen nur ein vorübergehendes Ergebnis.
Wenden Sie sich an einen Fachmann für Sympathikotherapie. Diese Reflextherapie im Naseninneren erzielt bei allen Fällen nervlicher Abgespanntheit ganz außerordentliche Resultate. Und diese zeigen sich nicht nur sehr schnell, sondern sind auch von Dauer, denn diese spezielle Therapie »schnürt dem Streß die Luft ab«.

Demineralisierung (Kalziumverlust)

NEHMEN SIE VOR JEDER DER DREI MAHLZEITEN:
zwei Kapseln Schachtelhalm

ZU JEDER DER DREI MAHLZEITEN:
zwei Kapseln Austernschale

NACH JEDER DER DREI MAHLZEITEN:
zwei Pastillen Aufbaukomplex

Diese Intensivkur können Sie ohne Unterbrechung einen Monat lang durchführen und sogar dreimal pro Jahr, sofern Sie das Kalzium schlecht speichern und somit anfällig sind für Spasmophilie, Rheumatismus und Arthrose.
Sollte die Neigung zu Mineralstoffmangel hingegen chronisch sein, so liegt das wahrscheinlich daran, daß Ihr Organismus die Nahrung nur ungenügend assimiliert. Und diese Schwäche können nur die Pflanzen ausgleichen.
Trinken Sie daher in solchen Fällen täglich vor den Mahlzeiten eine große Tasse von folgendem Tee:

Enzianwurzel	50 g
Basilikumblätter	100 g
Majoranblätter	100 g
Thymianblätter	100 g
Ährenminze, Blätter	50 g

Mischen Sie die Pflanzen und lassen Sie fünf Suppenlöffel voll eine Viertelstunde lang in einem Liter aufgekochten Wassers ziehen. Abseihen.

Denken Sie daran, daß diese Assimilationsstörung häufig durch Erregungs- und Nervenstreß hervorgerufen wird. In diesem Fall müssen Sie sich, egal mit welchen Mitteln, erst einmal entspannen: mit Yoga, Entspannungsübungen, Gymnastik, Sophrologie und warmen Bädern mit ätherischen Ölen von *Kamille* und *Pinie*. Sollte Ihnen aber selbst dafür die Zeit fehlen, gibt es nur die eine Möglichkeit, Magenbeschwerden und Verdauungsstörungen loszuwerden und damit vielleicht gleichzeitig den Remineralisierungsprozeß einzuleiten: die *Sympathikotherapie*. Das Betupfen der Nasenschleimhäute, das schon nach wenigen Behandlungen Ihr vegetatives Nervensystem wieder ins Gleichgewicht bringt, ist ohne Zweifel die am schnellsten wirksame und unentbehrlichste Therapie für den Menschen unserer Zeit.

Depressionen (depressive Phasen)

Anstatt all dieser chemischen Medikamente, mit denen Sie sich nur Giftstoffe zuführen, wählen Sie lieber die Pflanzen, die der Herrgott uns geschenkt hat. Sollten Sie jedoch bereits auf Anxiolytika oder andere Gifte abonniert sein, dürfen Sie diese keinesfalls von heute auf morgen absetzen.

FOLGENDER TEE, NACH DEM ABENDESSEN GETRUNKEN, WIRD IHNEN GUTTUN:

Lavendelblätter	50 g
Rosmarinblätter	50 g
Römische Kamille, Blüten	25 g
Pomeranzenblüten	50 g
Quendel, ganze Pflanze	50 g

Verlangen Sie unbedingt Römische Kamille, nicht aber Echte Kamille *(Matricaria chamomilla)*, auch keine Orangenblüten, sondern Pomeranzenknospen!

Vermischen Sie die Pflanzen und übergießen Sie einen Suppenlöffel voll mit einer Schale kochenden Wassers. Fünf Minuten ziehen lassen und abseihen.

Vor dem Mittag- und Abendessen nehmen Sie gleichzeitig:

eine Kapsel Spirulina (mexikanische Alge)
eine Kapsel Majoran
eine Kapsel Luzerne

Morgens trinken Sie auf nüchternen Magen ein Glas Orangensaft.
Folgende Obst- und Gemüsesorten sollten Sie in großen Mengen essen: Knoblauch, Spinat, Löwenzahn, Kohl, Erdbeeren, Kopfsalat, Kresse, Feldsalat, Lauch, Melonen, Steckrüben, Himbeeren, Johannisbeeren, Zitronen, Aprikosen, Artischokken, Zwiebeln, Zwetschgen, Birnen, Pfirsiche, Auberginen, Pampelmusen, Äpfel.

Dermatosen

Trinken Sie täglich, mit grossem Abstand von den Mahlzeiten, einen Liter Tee:

Wacholderbeeren	50 g
Klettenwurzel	50 g
Birkenblätter	50 g
Löwenzahnwurzel	50 g
Eschenblätter	50 g
weiße Taubnessel, ganze Pflanze	50 g
Eisenkraut, Blätter	50 g

Vermischen Sie die Pflanzen und rechnen Sie vier Suppenlöffel pro Liter kalten Wassers. Eine Minute kochen, zehn Minuten ziehen lassen und abseihen.

Vor jeder der drei Mahlzeiten:
zwei Kapseln Klettenwurzel

Zum Mittag- und Abendessen:
zwei Pastillen DNS/Multivitamin-Komplex

Nach jeder dieser Mahlzeiten:
zwei Pastillen Magnesium/Vitamin D-Komplex

Diese Ratschläge müssen mindestens zweimal jährlich einen Monat lang befolgt werden, wenn Ihre Dermatosen chronisch und hartnäckig sind. Vergessen Sie aber auch keinesfalls Ihre großen dreiwöchigen Blutreinigungskuren im Herbst und im Frühjahr. Denn das alljährliche Durchspülen Ihres »Nierenfilters«, Ihrer Leber und Ihres Blutes ist absolut vorrangig.
Als Schönheitsprodukte sollten Sie hundertprozentig reine und unverfälschte *Pflanzenöle* verwenden, beispielsweise: *Osiris-*, *Ringelblumen-*, *Nachtkerzen-*, *Kreuzdorn- oder Schafgarben-Öl*, je nach Ihrem Hauttyp.
Alle auch noch so reinen Schönheitscremes enthalten zumindest chemische Konservierungsstoffe, gegen die Sie allergisch sein könnten!

Diabetes

Parallel zur ärztlichen Behandlung trinken Sie vor jeder Mahlzeit mittags und abends eine grosse Tasse oder, besser noch, über den Tag verteilt einen Liter von folgendem Tee:

Olivenblätter	100 g
Salbeiblätter	100 g
Eukalyptusblätter	100 g
Römische Kamille, Blüten	50 g

Vermischen Sie die Pflanzen und nehmen Sie dann vier Suppenlöffel voll auf einen Liter kalten Wassers, das Sie eine Minute aufkochen, dann zugedeckt zehn Minuten ziehen lassen und abseihen.

Vor jeder der drei Mahlzeiten:
zwei Kapseln Eukalyptus

Zu jeder der drei Mahlzeiten:
zwei Pastillen Petersilie-Komplex

Nach jedem Mittag- und Abendessen:
zwei Kapseln Klette

Vergessen Sie nicht, daß Diabetes in allen Fällen durch eine Streßsituation, einen Gefühls- oder seelischen Schock verursacht wird. Wir meinen damit nicht die kindliche Diabetes, die unbedingt medizinisch behandelt werden muß, sondern sprechen von Erwachsenen, die plötzlich zu Diabetikern wurden. Sollten Sie noch keine Insulinbehandlung begonnen haben, werden unsere phytotherapeutischen Ratschläge Ihnen sehr gute Dienste leisten und Ihnen ermöglichen, Ihren Glukosespiegel wieder auszugleichen, sofern Sie sich bewußt machen, daß Sie sich im Streß befinden und sich zwingen, regelmäßig Sport zu treiben oder durch autogenes Training, Sophrologie o. a. selbst für Ihre Entspannung zu sorgen.
Unserer Ansicht nach ist die psychologische Entspannung in diesem Fall noch immer die beste Behandlungsmethode.
Jegliche Art von Zucker müssen Sie natürlich weglassen.

Diarrhoea (Durchfall)

Trinken Sie täglich einen halben Liter von folgendem Aufgusstee:

Kamillenblüten	50 g
Ysop, ganze Pflanze	100 g
wildes Stiefmütterchen	50 g
Salbeiblätter	100 g
Thymianblätter	100 g

Mischen Sie die Pflanzen und übergießen Sie fünf Suppenlöffel voll mit einem Liter kochenden Wassers. Fünfzehn Minuten ziehen lassen und abseihen. Trinken Sie den ganzen Tag über von Zeit zu Zeit ein Täßchen.

Vor jeder der drei Mahlzeiten:
zwei Pastillen Hefe, angereichert mit Vitaminen

Nach jeder der drei Mahlzeiten:
zwei Kapseln wildes Steifmütterchen

Durchfall beweist stets, daß der Organismus ein starkes Ausscheidungsbedürfnis hat. Er ist immer heilsam, sofern er nicht länger als zwei Tage anhält. Nach 48 Stunden besteht, vor allem bei Kindern, die Gefahr eines zu großen Flüssigkeitsverlusts. Dann ist es unerläßlich, einen Arzt aufzusuchen, um die Ursache herauszufinden und vielleicht eine radikalere Behandlung zu versuchen.

Drüsenstörungen

Trinken Sie jeden Monat bei zunehmendem Mond zwölf Tage lang morgens und abends eine grosse Tasse von folgendem Tee:

Salbeiblätter	50 g
Eukalyptusblätter	100 g
Rosmarinblätter	100 g
Majoranblätter	100 g
Fenchelsamen	100 g

Mischen Sie die Pflanzen, übergießen Sie einen Suppenlöffel voll mit einer großen Tasse kochenden Wassers und lassen Sie den Tee, bevor Sie ihn abseihen, fünfzehn Minuten ziehen.

An den Tagen, da Sie diesen Tee trinken, nehmen Sie noch vor jedem Mittag- und Abendessen:
zwei Pastillen Algen/schwarze Johannisbeeren-Komplex

Nach diesen Mahlzeiten:
zwei Kapseln Salbei

Unabhängig von Ursache und Auswirkung Ihrer Drüsenstörung wird diese Behandlung zur »Wiedergewinnung des Gleichgewichts« Ihnen immerhin wohltun.

Sollten Sie hingegen übermäßige Nervosität verspüren, wäre zu empfehlen, daß Sie regelmäßig ein warmes Vollbad mit *ätherischen Ölen von Kamille und Pinie* nehmen.
Sollten die Störungen sich durch Niedergeschlagenheit und Schlappheit bemerkbar machen, sind Bäder mit *ätherischen Ölen von Salbei und Thymian* noch weitaus wirksamer.
Wenn als Folgeerscheinung Ihrer Drüsenstörung eine häßliche Zellulitis auftaucht, dann machen Sie warme Vollbäder mit den *ätherischen Ölen von Majoran, Eisenkraut und Zitrone.* Dank ihrer Hilfe werden Sie bald wieder »in Form« sein und sogar Ihre Idealfigur wiedererlangt haben.

Durchblutungsstörungen

Ob Sie an arteriellen oder venösen Durchblutungsstörungen leiden, kalte oder warme Füße haben, in jedem Fall wird Ihnen diese simple und doch wirksame Behandlungsmethode Besserung bringen.

Morgens und mittags vor dem Essen schlucken Sie gleichzeitig:
eine Kapsel roter Wein
eine Kapsel schwarze Johannisbeere
eine Kapsel Blaubeere

Abends nach dem Essen trinken Sie eine Tasse Tee:

Schafgarbe, ganze Pflanze	50 g
Thymianblätter	50 g
Lindenblüten	50 g
Salbeiblüten	50 g
Olivenblätter	50 g

Vermischen Sie die Pflanzen gut und übergießen Sie einen Suppenlöffel voll mit einer Tasse kochenden Wassers. Fünf Minuten ziehen lassen.
Vermeiden Sie Alkohol und Tabak. Nehmen Sie statt Essig

lieber Zitronensaft. Essen Sie regelmäßig Knoblauch, Artischocken, Gurken, Mangold, grüne Bohnen, Steckrüben, Lauch, Auberginen, Möhren, Kopfsalat, Löwenzahn, Feldsalat, wilde Zichorie, Zwiebeln, Chicorée, Radieschen, Schwarzwurzeln, Kohl, Ananas, Trauben, Erdbeeren, Himbeeren, Blaubeeren, Orangen, Pampelmusen, Äpfel, Pfirsiche, Birnen.

Durchblutungsstörungen, arterielle

TRINKEN SIE VON DIESEM TEE TÄGLICH EINEN LITER, AM BESTEN ZWISCHEN DEN MAHLZEITEN:

Rosmarinblätter	100 g
Queckenwurzel	50 g
Geißbart, ganze Pflanze	50 g
Thymianblätter	100 g
Salbeiblätter	50 g

Vermischen Sie die Pflanzen gut und rechnen Sie für einen Liter kalten Wassers vier Suppenlöffel voll. Zwei Minuten kochen und zehn Minuten ziehen lassen, dann abseihen.

VOR JEDER DER DREI MAHLZEITEN:
zwei Pastillen Petersilienkomplex

WÄHREND DES MITTAG- UND ABENDESSENS:
zwei Knoblauchkapseln

DREIMAL PRO WOCHE:
Nehmen Sie ein sehr heißes Fußbad (38–42°), dem Sie zwei Suppenlöffel *Rosmarin-Badeöl* zugeben.

Ekzeme

Um diese höchst unangenehme Dermatose loszuwerden, bedarf es einer wirksamen Blutreinigungskur, die damit besser fertig wird als alle Cortisonpräparate der Welt.

Nehmen Sie vor dem Frühstück und Mittagessen:
eine Kapsel wildes Stiefmütterchen
eine Kapsel Klette
eine Kapsel Nessel

trinken Sie abends nach Tisch eine Schale von diesem Tee:

Schafgarbe, ganze Pflanze	50 g
Thymianblätter	50 g
Wacholderbeeren	25 g
Pomeranzenknospen	50 g
Salbeiblätter	25 g

Vermischen Sie die Pflanzen behutsam und übergießen Sie dann einen Suppenlöffel voll mit einer Schale kochenden Wassers. Fünf Minuten ziehen lassen und abseihen.
Alkohol und Gewürze verbannen Sie von Ihrem Speisezettel. Käse und Fette reduzieren Sie auf ein Minimum.
Essen Sie dafür in großen Mengen Spargel, Möhren, Kresse, Steckrüben, Zwiebeln, Orangen, Pampelmusen, Löwenzahn, wilde Zichorie, Kopfsalat, Auberginen, Artischocken, Ananas, Trauben, Melonen, Pfirsiche, Radieschen, Kirschen.

Erbrechen

Hier kann es natürlich nur um die Behandlung von gelegentlich auftretendem Brechreiz gehen. Wenn er zu einem Dauerzustand wird, können nur gründliche medizinische Untersuchungen die Therapie bestimmen.

Vor dem Mittag- und Abendessen

Basilikumblätter	50 g
Kamillenblüten	25 g
Ährenminze, Blätter	25 g
Fenchelsamen	25 g
Pomeranzenknospen	50 g

Vermischen Sie die Pflanzen und übergießen Sie einen Suppenlöffel voll mit einer Schale kochenden Wassers. Zehn Minuten ziehen lassen, abseihen und schlückchenweise trinken.

Vor dem Mittag- und Abendessen nehmen Sie:
zwei Kapseln Engelwurz

Abends vor dem Schlafengehen:
zwei Kapseln Steinklee

Empfehlenswert ist natürlich auch besonders leichte Kost: Obst, Gemüse, Suppe. Verzichten Sie ein paar Tage lang auf Fleisch und Fette. Kurz: Gönnen Sie Ihrem Organismus viel Grünfutter!
Wenn Sie häufig zu Übelkeit neigen und Ihr Arzt bei seinen Analysen nichts Verdächtiges entdeckt hat, dann vertrauen Sie unbesorgt der *Römischen Kamille*, die mit jedem Brechreiz fertig wird.
Nehmen Sie morgens zum Frühstück regelmäßig zwei Kapseln, bis die Beschwerden abgeklungen sind.

Fieber

Trinken Sie pro Tag mindestens einen Liter Kräutertee:

Hagebutten	50 g
Zitronenschale	50 g
Melissenblätter	50 g
Eisenkrautblätter	50 g
Citronelle, ganze Pflanze	50 g

Vermischen Sie die Pflanzen und übergießen Sie fünf Suppenlöffel voll mit einem Liter kochenden Wassers. Fünfzehn Minuten ziehen lassen. Trinken Sie davon, so viel Sie wollen, nach Möglichkeit zwischen den Mahlzeiten.
Man muß auf jeden Fall ernsthaft davon abraten, bei Fieber zu essen. Sie müssen es Ihrem Organismus ermöglichen, all seine verfügbaren Kräfte zu mobilisieren, um einen Angriff abzuwehren, dessen sichtbares Zeichen immer das Fieber ist.

Machen Sie sich klar, daß Sie unbedingt den Temperaturanstieg brauchen, um beispielsweise eine bakterielle Erkrankung zu bekämpfen. Daher soll man nicht versuchen, das Fieber vor Ablauf von zwei oder drei Tagen zu stoppen. Denn nur unter dieser Bedingung können Sie sich wirksam verteidigen.
Wenn als Begleiterscheinung Gelenkschmerzen auftreten, nehmen Sie zusätzlich noch:
sechs Kapseln Geißbart täglich
Wenn Sie husten und Ihre Bronchien verstopft sind:
sechs Kapseln Pinie täglich
Auf jeden Fall wird Ihr Organismus sich besser verteidigen können, wenn Sie ihn unterstützen mit täglich:
sechs Pastillen Eisen-Komplex
Diese Ergänzungskost wird ihm behilflich sein, die Toxine auszuscheiden und seine Abwehrkräfte zu mobilisieren.

Flechten

MACHEN SIE DREIMAL PRO JAHR EINEN MONAT LANG FOLGENDE TRINKKUR:

weiße Taubnessel, ganze Pflanze	50 g
wildes Stiefmütterchen, Blüten	25 g
Rosmarinblätter	100 g
Ährenminze, Blätter	50 g
Salbeiblätter	100 g
Citronelle, ganze Pflanze	100 g

Nachdem Sie die Pflanzen gut vermischt haben, können Sie vier Suppenlöffel voll mit einem Liter kochenden Wassers überbrühen, fünfzehn Minuten zugedeckt ziehen lassen und abseihen. Im Laufe des Tages zwischen den Mahlzeiten trinken.

VOR JEDEM MITTAG- UND ABENDESSEN:
zwei Kapseln DNS/Multi-Aminosäuren-Komplex

ZU JEDER DER BEIDEN MAHLZEITEN:
zwei Pastillen DNS/Vitamin A- und D-Komplex

Äusserliche Anwendungen:
Massieren Sie Ihre Haut täglich mit folgenden *pflanzlichen Ölen* aus:
Reiskleie, wenn Sie den ganzen Körper massieren müssen,
Nachtkerze oder *Dornjujube*, wenn diese Flechten auf Ihr Gesicht beschränkt sind.
Benützen Sie jedenfalls ausschließlich Pflegecremes auf der Basis pflanzlicher Extrakte von *Kamille, Malve oder Osiris-Öl.*

Frostbeulen

Trinken Sie täglich einen Liter Kräutertee:

roter Wein, Blätter	50 g
Salbeiblätter	100 g
Schafgarbe, ganze Pflanze	100 g
Rosmarinblätter	100 g
Hagebutten	50 g

Nachdem Sie die Pflanzen vermischt haben, nehmen Sie fünf Suppenlöffel für einen Liter Wasser, den Sie zum Kochen bringen, aber nicht kochen lassen. Im geschlossenen Behälter zehn Minuten ziehen lassen und abseihen.

Vor jeder der drei Mahlzeiten:
zwei Kapseln roter Wein

Zum Mittag- und Abendessen:
zwei Kapseln DNS/Vitamin F- und E-Komplex

Sind Ihre Erfrierungen wirklich verheerend und fühlen Sie sich schlapp, so nehmen Sie noch zusätzlich:
sechs Kapseln Multivitamine gleich morgens nach dem Frühstück.
Weitaus bessere Resultate erzielen Sie, wenn diese Ergänzungskost mit reinem Bienenwachs verkapselt ist, denn dieses verleiht ihr eine erstaunliche Langzeitwirkung.

Vergessen Sie nicht, daß Frostbeulen immer durch Vitaminmangel hervorgerufen sind. Daher müssen Sie sich mit Vitaminen volltanken. Doch vielleicht sind Sie auch ganz einfach schrecklich abgespannt. In diesem Falle gibt es nur eine wirklich erfolgversprechende Lösung: sich auszuruhen.
Sollten Sie aufgrund Ihrer Arbeit einen Großteil des Tages im Freien verbringen müssen, was Ihre Frostbeulen zu einer Pein werden läßt, so sollten Sie regelmäßig eine *Handcreme mit Geranienextrakt und mit Vitaminen angereichert* benutzen und bei tiefergehenden Erfrierungen Hand- oder Fußbäder mit *Knollensellerie* machen.
Rechnen Sie ungefähr 300 g geriebenen Sellerie auf zwei Liter Wasser. Gut fünfzehn Minuten kochen lassen. Während des etwa zwanzigminütigen Bades den Sellerie im Wasser lassen.
Kommt zu den Frostbeulen ein allgemeines Frösteln hinzu und sind Hände oder Füße auch noch kalt, dann sollten Sie sich in einem warmen Vollbad mit *ätherischem Rosmarinöl* aalen. Für alle, die leicht frieren, ist dies das beste Mittel, sich wieder pudelwohl zu fühlen.

Furunkulose

TRINKEN SIE TÄGLICH EINEN LITER VON FOLGENDEM TEE:

Thymianblätter	100 g
wildes Stiefmütterchen, Blätter	50 g
Olivenblätter	50 g
Erdrauch, ganze Pflanze	50 g
Klettenwurzel	50 g

Vermischen Sie die Pflanzen. Für eineinhalb Liter kalten Wassers müssen Sie fünf Suppenlöffel Pflanzenmischung rechnen. Zwei Minuten kochen, dann fünfzehn Minuten ziehen lassen und abseihen. Trinken Sie über den Tag verteilt zwischen den Mahlzeiten gelegentlich ein Täßchen. Nehmen Sie außerdem

Vor jeder der drei Mahlzeiten:
zwei Kapseln Sarsaparille (Stechwinde)

Zu jeder der drei Mahlzeiten:
zwei Kapseln Quecke

Während des Mittag- und Abendessens:
zwei Kapseln DNS/Vitamin F- und E-Komplex

Diese Blutreinigungskur wird sehr wirkungsvoll sein, sofern Sie bereit sind, Ihren Speisezettel auf leichte Kost umzustellen und gänzlich auf Zucker, Konditoreiwaren, Schokolade und Soda zu verzichten, Ihren Fleischkonsum einzuschränken (dreimal wöchentlich sollte genügen) und viel frisches Gemüse, mit Knoblauch und Schalotten gewürzt, zu essen, insbesondere Tomaten, die eine außerordentliche giftausschwemmende Wirkung aufweisen.
Morgens auf nüchternen Magen, vor dem Frühstück, das keinesfalls Kaffee oder Tee enthalten darf, essen Sie einen geriebenen rohen Apfel. Und danach eine Tasse von Ihrem Lieblingstee, dessen Rezept wir Ihnen oben genannt haben!
Vergessen Sie vor allem nicht Ihre jährliche Herbstkur. Nichts ist zufällig! Sollten Sie – auch wenn es nur einmal vorkommt – von einer echten Furunkulose befallen werden, dann bedeutet das, daß Ihre Nieren schlecht arbeiten. Ihnen muß unbedingt geholfen werden.
Erstrebenswert wäre außerdem, daß Sie Sport treiben, und zwar an der frischen Luft, damit Sie kräftig durchatmen müssen und Ihr Blut reichlich mit Sauerstoff versorgen.
Kennen Sie eigentlich unser bestes Rezept zur Verhinderung von Pickeln und zur Bewahrung einer Pfirsichhaut das ganze Jahr über? Essen Sie tagaus, tagein einen guten Tomatensalat, kräftig gewürzt mit *Knoblauch, Zwiebeln und etwas Olivenöl*!
Glauben Sie uns, wir haben es ausprobiert! Ein tolles Rezept!

Gallensteine (Lithiasis)

Trinken Sie zwischen den Mahlzeiten täglich einen Liter Tee:

Bitterklee, Blätter	25 g
Queckenwurzel	50 g
Klettenwurzel	50 g
Eschenblätter	50 g
Lindensplint	50 g
Eisenkraut, Blätter	25 g

Mischen Sie alles gut durch und rechnen Sie fünf Suppenlöffel auf einen Liter kalten Wassers. Zwei bis drei Stunden oder die ganze Nacht ruhen lassen. Sieden, jedoch nicht kochen lassen. Zudecken und zehn Minuten ziehen lassen, dann abseihen.

Morgens auf nüchternen Magen:
eine Ampulle schwarzen Rettichsaft oder drei Kapseln schwarzen Rettich

Vor dem Mittag- und Abendessen:
zwei Kapseln Lindensplint

Vor jeder der drei Mahlzeiten:
zwei Kapseln Quecke

Nach jeder der drei Mahlzeiten:
zwei Kapseln Löwenzahn

Wir behaupten nicht, damit die Steine im Inneren der Gallenblase auflösen zu können. Es gibt Leute, die so überheblich sind, doch trotz unserer langen Erfahrung mit Heilpflanzen müssen wir zu unserem großen Bedauern zugeben, daß es uns niemals gelungen ist. Unsere Ratschläge hingegen, die den Gallenabfluß anregen und dadurch die Ausscheidung verbessern, ermöglichen es Ihnen in so manchen Fällen, »abgestandene Galle« und »Gallengrieß« loszuwerden. Bei großen Steinen müssen Sie

Ihren behandelnden Arzt zu Rate ziehen, da unsere Methode eventuell kontraindiziert sein kann.

Geschwüre (an den Beinen)

Auch hierbei haben die Pflanzen sich seit eh und je bewährt. Man braucht nur Geduld, muß ihnen Zeit lassen zu wirken und abwarten, bis der Organismus reagiert.

Trinken Sie täglich gut einen Liter von diesem Tee:

Schafgarbe	50 g
roter Wein, Blätter	50 g
Thymianblätter	50 g
Klettenwurzel	50 g
Queckenwurzel	50 g
Ährenminze, Blätter	50 g

Nachdem Sie die Pflanzen vermischt haben, müssen Sie vier Suppenlöffel zwei Stunden in kaltem Wasser mazerieren. Aufkochen, doch nicht kochen lassen, dann das Mazerat aufbewahren, um es zehn Minuten ziehen zu lassen.

Vor dem Mittag- und Abendessen nehmen Sie:
Zwei Kapseln schwarzer Rettich, damit Ihre Gallenblase besser reagiert. Deren Funktionieren ist nämlich ausschlaggebend bei der Regenerierung der Gewebe und der Bekämpfung von Erkrankungen jeglicher Art.

Während der Mahlzeiten:
Zwei Kapseln roter Wein, um den Kreislauf anzuregen.
Um das Geschwür auszuwaschen, sollten Sie sehr weiches Wasser verwenden. Bringen Sie einen Liter zum Kochen. Drehen Sie das Feuer ab und werfen Sie zu gleichen Teilen eine Handvoll *Salbei und Eisenkraut* hinein. Zehn Minuten ziehen lassen und durch ein Tuch gießen.
Wenn das Geschwür Ihnen tief erscheint, so machen Sie zweimal

pro Woche Umschläge mit einem Kohlblatt: Überbrühen Sie fünf Sekunden lang ein grünes Kohlblatt, rollen Sie es mit einem Nudelwalker dünn aus, legen Sie es direkt auf die Haut und bandagieren Sie das Bein. Mindestens zwei Stunden lang einwirken lassen.
Dies sind uralte Hausrezepte zur Heilung von Geschwüren. Wenn sie bis heute überliefert wurden, dann können Sie sicher sein, daß sie äußerst wirksam sind.

Gesichtsneuralgien

Diese wirklich unerträglichen Schmerzen kann man nicht heilen, ohne ihre Ursachen zu kennen, und die sind zahlreich. Es kann sich auch um unerkannte Zahnprobleme handeln. Daher sollte man unbedingt als erstes einen Kieferchirurgen aufsuchen, der anhand von Röntgenaufnahmen klärt, ob sich eventuell Zysten im Zahnhals gebildet haben, die bisher nicht entdeckt wurden. Es kann sich aber auch um eine Blockierung der Nakkenwirbel oder Schädelknochen handeln, und da sollte man einen Chiropraktiker (Osteopath-Ätiopath oder schlicht und einfach einen geschickten Heilpraktiker!) aufsuchen, der die richtigen Griffe kennt. Wenn es sich um eine Energieblockade handelt, wäre ein Akupunkteur angebracht ... kurzum: Das Problem ist nicht einfach, und wir können Ihnen kaum anderes bieten als Übergangslösungen, die zwar unmittelbar wirken, aber nur von kurzer Dauer sind.
Suchen Sie in beiden Gesichtshälften unter den Augen die beiden kleinen, besonders schmerzhaften Punkte, die eine Mulde bilden. Diese »sub-orbitalen« Punkte massieren Sie mit einem Tropfen ätherischen Majoranöls. Sehr wichtig ist die Art des Massierens. Der Finger muß einen langsam stärker werdenden Druck ausüben, dabei aber immer wieder den Druck für kurze Zeit lockern und entgegen dem Uhrzeigersinn kreisen.
Diese »punktuelle« Massage wird die Schmerzen bald lindern. Sie können Sie, wenn nötig, mehrmals am Tag wiederholen.
Haben Sie übrigens folgende simple Therapie schon ausprobiert?

Schlucken Sie vor jeder der drei Mahlzeiten:
eine Kapsel Majoran und eine Kapsel Kamille mit einem *Basilikumaufguß*
Versuchen Sie's mal, und nehmen Sie zusätzlich, zum Vergnügen und zur Steigerung der Wirkung, täglich ein Vollbad mit ätherischen *Salbei- und Thymianölen.*
Vielleicht brauchen Sie dann die gelehrten Doctores gar nicht, weil Ihre Neuralgien – womöglich endgültig – verschwunden sind.

Grippe

Um bereits ab Oktober der Grippe vorzubeugen, sollten Sie beliebig viel von folgendem Dekokt trinken:

Citronelle, ganze Pflanze	50 g
Geißbart, ganze Pflanze	100 g
Salbeiblätter	100 g
Melissenblätter	50 g
Erikablüten	50 g

Nachdem Sie die Pflanzen gemischt haben, rechnen Sie vier Suppenlöffel für einen Liter kochenden Wassers. Sie lassen das Ganze eine Minute kochen, zehn Minuten ziehen, seihen den Tee ab und trinken ihn möglichst heiß.
Wenn Sie die Grippe besonders schnell loswerden wollen, nehmen Sie zusätzlich täglich:
sechs Kapseln Quendel und sechs Pastillen Eisenkomplex.

Morgens, mittags und abends:
zwei Tropfen ätherisches Kajeputöl auf einem Kaffeelöffel voll *Thymian- oder Lavendelhonig*
Wenn Sie über etwas mehr Zeit und die nötige Einrichtung verfügen, so nehmen Sie ein warmes Vollbad mit *ätherischem Salbei- und Thymianöl.*
Ein zehnminütiges warmes Bad mit anschließender Bettruhe ist

ebensoviel wert wie die ausgeklügeltsten Behandlungsmethoden.
Zur Behandlung einer Grippe haben Sie zwei Möglichkeiten: Entweder entscheiden Sie sich für Antibiotika, die in einer Woche mit der Grippe fertig werden, Sie aber völlig ausgelaugt und erschöpft zurücklassen oder Sie wählen unsere Pflanzenbehandlung, mit der Sie gut eine Woche brauchen werden, bis Sie geheilt sind, sich aber dann so topfit und energiegeladen fühlen wie seit langem nicht.

Gürtelrose

Ehrlich gesagt, wir kennen nichts Wirksameres zur Heilung der Gürtelrose als den Magnetismus.
Zu chemischen Arzneien haben wir ohnehin wenig Vertrauen, und in diesem speziellen Fall schon gar nicht. Doch leider werden die echten Magnetiseure immer seltener.
Sollten auch Sie keinen kennen, können Sie Ihre Schmerzen schnell folgendermaßen lindern:
Pudern Sie die schmerzenden Stellen mit einer Mischung aus *pulverisiertem Bärlapp (80%) und pulverisierter Angelica-Wurzel (20%)* ein. Dies machen Sie mehrmals pro Tag.
Im Anschluß an jede Behandlung mit Puder besprühen Sie die Bläschen mit *Rosenblütenwasser.* Es wirkt lindernd, feuchtigkeitsspendend, abschwellend und beruhigend.
Um die Toxine auszuschwemmen und Ihre Abwehrkräfte zu stärken, brauchen Sie täglich:

Thymianblätter	100 g
Salbeiblätter	100 g
Geißbart, ganze Pflanze	50 g
Kamillenblüten	50 g

Vermischen Sie sie gut und rechnen Sie vier gehäupfte Suppenlöffel voll Pflanzen für einen Liter Wasser. Lassen Sie alles zwei Minuten kochen und zehn Minuten ziehen. Abseihen und trinken, bis eine endgültige Besserung eingetreten ist.

Nach dem Frühstück und Mittagessen nehmen Sie noch:
drei Kapseln Multivitamin-Komplex
Die brauchen Sie jetzt sofort, aber auch später noch als Aufbaunahrung.

Halsschmerzen

Trinken Sie täglich einen Liter von diesem Tee:

Thymianblätter	50 g
Borretsch, ganze Pflanze	50 g
Königskerze, Blüten	25 g
Hagebutten	50 g
Ährenminze, Blätter	50 g
Geißbart, ganze Pflanze	50 g

Vermischen Sie die Pflanzen gut. Sie können unbesorgt fünf gehäufte Suppenlöffel voll nehmen, denn es ergibt einen köstlichen Tee, wenn Sie die Kräuter mit einem Liter kochenden Wassers übergießen und zehn Minuten ziehen lassen. Fügen Sie pro Tasse noch einen Kaffeelöffel voll *Thymianhonig* hinzu und trinken Sie ihn so heiß wie möglich.
Um die Wirkung dieser Behandlung noch zu vervollständigen, gurgeln Sie mit folgendem Dekokt:
Salbei und Lavendel, zu gleichen Teilen vermischt: zwei Suppenlöffel auf einen halben Liter Wasser. Fünf Minuten kochen, zehn Minuten ziehen lassen. Zwei- bis dreimal täglich damit gurgeln.
Sollten Ihre Mandeln wirklich stark gereizt und geschwollen sein, so ist das wirksamste aller Heilmittel noch immer das zehnminütige, sehr heiße (mindestens 40°) Fußbad mit zwei Handvoll *Rosmarin* oder, besser noch, zwei Suppenlöffel voll Badeöl mit *ätherischem Rosmarinöl.* Wenn Sie keinerlei Rosmarin, weder in der einen noch in der anderen Form zur Hand haben, geben Sie einfach eine *Handvoll grobes Salz* oder zwei Suppenlöffel *Schmierseife* ins warme Wasser.
Dauern die Beschwerden jedoch an, müssen Sie einen Hals-, Nasen- und Ohrenarzt aufsuchen.

Hämorrhoiden

TRINKEN SIE TÄGLICH EINEN LITER VON DIESEM TEE:

Malvenblüten	50 g
Schafgarbe, ganze Pflanze	100 g
Majoranblätter	50 g
Erikablüten	50 g

Vermischen Sie die Pflanzen und übergießen Sie vier Suppenlöffel voll mit einem Liter kochenden Wassers. Fünfzehn Minuten ziehen lassen und abseihen.

VOR JEDEM MITTAG- UND ABENDESSEN:
zwei Kapseln roter Wein

Bei Schmerzen:
Kataplasma mit Königskerzenblüten:
Lassen Sie eine Handvoll Blüten in einem Viertelliter Wasser kochen. Der Blütenbrei zur lokalen Anwendung wirkt abschwellend.

Harnleiterinfektion (s. Zystitis)

Harnstoff im Blut

Wenn der Harnstoffgehalt in Ihrem Blut steigende Tendenz aufweist, müssen Sie unbedingt einen Arzt aufsuchen, denn dann ist eine gründliche Drainage, eine »Generalreinigung«, Ihres Organismus fällig: Blut, Nieren, Leber Darm.
Vergessen Sie vor allem nicht, jedes Jahr im Herbst Ihre große Blutreinigungskur zu machen. Das wird Ihr Leben lang nötig sein. Trösten Sie sich, das gilt für uns alle, wenn wir in Form bleiben und einen ruhigen Winter, geschützt gegen bakterielle Infektionen, verbringen wollen!

Beginnen Sie also dieses »Großreinemachen« mit folgendem Drainage-Tee:

Queckenwurzel	50 g
Löwenzahnwurzel	50 g
Rosmarinblätter	50 g
Salbeiblätter	50 g

Mischen Sie die Pflanzen und nehmen Sie vier Suppenlöffel voll für einen Liter Wasser, das Sie zwei Minuten kochen und sieben Minuten ziehen lassen. Trinken Sie ohne Murren täglich drei Tassen zwischen den Mahlzeiten. Es schmeckt zwar nicht gerade delikat, aber der Erfolg ist garantiert.
Zur Verstärkung der Wirkung dieses Dekokts nehmen Sie

MORGENS AUF NÜCHTERNEN MAGEN:
drei Kapseln oder 1 Ampulle schwarzen Rettichsaft

VOR DEM MITTAG- UND ABENDESSEN:
zwei Kapseln Klette

WÄHREND DIESER MAHLZEITEN:
zwei Kapseln Salsaparille (oder Stechwinde)

Diese Kur dürfen Sie unbesorgt zwei- bis dreimal jährlich machen, doch vergessen Sie nicht, regelmäßig den Harnstoffanteil im Blut kontrollieren zu lassen. Betreiben Sie keine Vogel-Strauß-Politik. Die Pflanzen sind gewiß sehr wirksam, doch der menschliche Körper ist so kompliziert, daß es besser ist, ihn auf seine Funktionstüchtigkeit zu überprüfen.

Harnverhaltung

Diese höchst unangenehme Erkrankung, die viel häufiger ist als man glauben möchte, und die Zellulitis, Oedeme, erhöhten Blutdruck nach sich ziehen kann, muß sorgfältig behandelt werden. Durch ihre sanft harntreibende Wirkung vermögen die

Pflanzen hier nicht nur dauerhaft, sondern auch schnell Abhilfe zu schaffen.

TRINKEN SIE TÄGLICH EINEN LITER DIESES PRÄPARATS:

weiße Taubnessel, ganze Pflanze	50 g
schwarze Johannisbeere, Blätter	50 g
Birkenblätter	50 g
Citronelle, ganze Pflanze	50 g
Glaskraut, ganze Pflanze	50 g
Geißbart, ganze Pflanze	50 g

Man rechnet fünf gehäufte Suppenlöffel voll Pflanzenmischung pro Liter Wasser. Eine Minute aufkochen, zehn Minuten ziehen lassen und abseihen.

NEHMEN SIE VOR JEDER DER DREI MAHLZEITEN:
Zwei Kapseln Löwenzahn, dessen harntreibende und abführende Wirkung beachtlich ist. Man sollte nämlich nie außer acht lassen, daß jede harntreibende Therapie gleichzeitig die Leber entlasten muß, wenn sie voll wirksam sein soll.

ZU JEDER DER DREI MAHLZEITEN:
Zwei Kapseln Schachtelhalm, um die harntreibende Wirkung des Tees zu vervollständigen und gleichzeitig einen Verlust der für Ihren Organismus so wertvollen Mineralsalze zu verhindern, die Sie dank der im Schachtelhalm enthaltenen Kieselsäure vermehrt zu speichern vermögen.
Wenn Not am Mann ist, wenn schleunigst entwässert werden muß, gibt es dafür eine Naturtherapie mit sofortiger Wirkung: Machen Sie um die Fußsohle ein *Kataplasma mit frischen Zwiebeln.*
In der Praxis sieht das so aus: Sie stopfen die Sohle eines Sockens mit Zwiebelringen voll, schlüpfen hinein und behalten den Socken die ganze Nacht über an. Eine Methode, die liebevollen Annäherungsversuchen vielleicht nicht gerade förderlich ist, doch deren Wirksamkeit uns trotz ihres folkloristischen und spaßigen Anstrichs unzählige Male beteuert wurde.

Heiserkeit

GURGELN SIE ZWEI- BIS DREIMAL TÄGLICH MIT FOLGENDEM DEKOKT:

Salbeiblätter	50 g
Malvenblüten	50 g
Königskerze, Blüten	50 g
Thymianblätter	50 g

Vermischen Sie die Pflanzen und kochen Sie zwei Suppenlöffel voll in einem halben Liter Wasser fünf Minuten lang. Abseihen und mit *Thymianhonig* süßen.
Dieses hervorragende Präparat wirkt nicht nur lindernd und adstringierend, sondern durch den Thymian auch desinfizierend. Bei plötzlich auftretender Heiserkeit werden Sie sich damit schnell die Kehle »schmieren« können.
Ist diese Unpäßlichkeit jedoch chronisch, müssen Sie unbedingt einen Arzt aufsuchen, da sich eine ernsthaftere Erkrankung dahinter verbergen kann, bei der es sich vielleicht aber auch nur um ein Knötchen auf den Stimmbändern handelt, das mit einer Magnesiumkur beseitigt werden kann. In jedem Fall sollten Sie Ihren Hals-, Nasen- und Ohrenarzt um Rat fragen.

Herpes

Geben Sie nicht von vornherein auf, denn die Pflanzen können Ihnen helfen, Ihre Abwehrkräfte zu stärken und vorzugehen gegen diese Erkrankung, die auf ein Virus zurückgeführt wird.

TRINKEN SIE DAHER TÄGLICH EINEN LITER VON UNSEREM TEE:

Salbeiblätter	50 g
Queckenwurzel	50 g
Erdrauch, ganze Pflanze	50 g
Schachtelhalm, ganze Pflanze	50 g
Oregano, ganze Pflanze	50 g

Nachdem Sie die Pflanzen vermischt haben, nehmen Sie eine Handvoll oder fünf Suppenlöffel für einen Liter kalten Wassers, das Sie zwei Minuten lang aufkochen (nicht länger, denn der Schachtelhalm verträgt das nicht!), zugedeckt zehn Minuten ziehen lassen und abseihen. Dieses Dekokt sollte immer zwischen den Mahlzeiten getrunken werden.
Neigen Sie zu häufigem Herpesbefall, so machen Sie etwa zwei Jahre lang dreimal jährlich eine dreißigtägige Kur.
Ist die Krankheit erst einmal ausgebrochen, gibt es nur eine Möglichkeit, die Ausbreitung zu verhindern und die befallenen Stellen, gleichgültig, welche es sind, in Kürze zu heilen:
Tragen Sie zweimal täglich *reines Osiris-Öl* auf!
Die Heilung vollzieht sich oft sehr schnell, was Sie aber nicht dazu verleiten soll, Ihre Teekur einzustellen, denn Ihr Organismus muß lernen, sich zu verteidigen.

Herzklopfen

Wenn häufiges Herzklopfen Sie belästigt, wenn Ihr behandelnder Arzt nichts Aufregendes diagnostiziert, das Herzflimmern jedoch trotz aller gutgemeinten Ratschläge und Behandlungsversuche nicht verschwindet, dann zögern Sie nicht länger: Es gibt ja noch die Pflanzen, die Ihnen helfen können. Wir sind sogar der Ansicht, daß sie in diesem speziellen Fall die beste und sanfteste Arznei sind.

Machen Sie es sich zur Gewohnheit, nach dem Mittag- und Abendessen eine grosse Tasse von diesem Tee zu trinken:

Pomeranzenknospen	50 g
Ährenminze, Blätter	50 g
Majoranblätter	100 g
Schafgarbe, ganze Pflanze	50 g
Basilikumblätter	50 g

Nachdem Sie die Pflanzen gut vermischt haben, übergießen Sie zwei Suppenlöffel voll mit einem halben Liter kochenden Wassers. Zehn Minuten ziehen lassen und abseihen.

Vor dem Mittag- und Abendessen nehmen Sie:
eine Kapsel Weißdorn

Nach diesen Mahlzeiten:
Eine Kapsel Steinklee, die Ihnen Ruhe und Entspannung beschert, wonach Ihr vegetatives Nervensystem verlangt.

Es gibt aber noch einen anderen Grund für Herzflimmern, der allzuoft unerkannt bleibt: eine Blockade der Nackenwirbel, insbesondere des 6. und 7. Wirbels. Daher sollten Sie unbedingt auch Ihre Wirbelsäule kontrollieren lassen. Eine solche Untersuchung ist ohnehin zweimal jährlich angezeigt. Eventuell abgeklemmte Nervenwurzeln können verhindern, daß Ihre Organe richtig arbeiten, und dem kann vorgebeugt werden.
Wir neigen nur allzuoft zu der Annahme, blockierte Wirbel müßten einen lokalisierbaren Schmerz im Bereich der Wirbelsäule auslösen. Das ist ein Irrtum. Sehr häufig äußert sich so ein Vorfall in allgemeiner Mattigkeit, einer schlecht arbeitenden Leber, in unerklärlicher Impotenz oder Durchblutungsstörungen an den unteren Extremitäten. Das sind nur einige der häufigsten Beispiele.
Denken Sie stets daran: Läßt sich die Ursache Ihrer Beschwerden nicht finden, sollten Sie einen Spezialisten aufsuchen, der nachprüft, ob Ihre Wirbelsäulenstatik stimmt.

Heuschnupfen

Setzen Sie um Himmels willen diese unnützen Desensibilisationsmittel ab, die unserer Meinung nach Ihrem Organismus nur schaden.
Da sich dank der Pflanzen und ohne das Risiko störender Eingriffe in Ihren Organismus bessere Resultate erzielen lassen, versuchen Sie's doch mal mit diesem simplen Rezept:
Essen Sie alljährlich den ganzen Monat Mai über jeden Tag Kopfsalat mit folgender Marinade:
zwei Suppenlöffel Färberdistelöl,
ein Suppenlöffel Apfelweinessig

Streuen Sie dabei *zwei bis drei Blättchen Estragon* über den Salat. Estragon hat nämlich anerkannt antiallergische (Anti-Histaminicum) Eigenschaften. Auch er wirkt »desensibilisierend«, ohne jedoch Ihren Organismus zu beeinträchtigen. Sie sollten übrigens immer ein Fläschen Estragonöl zur Hand haben. Sobald Sie dieses verräterische Kitzeln spüren, holen Sie schnell Ihren Flakon mit ätherischem Estragonöl aus der Tasche und ziehen den Duft tief durch die Nase ein. Es ist dies nach wie vor das beste Mittel, einem Niesanfall auf natürliche Weise Einhalt zu gebieten.
Ferner nehmen Sie den ganzen Mai über:

MORGENS UND MITTAGS VOR DEN MAHLZEITEN UND GLEICHZEITIG:
eine Kapsel Eukalyptus
eine Kapsel Ährenminze

UND VOR DEM SCHLAFENGEHEN BEREITEN SIE SICH DIESEN KÖSTLICHEN TEE:

Thymianblätter	50 g
Majoranblätter	50 g
Lavendelblüten	50 g
Pomeranzenknospen	50 g
Bohnenkraut, Blätter	50 g

Vermischen Sie die Pflanzen gut. Ein Suppenlöffel voll Pflanzenmischung genügt für eine große Tasse kochenden Wassers. Zehn Minuten ziehen lassen und abseihen.
Der stabilisierenden Wirkung wegen können Sie diese Kur unbesorgt einen Monat verlängern. Sie wird Ihnen zu herrlicher Entspannung verhelfen, und dies ohne jegliche Begleiterscheinung.
Befolgen Sie unsere Ratschläge drei Jahre lang ohne Unterbrechung, und dann hören Sie auf, um das Ergebnis zu beurteilen!
Damit dieses Ergebnis auch weiterhin anhält, essen Sie das ganze Jahr über in großen Mengen folgendes Obst und Gemüse: Spargel, Artischocken, Zitronen, Kohl, Knoblauch, Gurken,

Kopfsalat, Löwenzahn, Chicorée, Zwiebeln, Kerbel, Schwarzwurzeln, wilde Zichorie, Petersilie, Feldsalat, Basilikum, Estragon, Möhren, Orangen, schwarze Johannisbeeren, Pampelmusen, Brombeeren.

Hitzewallungen

Bevor Sie sich auf die chemischen Hormone stürzen, sollten Sie diesen köstlichen Tee probieren, der unserer Ansicht nach wirksamer ist:

Majoranblätter	50 g
Kamillenblüten	25 g
Pomeranzenknospen	25 g
Olivenblätter	25 g
Schafgarbe, ganze Pflanze	20 g

Rechnen Sie einen Suppenlöffel voll Pflanzenmischung auf eine Schale kochenden Wassers. Zehn Minuten ziehen lassen, bevor Sie ihn trinken. Um die Wirkung dieses Aufgußtees noch zu steigern, können Sie ihn mit *Weißdornhonig* süßen.
Trinken Sie morgens eine Schale und eine weitere abends vor dem Schlafengehen.

Hühneraugen

Natürlich können Sie sich die Hühneraugen regelmäßig »abrubbeln«. Vernünftiger wäre es dennoch, ein für allemal die Wurzel zu entfernen. Die Hühneraugen haben nämlich sehr tiefe Wurzeln, und wir kennen kein Mittel, sie endgültig zu beseitigen.
Sitzt das Hühnerauge auf einer Zehe:
Höhlen Sie vorsichtig *eine kleine Tomate* aus und stecken Sie Ihre schmerzende Zehe hinein. Bandagieren Sie die Zehe und lassen Sie dieses ungewöhnliche Kataplasma die ganze Nacht über einwirken.
Am Morgen beginnt dann die heikle Operation: Ihr Hühnerauge ist leicht abgelöst von der Zehe und Sie erkennen nun einen

wirklich fädchendünnen Faserstrang, der tatsächlich die Wurzel ist. Diesen Faserstrang fassen Sie mit einer Pinzette und ziehen ihn ganz langsam heraus, bis zum Wurzelende.
Es ist Ihnen gelungen, das Hühnerauge mitsamt der Wurzel zu beseitigen, und es wird Sie niemals mehr plagen.
Um auch an den Füßen eine weiche und hornhautfreie Haut zu haben, sollten Sie sich dennoch angewöhnen, jeden Tag
pflanzliches Schafgarbenöl oder
Osiris-Öl einzumassieren.
Trotzdem können wir Ihnen nur dringend raten, einen »Fuß-Spezialisten« aufzusuchen, denn diese Schwielen könnten auch durch eine Fehlstellung der Füße hervorgerufen sein, und in einem solchen Fall kann diese Unannehmlichkeit nur mit einer unauffälligen, aber fachmännisch geformten Einlegesohle beseitigt werden.

Husten

Bei chronischem Husten müssen Sie natürlich einen Arzt aufsuchen, doch bei zeitweiligem Husten dürfen Sie getrost den Pflanzen vertrauen.
Schnell, schnell einen Liter warmen Tee pro Tag:

Quendel, ganze Pflanze	50 g
Königskerze, Blüten	50 g
Borretsch, ganze Pflanze	50 g
Thymianblätter	100 g
Gundelrebe, ganze Pflanze	50 g

Mischen. Fünf Suppenlöffel pro Liter Wasser. Eine Minute kochen, zehn Minuten ziehen lassen, abseihen und fünfmal täglich trinken, gesüßt mit einem Suppenlöffel voll *Thymian- oder Lavendelhonig*.

Mittags und abends vor den Mahlzeiten schlucken Sie:
drei Kapseln Fenchel

Nach diesen Mahlzeiten:
zwei Kapseln Thymian

Ein ausgezeichnetes, schnell wirkendes Mittel, um Ihre Bronchien zu befreien und zu kräftigen.
Verspüren Sie einen Druck auf der Brust, dann lassen Sie sich den Oberkörper kräftig mit folgender Mischung einreiben:

Osiris-Öl	30 ml
Ätherisches Pinienöl	5 ml

Hüllen Sie sich in Flanell oder schlüpfen Sie in ein wollenes T-Shirt. Legen Sie sich ins Bett und bleiben Sie im Warmen, bis Sie vollständig geheilt sind.
Wenn Sie keine Einreibungen mögen, sondern Bäder vorziehen, dann gibt es noch etwas Gutes:
Ein warmes Vollbad mit einem Badeöl, das *Osiris-Öl* enthält. Alles weitere wie oben ... Bettruhe, Wärme!

Juckreiz

Trinken Sie täglich einen Liter Kräutertee:

Queckenwurzel	50 g
weiße Taubnessel, ganze Pflanze	50 g
Erdbeerblätter	50 g
Wacholderbeeren	50 g
Erikablüten	100 g
Erdrauch, ganze Pflanze	50 g
Bitterklee, Blätter	50 g
Klettenwurzel	50 g

Vermischen Sie die Pflanzen. Nehmen Sie dann fünf Suppenlöffel voll und lassen Sie diese zwei bis drei Stunden oder vorzugsweise die ganze Nacht über in einem Liter kalten Wassers mazerieren. Zum Kochen bringen, jedoch nicht kochen lassen, zehn Minuten ziehen lassen und abseihen.

Morgens auf nüchternen Magen:
eine Ampulle oder zwei Kapseln schwarzer Rettich

Vor dem Mittag- und Abendessen:
zwei Kapseln Löwenzahn

Befolgen Sie diese Kur drei Wochen lang.
Sie sollten jedoch wissen, daß regelmäßig wiederkehrender Juckreiz recht häufig eines der auf Spasmophilie hinweisenden Symptome ist. Dann wäre eine umfassende Remineralisierungs- und Entspannungskur erforderlich.

Äusserliche Anwendungen:
Wählen Sie eine Körpermilch mit Extrakten von *Lilie, Ringelblume, Malve oder Rose.*

Kolitis (Entzündung des Dickdarms)

Trinken Sie täglich einen Liter von folgendem Tee:

Erikablüten	100 g
Majoranblätter	100 g
Rosenknospen	100 g
Thymianblätter	100 g
Melissenblätter	100 g

Mischen Sie die Pflanzen und nehmen Sie für einen Liter kochenden Wassers fünf Suppenlöffel voll Pflanzenmischung. Zehn Minuten zugedeckt ziehen lassen und abseihen.

Vor jeder der drei Mahlzeiten:
zwei Kapseln Engelwurz

Während des Frühstücks und Mittagessens:
zwei Kapseln weiße Taubnessel

Nach diesen beiden Mahlzeiten:
zwei Pastillen Hefe-Komplex, mit Vitaminen angereichert

Bei allen Formen von Dickdarmentzündung muß in jedem Fall nach einer eventuellen Infektion durch Kolibakterien gesucht werden.
Sollten Sie aber immer wieder unter Kolitis leiden, stehen Sie wahrscheinlich unter Dauerstreß und sind »mit den Nerven fertig«. Dagegen hilft nur eines: Sie müssen lernen, zur Ruhe zu kommen, sich zu entspannen durch Yoga, Relaxübungen oder Sophrologie.

Krampfadern

Verschwinden werden sie nicht, doch Ihren Kreislauf können Sie verbessern, wenn Sie täglich einen Liter von diesem Tee trinken:

Schafgarbe, ganze Pflanze	50 g
Thymianblätter	50 g
Salbeiblätter	50 g
Erdbeerblätter	50 g
Rosmarinblätter	50 g

Vermischen Sie die Pflanzen und übergießen Sie fünf Suppenlöffel voll mit einem Liter kochenden Wassers; fünfzehn Minuten ziehen lassen und abseihen.

Vor jeder der drei Mahlzeiten:
zwei Kapseln roter Wein

Zu jeder der drei Mahlzeiten:
zwei Pastillen roter Wein-Komplex

Nach dem Mittag- und Abendessen:
zwei Pastillen Petersilie-Komplex

Wenn Sie die Möglichkeit dazu haben, steigern Sie Ihr Wohlbefinden durch *zwei warme Vollbäder* pro Woche mit *ätherischem Zypressen-, Bohnenkraut- und Wacholderöl*, und duschen Sie die Beine danach kalt ab.

Krämpfe

Bei Krämpfen sollten Sie, ob sie nun bei Erwachsenen oder bei Kindern auftreten, sofort folgendes Kataplasma auf die Stirn legen:

Pomeranzenblüten	50 g
Basilikumblätter	50 g
Kamillenblüten	50 g

Nehmen Sie zwei Handvoll Pflanzenmischung auf einen halben Liter Wasser, den Sie drei Minuten kochen lassen. Das Wasser abgießen und die Pflanzenmischung auf die Stirn streichen.
Treten derartige Krämpfe häufig auf, muß selbstverständlich der Arzt aufgesucht werden. Dennoch sollten Sie es mit einem unserer »Wundertees« probieren, der oft schon unverhoffte Ergebnisse gebracht hat:

Kamillenblüten	50 g
Enzianwurzel	50 g
Majoranblätter	100 g
Eisenkrautblätter	50 g

Mischen Sie die Pflanzen und übergießen Sie einen Kaffeelöffel voll mit einer Tasse kochenden Wassers. Zehn Minuten ziehen lassen und abseihen.

TRINKEN SIE MORGENS UND ABENDS EINE TASSE UND NEHMEN SIE ZUSÄTZLICH JEDES MAL:
zwei Kapseln Steinklee
Ärztliche Behandlung ist in vielen Fällen unerläßlich. Jedenfalls ist es vordringlich, die Ursache herauszufinden, und das können nur gründliche Untersuchungen leisten. Dennoch erinnern wir Sie daran, daß es eine uralte Methode zur Heilung gewisser Arten von Krämpfen gibt: *den Magnetismus.*
Unsere eigene Erfahrung hat uns gelehrt, daß dies manchmal die weitaus wirksamste Therapie ist.

Leberleiden

Ihre Leber plagt Sie; sie ist schwer, geschwollen, Ihnen ist übel, »mies«, oft haben Sie einen Geschmack von »Butter« im Mund. Da heißt es schnell handeln: Sie brauchen dringend eine generelle Blutreinigungskur.

MORGENS AUF NÜCHTERNEN MAGEN:
Eine Ampulle (oder drei Kapseln) *schwarzen Rettichsaft* in einem halben Glas lauwarmen Wassers.

TAGSÜBER EINEN LITER VON UNSEREM KRÄUTERTEE:

Rosmarinblätter	50 g
Queckenwurzel	50 g
Melisse	50 g
Löwenzahnwurzel	50 g
Citronelle, ganze Pflanze	50 g

Vermischen Sie die Pflanzen gut und nehmen Sie fünf Suppenlöffel voll für einen Liter kalten Wassers. Zwei Minuten kochen, zehn Minuten ziehen lassen und abseihen.
Trinken Sie ihn im Laufe des Tages zwischen den Mahlzeiten, aber ungesüßt. Gut schmecken wird er nicht, aber jeder wirksame Blutreinigungstee schmeckt bitter.

VOR JEDER DER DREI MAHLZEITEN NEHMEN SIE ZUSÄTZLICH:
zwei Rosmarinkapseln
Diese Drainage-Kur muß ohne Unterbrechung drei bis vier Wochen lang durchgehalten werden, sofern das Ergebnis von Dauer sein soll. Sie können sie unbesorgt zwei- bis dreimal pro Jahr durchführen. Auf keinen Fall sollten Sie Ihre große Frühjahrskur zur Generalreinigung von Leber und Blut vergessen:
Wenn Ihre Leber geschwollen ist und Schmerzen verursacht:
Gewöhnen Sie es sich an, sich abends im Bett auf die rechte Seite zu legen und dort, wo die Leber sitzt, eine glühendheiße Wärm-

flasche anzupressen. Das müssen Sie zwanzig Minuten lang durchhalten. Wenn Sie darüber einschlafen, schadet es auch nicht.

Denken Sie auch an eine ausgewogene Ernährung und lassen Sie besonders alle tierischen Fette, Zucker und Wurstwaren beiseite.

Essen Sie viel Obst und Gemüse: Äpfel, Birnen, Trauben, Orangen, Möhren, Steckrüben, Lauch, Sellerie, rohen Kohl, Schnittlauch, Winter- und normale Zwiebeln.

Wenn Sie es sich zutrauen – und es wäre unbedingt nötig–, sollten Sie einen rigorosen Fasttag pro Woche einlegen. An diesem Tag dürfen Sie wirklich nur Ihren Tee trinken.

Diese Behandlung wird Sie restlos befriedigen, sofern Ihre Leber geschwollen ist. Ist sie hingegen schlaff, atonisch, sollten Sie sich an folgende Ratschläge halten:

Vor dem Frühstück und dem Mittagessen nehmen Sie gleichzeitig:

eine Kapsel schwarzen Rettich
eine Kapsel Löwenzahn
eine Kapsel Pyrenäen-Lindensplint

Nach dem Abendessen trinken Sie eine grosse Tasse Tee:

Rosmarinblätter	50 g
Citronelle, ganze Pflanze	50 g
Melissenblätter	50 g
Römische Kamille, Blüten	50 g
Lindenblüten	25 g

Sie vermischen die Pflanzen, übergießen einen Suppenlöffel voll mit einer Tasse kochenden Wassers und lassen den Tee, bevor Sie ihn abseihen, fünf Minuten ziehen.

Mit diesem Tee schlucken Sie dann noch *eine Kapsel milde Minze* (auf keinen Fall Pfefferminze!).

Meiden Sie gekochte Fette, fetthaltige Nahrung und Alkohol.

Magengeschwüre

Wenn Magengeschwüre Sie quälen, dann sind Sie ohne Zweifel »streßgeplagt«. Als erstes müssen, das liegt auf der Hand, Ihre Schleimhäute Linderung erfahren, damit sie Ihnen keine Schmerzen mehr verursachen. Doch um ein dauerhaftes Resultat zu erzielen, muß man das Übel bei der Wurzel packen, also den Streß abbauen.
Hier nun eine Therapie, die den Vorteil bietet, beides positiv zu beeinflussen.

Trinken Sie vor jeder der drei Mahlzeiten folgenden Tee, und zwar eine grosse Tasse voll:

Malvenblüten	50 g
Römische Kamille, Blüten	50 g
weiße Taubnessel, Blüten	20 g

Vermischen Sie sie gut, diese Pflanzen, die miteinander den *»Drei-Blüten-Tee«* bilden. Rechnen Sie zwei Suppenlöffel voll für einen halben Liter kochenden Wassers (doch lassen Sie keinesfalls die Pflanzen kochen!). Zehn Minuten ziehen lassen und abseihen.

Gleichzeitig mit Ihrer Tasse Blütentee nehmen Sie:
zwei Kapseln Schachtelhalm

Während der Mahlzeiten:
zwei Kapseln Austernschale
Die *pulverisierte Austernschale* liefert Ihnen eine geballte Ladung Spurenelemente von Magnesium und Kalzium, die Sie, was das Schwierigste ist, dank des *Schachtelhalms* besser speichern.
Befolgen Sie diese Hinweise drei Monate je vierzehn Tage lang.
Wenn Ihre Magenkrämpfe dennoch immer wieder aufflackern, so sollten Sie einen Sympathikotherapeuten aufsuchen, der Ihre Beschwerden mit Hilfe seiner feinen Sonden, mit denen er Ihre Nasenschleimhäute betupft, endgültig beseitigen wird.

Magenkrämpfe

Trinken Sie nach den Mahlzeiten eine Tasse:

Basilikumblätter	100 g
Kamillenblüten	50 g
Citronelle, ganze Pflanze	50 g
Malvenblüten	50 g
Ysop, ganze Pflanze	100 g

Vermischen Sie die Pflanzen und rechnen Sie für einen Liter kochenden Wassers vier Suppenlöffel Pflanzengemisch. Zehn Minuten ziehen lassen und abseihen.
Eine dauerhaftere Entspannung erzielen Sie, wenn Sie jedes Mal zusätzlich
zwei Fenchelkapseln einnehmen.
Wenn diese Schmerzen ganz plötzlich und unvermutet auftreten, können Sie sie sofort lindern, indem Sie einen Kaffeelöffel *Apfelweinessig* in einem halben Glas lauwarmen Wassers trinken.
Eines jedoch sollten Sie sich immer vor Augen halten: Magenkrämpfe sind nur äußerst selten zufällig und durch schlechte Verdauung verursacht, sondern praktisch immer durch Streß und nervliche Überbeanspruchung hervorgerufen. Sie müssen sich daher unbedingt »relaxen« oder durch eine regelmäßige sportliche Betätigung entspannen. Außerdem sollten Sie sich angewöhnen, jeden Morgen nach dem Aufwachen bei geöffnetem Fenster zehnmal tief durchzuatmen. Wie Sie bald merken werden, ist dies immer noch die beste Therapie.
Wenn Sie sich eines Tages besonders nervös fühlen und schon wieder Magenkrämpfe haben, so nehmen Sie am besten schnell ein heißes Vollbad mit *ätherischem Kamille- und Pinienöl.* Die schmerzhaften Krämpfe und Ihre Nervosität werden gleichzeitig verschwinden und einem wohlverdienten Schlaf Platz machen!

Magensäure

Trinken Sie nach jeder Hauptmahlzeit eine grosse Tasse von diesem Tee:

Fenchelsamen	25 g
Eibisch, Wurzel	50 g
Malvenblüten	25 g
Melisse, Blätter	25 g
Schafgarbe, ganze Pflanze	50 g
Veilchenblüten	25 g

Vermischen Sie die Pflanzen und nehmen Sie dann einen Suppenlöffel voll für eine Tasse kochenden Wassers; fünfzehn Minuten ziehen lassen und abseihen.

Zu jeder Hauptmahlzeit:
zwei Kapseln Fenchel

Im Anschluss an jede der drei Mahlzeiten:
zwei Pastillen Magnesium/Vitamin D-Komplex

Vielleicht essen Sie einfach zu schnell. Auch in diesem Fall fühlen Sie sich aufgebläht. Vielleicht – und das ist weitaus wahrscheinlicher – sind Sie übernervös. In diesem Fall sollten Sie lernen, sich zu entspannen und sich mit Kalzium und Magnesium vollpumpen. Der Magnesium-/Vitamin D-Komplex wird Ihnen dabei helfen.

Magenverstimmung

Trinken Sie nach der Mahlzeit ein großes Glas Essigwasser:
ein gutes mineralisches Heilwasser, dem Sie einen Kaffeelöffel voll *biologischem Apfelweinessig* zugeben.
Es gibt kein besseres Mittel gegen eine Magenverstimmung, die durch zu schwere Kost oder durch zu reichlichen Alkoholgenuß verursacht wurde.
Wenn sich dieser Zustand aber allzu häufig wiederholt, dann

zögern Sie nicht länger: Stürzen Sie sich auf die Pflanzen und beginnen Sie eine drei- bis vierwöchige Kur, die Sie aber nicht unterbrechen dürfen:

Basilikumblätter	50 g
Römische Kamille, Blüten	50 g
Majoran, ganze Pflanze	50 g
Ährenminze, Blätter	50 g
Eisenkraut, Blätter	25 g

Vermischen Sie die Pflanzen und rechnen Sie zwei Kaffeelöffel voll für eine größere Tasse kochenden Wassers. Zehn Minuten ziehen lassen und ungesüßt trinken. Keine Entschuldigung: dieser Tee schmeckt köstlich! Er wird, davon sind wir überzeugt, Ihr Lieblingsgetränk nach dem Essen werden. Aber bitte jeden Tag!

Um seine Wirkung zu verstärken, nehmen Sie jedesmal zusätzlich:

eine Kapsel Engelwurz

Engelwurz sorgt für bessere Verdauung, dient zur Stärkung der Nerven und hilft, wenn nötig, gegen Trübsinn und Melancholie. Die Resultate werden noch perfekter sein, wenn Sie sich zwingen

MORGENS UND MITTAGS VOR JEDER MAHLZEIT:

eine Ampulle schwarzen Rettichsaft in einem halben Glas lauwarmen Wassers zu trinken.

Menstruationsschmerzen

Nehmen Sie diese Beschwerden nicht als unausweichliches Übel hin, das Sie jeden Monat und das ganze Leben lang zu ertragen haben. Vielleicht haben Sie schon – zu unserem Leidwesen – eine Vielzahl von Behandlungen auf der Basis synthetischer Hormone ausprobiert, und nun scheint Ihnen der Fall hoffnungslos.

Jammern Sie nicht, lassen Sie nicht den Kopf hängen. Die Natur hält ungeahnte Reserven für Sie bereit. Bevor Sie resignieren, machen Sie doch einmal diese simple Kur.

VIERZEHN TAGE PRO MONAT, VOR DEM DATUM IHRER REGEL:

Römische Kamille, Blüten	50 g
Wacholderbeeren	50 g
Erdrauch, ganze Pflanze	50 g
Bitterklee, Blätter	25 g
Schafgarbe, ganze Pflanze	50 g
roter Wein, Blätter	50 g

Trinken Sie morgens und abends zwei große Schalen von diesem Tee, den Sie folgendermaßen zubereiten: vier Suppenlöffel voll Pflanzenmischung lassen Sie in einem Liter Wasser zwei Minuten kochen und anschließend zehn Minuten ziehen. Dann abseihen.

VOR FRÜHSTÜCK UND ABENDESSEN NEHMEN SIE AUSSERDEM:
zwei Kapseln weiße Taubnessel, wodurch Ihre Geschlechtsorgane sich entkrampfen.

NACH DEM FRÜHSTÜCK UND ABENDESSEN:
Zwei Kapseln Steinklee sorgen für die endgültige Entspannung, die Sie benötigen. Außerdem verhindern sie jegliche Art von Krämpfen im unteren Beckenbereich.

Befolgen Sie diese Kur drei Monate lang ohne Unterbrechung (doch nur vierzehn Tage pro Monat!) und machen Sie dann Pause, um sich des Resultats zu vergewissern.
Eventuell müssen Sie sie nochmals ein- bis zweimal im Jahr durchführen.
Das dürfen Sie ruhig wagen, denn sie ist gefahrlos und birgt auch kein Risiko der Gewöhnung.
Ganz im Gegenteil: Sie werden zunehmend ruhiger und entspannter, Ihr Kreislauf wird angeregt, Blut und Nieren werden gründlich durchgespült, und Ihrer Leber wird die Arbeit erleichtert.

Monatsblutung, ungenügende oder ausbleibende

Zunächst einmal für den Notfall: Nehmen Sie drei Tage lang vor dem vermutlichen Datum jeden Abend ein heißes Fußbad:
In einen Behälter mit sehr heißem Wasser geben Sie zwei Suppenlöffel *Badeöl mit Rosmarinessenz.*
Sie müssen die ganze Zeit heißes Wasser nachgießen, damit das Bad ständig eine gerade noch erträgliche Temperatur behält. Das Fußbad sollte zehn bis fünfzehn Minuten dauern.
Diese Roßkur müßte Ihre Regel eigentlich sofort auslösen, ohne Ihr biologisches Gleichgewicht zu stören.
Dennoch müssen Sie unbedingt zwei Monate lang jeden Tag eine Trinkkur machen:

Fenchelsamen	50 g
Bitterklee, Blätter	50 g
Schafgarbe, ganze Pflanze	50 g
Rosmarinblätter	100 g

Vermischen Sie diese vier Pflanzen und übergießen Sie vier Suppenlöffel voll mit einem Liter kochenden Wassers. Fünfzehn Minuten ziehen lassen und abseihen.
Wir empfehlen Ihnen, eine Tasse auf nüchternen Magen und eine abends zu trinken.

VOR DEN DREI MAHLZEITEN NEHMEN SIE:
eine Kapsel Römische Kamille

Sie sehen, wie simpel diese Kur ist? Sie können sie noch vervollkommnen, indem Sie viel frische Petersilie essen und Ihre Speisen häufig mit Safran würzen. Safran ist wirksam, sofern er wirklich naturbelassen ist, das heißt, aus den getrockneten Blütennarben des Krokus besteht und nicht, wie leider nur allzu häufig, aus aromatisiertem Lehmpulver. Dieses sehr kostspielige Gewürz ist in Ihrem Falle äußerst wirksam, daher sollten Sie nicht knausern, wenn es um Ihr Wohlbefinden und Ihr inneres Gleichgewicht geht.

Monatsblutungen, zu starke (oder Dysmenorrhoe)

Sie müssen unbedingt einen Gynäkologen aufsuchen, denn diese Erscheinung könnte eine schwere Störung Ihrer Geschlechtsorgane verraten, die nur ein Spezialist durch gründliche Untersuchungen zu diagnostizieren vermag. Erweisen diese Analysen sich als negativ und ist keine Ursache erkennbar, dann zögern Sie nicht länger, die Pflanzen zu Hilfe zu rufen, die vielleicht – sogar mit Sicherheit – Erfolg bringen werden, auch wenn alles andere versagt hat.

Während der ersten zwei Wochen Ihres Zyklus trinken Sie täglich einen Liter von diesem Kräutertee:

weiße Taubnessel, ganze Pflanze	100 g
Erikablüten	100 g
Hopfen, Fruchtzapfen	50 g
Malvenblüten	50 g

Mischen Sie die Pflanzen und übergießen Sie drei Suppenlöffel voll mit einem halben Liter kochenden Wassers. Fünfzehn Minuten ziehen lassen, abseihen und zwei- oder dreimal im Laufe des Tages trinken.

Während des gleichen Zeitraums nehmen Sie:
zwei Kapseln Schachtelhalm vor den Mahlzeiten und
zwei Pastillen Aufbaukomplex zu den Mahlzeiten
Der *Schachtelhalm* reguliert den Blutfluß und hilft Ihnen, die Spurenelemente, die Sie für Ihr inneres Gleichgewicht benötigen, besser zu speichern. Der *Aufbaukomplex* liefert sie Ihnen zusätzlich noch in konzentrierter Form.

Unregelmäßige Regelblutungen

Nicht lange zögern: Es gilt, Ihre Geschlechtsorgane zu entlasten und Ihr endokrines Drüsensystem wieder zu regulieren. Recht häufig wird dieses Symptom von einem Gefühl der Mattigkeit begleitet, die es ebenfalls zu beheben gilt.

Bereiten Sie sich folgenden Tee:

weiße Taubnessel, ganze Pflanze	50 g
Ährenminze, Blätter	50 g
Geißbart, ganze Pflanze	50 g
Salbeiblätter	50 g

Nachdem Sie die Pflanzen gut vermischt haben, nehmen Sie vier Suppenlöffel voll für einen Liter kalten Wassers, das Sie kurz, etwa dreißig Sekunden lang, aufkochen, dann zehn Minuten zugedeckt ziehen lassen und abgießen. Trinken Sie diesen Tee im Laufe von zwei Tagen.

Vor jeder der drei Mahlzeiten nehmen Sie:
zwei Kapseln Fenchel

Diese harmlose Kur ist während der beiden letzten Wochen Ihres Zyklus jeden Tag regelmäßig zu befolgen.
Während des gleichen Zeitraums nehmen Sie mindestens drei warme Vollbäder pro Woche, und zwar mit zwei Suppenlöffeln voll *Badeöl mit Salbei- und Thymianessenz.*
Diese *Phytobalneotherapie* (Wassertherapie unter Zusatz von Arzneipflanzen) erzielt unerwartete Resultate bei allen Erkrankungen, deren Ursache mit einer Störung des endokrinen Systems in Zusammenhang steht. Hinzu kommt, daß sie als besonders angenehm und lindernd empfunden wird. Diesem Genuß können Sie sich also jederzeit gefahrlos hingeben – es sei denn, Sie fühlten sich schon wieder pudelwohl!

Migräne

Man sollte besser von Kopfschmerzen sprechen, denn wirkliche Migräne läßt sich nur schwer mit einer Pflanzenbehandlung heilen, da die Ursachen so zahlreich und miteinander verflochten sind:
Leberstörungen + Kreislaufstörungen + Zervikalarthrose + Nervosität etc. Daher ist es bei echten Migränen unerläßlich,

einen Therapeuten aufzusuchen, der in der Lage ist, dieses verworrene Geflecht aufzulösen und Ihnen nicht »die eine«, sondern »die vielen« entsprechenden Behandlungsmethoden zu empfehlen.

Im allgemeinen besteht die wirksamste und unserer Kenntnis nach einzige Therapie zur schnellen Beseitigung selbst hartnäckigster Migräneanfälle darin, die Nasenschleimhäute (im Naseninneren) mit Hilfe einer weichen Sonde mehrmals vorsichtig zu betupfen. Diese Methode, die viel Fingerspitzengefühl erfordert, heißt *Sympathikotherapie*, da sie in erster Linie darauf abzielt, das vegetative Nervensystem wieder ins Gleichgewicht zu bringen – eine beachtliche Methode, nicht nur bei Migräneanfällen und Nervosität, sondern auch bei Spasmophilie, Streß und Schlaflosigkeit.

Echte Migräne unterscheidet sich vom Kopfschmerz dadurch, daß der Schmerz entweder auf der linken oder der rechten Kopfhälfte lokalisiert auftritt, manchmal auch im Wechsel von links nach rechts, jedoch niemals gleichzeitig im gesamten Schädelbereich.

Die ganze Stirn, der Nacken tut Ihnen weh, der Schmerz strahlt aus vom Scheitelpunkt des Kopfes bis über die ganze Schädeldecke, manchmal gar vom Augenbrauenbogen bis zum hinteren Ende des Schädels: Sie haben Glück, es sind Kopfschmerzen, denen Sie mit folgender Behandlung zu Leibe rücken können:

Nehmen Sie morgens und mittags vor den Mahlzeiten gleichzeitig:

eine Kapsel Römische Kamille
eine Kapsel Geißbart
eine Kapsel Luzerne

Verlangen Sie in jedem Fall Römische Kamille und nicht Echte Kamille *(Matricaria chamomilla)*, die, da sie aus den Ländern des Ostblocks kommt, meist Giftstoffe enthält, wohingegen unsere Römische Kamille aus Anjou absolut rein und heilkräftig ist.

Nach dem Abendessen trinken Sie eine Schale Aufgusstee:

Pomeranzenknospen	25 g
Lavendelblüten	25 g
Majoranblätter	25 g
Lindenblüten	25 g
Ährenminze	25 g

Vermischen Sie die Pflanzen und übergießen Sie einen Suppenlöffel voll mit einer Schale kochenden Wassers. Fünf Minuten ziehen lassen und gleich trinken.
Diese harmlose Kur sollten Sie zwei Monate pro Jahr durchhalten, wenn Sie zu häufigen Kopfschmerzen neigen.
Im Notfall, ob nun bei Migräne oder Kopfschmerzen, haben Sie die Wahl zwischen zwei Möglichkeiten: ein zehnminütiges *heißes Fußbad* mit – je nach Verfügbarkeit:
zwei Suppenlöffeln *Schmierseife*
oder einer Handvoll grobem Salz
oder zwei Suppenlöffeln *Badeöl mit Rosmarinessenz.*
Dieses Rezept ist ausgezeichnet und risikolos. Erfreulich ist auch, daß es sofort wirkt. Sie können es selbstverständlich so oft wie nötig wiederholen und ganz unbesorgt sein.
Die wiederholte Anwendung ist nur für Menschen mit schlimmen Krampfadern kontraindiziert.
In diesem Fall machen Sie auf Schläfen und Stirn einen *Umschlag mit rohen Kartoffelscheiben.*
Auf alle Fälle sollten Sie vorwiegend essen: Kopfsalat, Löwenzahn, Auberginen, Feldsalat, wilde Zichorie, Petersilie, Zitronen, Orangen, Äpfel, Pampelmusen, Möhren, Kohl, Chicorée, Lauch, Steckrüben, grüne Bohnen und – selbstverständlich den Alkoholgenuß einschränken!

Nasenbluten

Wenn es häufig auftritt, sollten Sie natürlich besorgt sein und Ihren Hausarzt befragen. Läßt sich keine Ursache feststellen, müßten diese paar Ratschläge ausreichen.

Ein eisiges Fußbad stoppt schnell und risikolos jedes Nasenbluten.
Sie können auch *Schachtelhalmpulver* »schnupfen«, dessen blutstillende Wirkung beachtlich ist. Sie haben zwei Möglichkeiten: Entweder nehmen Sie etwas *Schachtelhalmpulver* in die hohle Hand und atmen tief ein oder, was sehr praktisch ist, Sie haben eine kleine Kapsel Schachtelhalmpulver dabei, die Sie öffnen, wenn Sie es brauchen. Halten Sie das Pulver an das Nasenloch und ziehen Sie diesen feinen Staub hoch.
Sollte das Nasenbluten doch häufiger und ohne erkennbaren Grund auftreten, dann machen Sie kleine dreiwöchige Kuren mit:
zwei Kapseln Schachtelhalm vor den drei Mahlzeiten.

Nesselausschlag

Sie ist schwer in den Griff zu bekommen, diese Krankheit! Ist sie nervösen Ursprungs? Steht sie mit einer Vergiftung in Zusammenhang? Ist sie eine Folge von Rheuma?
Überlassen wir solch wissenschaftliche Überlegungen den gelehrten Medizinern. Begnügen wir uns mit der Feststellung, daß die von unseren Großeltern überlieferten Pflanzenrezepte die anfallartig auftretende, lästige und ekelhafte Nesselsucht zu beseitigen vermögen.

TRINKEN SIE SCHNELL TÄGLICH EINEN LITER VON UNSEREM TEE:

Malvenblüten	50 g
Salbeiblätter	100 g
Veilchenblüten	50 g
Brennessel, ganze Pflanze	50 g
Klettenwurzel	50 g

Vermischen Sie die Pflanzen, rechnen Sie für einen Liter Wasser vier Suppenlöffel voll und verfahren Sie dann gewissenhaft folgendermaßen: Die Pflanzen zwei Stunden in kaltem Wasser

mazerieren lassen; das Wasser zum Kochen bringen, jedoch nicht weiterkochen lassen, zehn Minuten ziehen lassen, dann abseihen. Vor allem müssen Sie den gesamten Liter im Laufe des Tages trinken.
Tritt dieser Nesselausschlag anfallartig auf, so wirkt ein Besprühen mit *Orangenblütenwasser* lindernd. Der Juckreiz läßt nach und die Haut trocknet nicht so stark aus.
Ist es ein schwerer Anfall, tragen Sie vorsichtig *Osiris-Öl* auf. Wenn die befallene Zone sehr stark schmerzt, können Sie notfalls *Osiris-Öl-Kompressen* auflegen und ein bis zwei Stunden einwirken lassen; dadurch regeneriert sich Ihre Haut von unten herauf.

Nierenkoliken

Trinken Sie täglich mindestens einen Liter von diesem Tee:

Maisnarbe	25 g
Malvenblüten	50 g
Hagebutte	50 g
Queckenwurzel	50 g
Geißbart, ganze Pflanze	100 g
Citronelle, ganze Pflanze	50 g
Thymianblätter	50 g

Vermischen Sie die Pflanzen und rechnen Sie fünf Suppenlöffel voll auf einen Liter kochenden Wassers. Zehn Minuten zugedeckt ziehen lassen und abseihen.
Um schnell Ruhe zu finden, haben Sie zwei Möglichkeiten:
Sie legen auf Nieren und Unterleib ein Kataplasma mit *zerstoßener grüner Tonerde* und lassen es zwei Stunden einwirken oder:
Sie nehmen ein sehr warmes Fußbad mit einem Badeöl auf der Basis von *ätherischem Rosmarinöl.*
Es leuchtet ja wohl ein, daß in jedem Fall ein Urologe zu Rate gezogen werden muß, der alle nötigen Funktionsanalysen durchführen wird. Sollte sich eine ärztliche Behandlung aller-

dings als nicht erforderlich erweisen, empfehlen wir Ihnen, das ganze Jahr über täglich eine große Tasse von diesem Tee zu trinken, um der nächsten Krise vorzubeugen!

Ödeme

Ödeme oder anomale Schwellungen treten meist an den Fußknöcheln oder am gesamten Unterschenkel auf. In jedem Fall müssen Sie unbedingt Ihren Arzt aufsuchen, denn diese Erkrankung kann, vor allem wenn sie wiederholt auftritt, Anzeichen für ein schweres Leiden sein. Bevor die Diagnose nicht gestellt ist, braucht man sich keine Sorgen zu machen, doch wenn wir Sie mit unseren Heilkräutern behandeln sollen, müssen wir es unbeschwerten Herzens tun können.
Haben diese Ödeme keine erkennbare Ursache, so leiden Sie wahrscheinlich an einer ungenügenden Ausscheidung von Körperflüssigkeit, was wir restlos beheben können.
In diesem Fall gibt es nichts, was wirksamer wäre als Ihre Freundinnen, die Pflanzen. Beginnen Sie schleunigst mit folgender Behandlung:

Tag für Tag gut einen Liter zwischen den Mahlzeiten:

Glaskraut, ganze Pflanze	50 g
Bitterklee, Blätter	25 g
schwarze Johannisbeere, Blätter	50 g
Birkenblätter	50 g
weiße Taubnessel, ganze Pflanze	50 g
Kirschenstielchen	50 g
Geißbart, ganze Pflanze	50 g

Nachdem Sie sie gut vermischt haben, nehmen Sie sechs Suppenlöffel voll auf eineinhalb Liter kalten Wassers, das Sie zum Kochen bringen, eine Minute aufkochen, zehn Minuten ziehen lassen und dann abseihen.

Morgens, mittags und abends vor den Mahlzeiten:
Zwei Kapseln Quecke mit etwas Wasser – eine wahre Entwässerungskur dank ihrer Wirkung auf Leber und Nieren.

Eine Stunde nach den drei Mahlzeiten:
Zwei Kapseln Schachtelhalm, um die harntreibende Wirkung zu vervollständigen, ohne dabei die wertvollen Spurenelemente einzubüßen, deren Speichern das *Schachtelhalmpulver* erleichtert.
Vergessen Sie trotz allem nicht, den Zustand Ihrer Lendenwirbelsäule zu kontrollieren. Recht häufig haben nämlich Kreislaufstörungen, die diesen Flüssigkeitsstau hervorrufen, eine Blockierung der Lendenwirbel als Ursache. In diesem Fall bieten sich zwei Lösungen an: Die schnellste wäre, einen *Chiropraktiker oder einen Osteopathen* aufzusuchen. Wenn Sie dieses Wirbeleinrenken jedoch ablehnen, dann legen Sie sich jeden Abend ein *Erikablütenkissen* auf die Nierengegend:
Füllen Sie ein Baumwollsäckchen mit trockenen und schönen roten Erikablüten, geben Sie es zehn Minuten lang in einen vorgewärmten Backofen, binden Sie es mit einem Flanellgürtel über den Nieren fest und lassen Sie es eine gute Stunde einwirken.
Dieses Rezept ist wirksam, sofern man die Geduld aufbringt, es so lange zu erneuern, bis die Beschwerden abgeklungen sind.
Wenn Sie es eiliger haben und dennoch Chiropraktiker-Manipulationen ablehnen, gibt es noch ein weiteres erfolgversprechendes Rezept, zu dem Sie allerdings eine hilfreiche Hand benötigen:
Lassen Sie sich jeden Abend die Lendengegend mit *Osiris-Öl* oder *Kamillenöl* massieren, wobei Sie aber auch Druck aushalten müssen, damit der Muskel bis in die Tiefe durchgeknetet wird. Vor allem der Ansatz der Gesäßmuskeln, rund um das Weichenbein, muß unter der Hand Ihres Folterknechts gründlich schmerzen!
Wenn diese Massage eine gute Viertelstunde dauert, wird es nur zu Ihrem Besten sein!

Ohrensausen

TRINKEN SIE MORGENS NÜCHTERN UND ABENDS VOR DEM SCHLAFENGEHEN EINE GROSSE TASSE VON FOLGENDEM TEEGEMISCH:

roter Wein, Blätter	50 g
Kamillenblüten	25 g
Basilikumblätter	50 g
Geißbart, ganze Pflanze	50 g
Ährenminze, Blätter	25 g
Salbeiblätter	50 g
Citronelle, ganze Pflanze	25 g

Vermischen Sie die Pflanzen und rechnen Sie für eine große Tasse kochenden Wassers einen Suppenlöffel voll. Zehn Minuten ziehen lassen und abseihen.
Süßen dürfen Sie mit etwas *Rosmarinhonig.*

VOR JEDER DER DREI MAHLZEITEN:
zwei Kapseln Artischocke

MITTAGS UND ABENDS VOR DEM ESSEN:
zwei Pastillen Petersilie-Komplex

MITTAGS UND ABENDS NACH DEM ESSEN:
zwei Kapseln Pomeranzen

Hier wirken meist drei Störungen zusammen: Arthrose der Nackenwirbel, schlechte Durchblutung und Übernervosität. Man muß versuchen, auf alle drei gleichzeitig einzuwirken.
Wir raten Ihnen zu einer Bewegungstherapie, wodurch Ihre Wirbelsäule gekräftigt wird; vielleicht können Sie auch durch Yoga oder Sophrologie lernen, sich völlig zu entspannen.
Haben Sie, wenn das Ohrensausen schier unerträglich wird, schon einmal ein warmes Vollbad mit *ätherischem Kamillen- und Pinienöl* versucht? Wir haben damit schon unerhoffte Resultate erzielt. Wir erheben dabei nicht den Anspruch, mit unseren Präparaten Ihr Ohrensausen zu heilen, sondern Ihren Allgemeinzustand zu stabilisieren.

Ohrenschmerzen

Eine der besten natürlichen Arzneien zur Behandlung von Ohrenschmerzen jeglichen Ursprungs sind Dämpfe von pflanzlichen Harzen und ätherischen Ölen, die in den Gehörgang gesprüht werden und eine bakterientötende und beruhigende Wirkung haben. Diese von alters her überkommene Methode nennt man »Aroma-Fumigation«. Leider kann sie von Laien nicht angewandt werden, da man eigens für diesen Zweck geformte Röhrchen aus Textilfasern, die mit diesen Harzen getränkt werden, dafür benötigt. Doch keine andere Therapie kann sich mit ihr vergleichen.

Wenn Sie keine Möglichkeit haben, einen Arzt aufzusuchen, der diese Methode praktiziert, und wenn Ihr Hals-, Nasen- und Ohrenarzt die Ursache dieser Schmerzen nicht zu klären vermag, dann probieren Sie doch einmal dieses simple Verfahren:

Mischen Sie 30 ml *Osiris-Öl*

mit 10 Tropfen ätherischem *Kajeputöl.*

Schütteln Sie das Fläschchen gründlich und energisch.

Träufeln Sie abends vor dem Schlafengehen zwei Tropfen in jedes Ohr und verstopfen es für die Nacht mit einem Wattekügelchen.

Die regenerierende Wirkung des *Osiris-Öls*, verbunden mit der bakterientötenden und beruhigenden des Kajeputöls, wird schnelle und häufig durchaus dauerhafte Schmerzlinderung bringen.

Polyarthritis

Eine sehr häßliche Krankheit.

Bei festgestellter, eindeutig diagnostizierter *Polyarthritis rheumatica* müssen Sie voll und ganz Ihrem Arzt vertrauen. Das bedeutet leider in recht vielen Fällen: Cortison. Wir können Ihnen nicht raten, es zu verweigern. Doch wir empfehlen Ihnen, es nicht als unabwendbares Übel hinzunehmen. Sie müssen kämpfen. Um Cortison abzuwehren, sind alle Hiebe erlaubt.

Die einzige Möglichkeit: Sie müssen mit Ihrem Arzt eine ver-

schworene Gemeinschaft bilden, sich einen aufgeschlossenen Arzt suchen, der bereit ist, Ihnen zuzuhören, Ihnen hilfreich zur Seite zu stehen, Sie zu beraten, ohne Ihnen eine Allerweltsbehandlung aufzuzwingen.
Die Einnahme von Cortison muß so lange wie möglich hinausgezögert werden. Regelmäßig muß Ihr Blutbild kontrolliert werden, um die tägliche Dosis – wenn möglich – zu verringern oder – wenn nötig – zu erhöhen. Vertrauen Sie Ihrem Arzt.
Probieren Sie's aber auch mit unserer Methode, sie wird Ihnen helfen.

JEDEN MORGEN:
Ein *warmes Hand- und Fußbad* mit einem Eßlöffel voll *Thymian-Salbei-Badeöl* und einem Suppenlöffel *Osiris-Badeöl.* Die Badetemperatur darf nicht zu hoch sein (maximal 38%). Die Badedauer sollte zehn bis zwölf Minuten betragen. Keine kalte Dusche nachher, kein Abtrocknen, streichen Sie das Wasser mit der Handfläche ab und ziehen Sie Wollsocken über.

MORGENS AUF NÜCHTERNEN MAGEN:
Eine Ampulle Artischockensaft und *eine Ampulle Birkensaft* in einem halben Glas Wasser, dazu *drei Kapseln Klette.*

IM LAUFE DES TAGES EINEN LITER DEKOKT:

Lindensplint	100 g
Erikablüten	100 g
Citronelle	50 g
Wacholderbeeren	50 g
Lavendelblüten	100 g
Geißbartblüten	100 g

Mischen Sie die Pflanzen und rechnen Sie fünf Suppenlöffel voll für eineinhalb Liter kalten Wassers, das Sie drei Minuten kochen und fünfzehn Minuten stehenlassen und abseihen.
Nota bene: Nach dem Kochen soll Ihnen etwa ein Liter verbleiben! Daher gut eineinhalb Liter ansetzen und *unbedingt jeden Tag einen Liter trinken!*

Vor jeder Mahlzeit:
eine Kapsel Geißbart
eine Kapsel Römische Kamille
Sind die Schmerzen zu arg, nehmen Sie *Vollbäder mit ätherischem Kamille- und Pinienöl* oder *Orangen- und Lavendelöl* oder *Osiris-Öl.* Machen Sie auch häufig Einreibungen mit unserem *Baume du Guérisseur«* [1]. Nichts wird Ihnen spürbarer Erleichterung verschaffen.
Kämpfen Sie, um sich nicht in der Cortison-Falle fangen zu lassen! Vertrauen Sie Ihrem Arzt und erklären Sie ihm vor allem, welche Therapie Sie befolgen.

Prostatabeschwerden

Vom fünfzigsten Lebensjahr an müssen Sie einmal jährlich einen Urologen aufsuchen. Aber glauben Sie dem Gerücht nicht, alle Männer über fünfzig litten unweigerlich an Prostatabeschwerden.
Die Verhärtung der Prostata ist nicht unvermeidlich. Man muß nur wissen, wie man dagegen angehen kann. Besser wären noch Vorbeugungsmaßnahmen, indem man beispielsweise vom vierzigsten Lebensjahr an einen Monat pro Jahr folgende harmlose Kur macht:

Trinken Sie täglich einen Liter von unserem Dekokt:

Wacholderbeeren	50 g
weiße Taubnessel, ganze Pflanze	50 g
Erikablüten	50 g
Erdrauch, ganze Pflanze	50 g
Glaskraut, ganze Pflanze	50 g

Rechnen Sie fünf Suppenlöffel Pflanzenmischung für einen Liter Wasser, eine Minute kochen, zehn Minuten ziehen lassen und abseihen.

[1] Markenname

Jeden morgen, wenn möglich nüchtern:
Nehmen Sie sich die Zeit, langsam und bei kräftiger Speichelbildung einen Kaffeelöffel voll *Blütenpollen* im Mund zergehen zu lassen.
Wenn Ihre Prostata Ihnen bereits Schmerzen verursacht, wenn Sie nur mit Mühe urinieren können, dann befolgen Sie diese Teekur mindestens zwei Monate lang und machen Sie es sich zur Gewohnheit, das ganze Jahr über jeden Tag Ihren Kaffeelöffel voll *Blütenpollen* zu kauen.
Seine Wirkung auf die Prostata ist beachtlich, und darüber hinaus liefert er Ihnen etliche Aminosäuren und Vitamine, die Ihnen Tonus und Kraft verleihen, was wir ja alle brauchen.

Pruritus (Hautjucken)

Nichts ist quälender als dieser ewige Juckreiz, nichts unangenehmer als dieses »Kribbeln« in der Nacht, das einen nicht schlafen läßt und mit keiner Salbe endgültig zu beseitigen ist. Das ist auch nicht weiter verwunderlich, denn die Ursache ist innerlich. Träumen Sie von keiner Wundersalbe, denn es gibt sie nicht. Sie müssen sich selbst in den Griff bekommen und eine Kur machen, mindestens zwei Monate lang.

Trinken Sie täglich mindestens einen Liter von unserem Tee:

Borretsch, ganze Pflanze	50 g
Klettenwurzel	50 g
Queckenwurzel	50 g
Eschenblätter	50 g
Bitterklee, Blätter	25 g
Glaskraut, ganze Pflanze	50 g
Thymianblätter	100 g

Mischen Sie die Pflanzen und rechnen Sie vier randvolle Suppenlöffel für einen Liter Wasser. Zwei Minuten kochen, zudekken, zehn Minuten ziehen lassen und abseihen.

Vor jeder der drei Mahlzeiten nehmen Sie:
zwei Kapseln Erika

Zu jeder der Drei Mahlzeiten:
zwei Kapseln Löwenzahn

Um die Wirkung dieser Blutreinigungskur zu vervollständigen, nehmen Sie morgens nüchtern, doch nur drei Wochen lang:
eine Ampulle schwarzen Rettichsaft oder vier Kapseln
Um den Juckreiz nun so schnell wie möglich zu lindern, gibt es zwei Möglichkeiten. Beide sind wirksam, doch je nach Art des Pruritus auszuwählen:
– *Selleriewasser.* Lassen Sie drei Selleriestangen in einem halben Liter Wasser zehn Minuten lang kochen. Als Kompressen auf die befallenen Stellen auflegen und die ganze Nacht über einwirken lassen.
– *Osiris-Öl.* Dieses pflanzliche Öl, durch Peroxidation mit Sauerstoffatomen angereichert, wird die Haut schnell und ohne jegliche Reizwirkung regenerieren.

Psoriasis (Schuppenflechte)

Die beste und wirksamste Therapie: Meerwasser und Sonne.
Keine Krankheit widersetzt sich hartnäckiger den chemischen Arzneien als diese Flechten. Man hat den Eindruck, sie machten sich einen höllischen Spaß daraus, nach Anwendung einer Cortisonsalbe zu verschwinden, um verstärkt wieder aufzutauchen, sich zu verbreiten, den ganzen Körper zu befallen, sich dort festzukrallen und es sich wohlsein zu lassen!
Glauben Sie nicht an Wunder. Um der Schuppenflechte den Garaus zu machen, muß man erst einmal das Mittel finden, das bei äußerlicher Anwendung wirksam genug ist, sie so schnell wie möglich zu »killen«. Doch vergessen Sie bitte das Cortison. Es ist schädlich genug, wenn man's im Notfall wirklich braucht. Greifen Sie lieber schlichtweg zum *Osiris-Öl.* Es wird viel schneller wirken als diese unheilvolle Droge und hat keinen ihrer Nachteile. Massieren Sie die befallenen Stellen morgens und abends vorsichtig damit.

Unerläßlich hingegen ist, daß Sie sich einer Behandlung unterziehen, die sich zugleich blutreinigend, beruhigend und revitalisierend auf Ihre Haut auswirkt. Ihrem endokrinen Drüsensystem wird sie übrigens auch gut tun! Halten Sie sie nicht für undurchführbar! Hier der Beweis:

Trinken Sie täglich zwischen den Mahlzeiten:

Römische Kamille	50 g
Lavendelblüten	50 g
Thymianblätter	100 g
Salbeiblätter	100 g
Löwenzahnwurzel	50 g

Vermischen Sie die Pflanzen sorgfältig und lassen Sie vier Suppenlöffel voll eine Minute lang in einem Liter Wasser kochen. Zehn Minuten ziehen lassen und abseihen.
Aber trinken Sie auch wirklich täglich den ganzen Liter! Denn er ist nicht eben wohlschmeckend, dieser Tee, aber in Ihrem Fall lohnt sich die Überwindung.

Vor jeder der drei Mahlzeiten nehmen Sie ausserdem:
zwei Kapseln Klette

Zu den drei Mahlzeiten:
eine Kapsel DNS/Vitamin F- + E-Komplex und
eine Kapsel Multivitamin-Komplex
Achten Sie darauf, daß diese beiden Ergänzungsnahrungsmittel mit Bienenwachs verkapselt sind, wodurch nämlich eine in diesem Fall unerläßliche Langzeitwirkung erzielt wird. Ihr Zusammenwirken regeneriert Ihre Haut von innen heraus.
Befolgen Sie diese Behandlung, bis das Resultat nichts mehr zu wünschen übrig läßt. Mit einer teilweisen Besserung darf man sich nicht zufriedengeben. Auf Ihrer Haut darf keine noch so geringe Spur von Rötung zurückbleiben, und nichts darf mehr jucken!

Rheumatismus

»Rheuma«, welch vager Begriff!
Wieviele Patienten verlassen die Praxis ihres Arztes mit der Diagnose: »Rheumatismus«. Sehr gewissenhaft ist das nicht. Da macht man sich anheischig, uns als Scharlatane, als Empiriker anzuprangern und wagt es, derartige Allgemeinplätze zu Papier zu bringen!
Einer unserer Patienten, der Schmerzen im Knie hatte, kam entzückt von einem Besuch bei »einer Kapazität« zurück. Jetzt wußte er endlich, woran er litt: an »Gonalgie« verkündete er uns stolz. Was nichts anderes bedeutet als »Schmerz im Knie«! Das brachte uns wirklich weiter!
Man muß endlich aufhören mit diesem hohlen, pseudogelehrten Geschwafel, das zu nichts anderem gut ist, als Ignoranz zu kaschieren oder gar – die Zahl der Arztbesuche zu vervielfachen. Ein hohles Wort ersetzt den Zeitaufwand für eine ernsthafte Diagnose!
Wir aber, die Empiriker, die von den beachtlichen Fortschritten der Chemie keinen blassen Dunst haben, wir begnügen uns damit – ehrlich gesagt, mit Erfolg –, unsere Hausmittelchen anzuwenden und bei Schmerzen in den Gelenken zu unterscheiden zwischen:
kaltem Rheumatismus
warmem Rheumatismus.

Kaltes Rheuma

Im Grunde entspricht es der Arthrose. Das Gelenk fühlt sich kalt an, doch der Schmerz ist chronisch, das Gelenk ist nicht geschmeidig, es ist steif, wenn nicht gar blockiert. Es handelt sich um degenerativen Rheumatismus, die Gelenkknorpel sind abgenutzt. Man muß den Schmerz lindern, vor allem aber den Prozeß des Gelenkverfalls aufzuhalten suchen. Daher empfehlen wir Ihnen eine zweifache Behandlung:
zur Schmerzlinderung
zur Eindämmung des degenerativen Prozesses

Zur Schmerzlinderung bei kaltem Rheuma:
Massieren Sie täglich die Gelenke äußerst vorsichtig mit unserem *Baume du Guérisseur* oder der *Revitalisierungscreme aus Wacholder- und Schafgarben-Extrakt*. Die verblüffende Wirkung macht diesen Balsam zur Wunderarznei bei Schmerzen jeglicher Art. Die in ihm enthaltenen Extrakte von dynamisierten Pflanzen [1] wirken sehr schnell und tief ein. So klingt die Entzündung ab und wird das entzündete Gewebe regeneriert.
Sie können auch *Kataplasmen mit zerstoßener grüner Tonerde*, mit lauwarmem Wasser vermischt, auflegen. Machen Sie es jeden Tag und lassen Sie es mindestens zwei Stunden liegen, bis der Lehmbrei getrocknet ist.
Die Wirkung des Kataplasmas können Sie noch steigern, wenn Sie folgende Mischung selbst herstellen:

pulverisierte grüne Tonerde	100 g
pulverisierter Geißbart	100 g
pulverisiertes Heidekraut	50 g
Eschenpulver	50 g

Vermischen Sie diese Pulver oder bitten Sie Ihren Apotheker, Ihnen diese Mischung herzustellen.
Nehmen Sie nun so viel wie nötig ist, um das Gelenk mit diesem durch lauwarmes Wasser zu einem Brei vermischten Präparat zu bedecken. Lassen Sie es die ganze Nacht über einwirken, nach Möglichkeit leicht bandagiert. Diese Mischung ist ideal bei allen chronischen Schmerzen.
Weitere Tips: Kreisen Sie mit einem Harfön über dem Gelenk. Die warme Luft ersetzt eine Infrarot-Behandlung und ist, ehrlich gesagt, wirkungsvoller.
Nehmen Sie heiße Bäder mit einer Mischung von *ätherischem Kamille- und Pinien-Öl* nach folgender Mischung:
zwei Suppenlöffel Dispergiermittel
zwanzig Tropfen ätherisches Pinienöl
zehn Tropfen ätherisches Kamilleöl

[1] wird erreicht durch das homöopathische Verfahren der Verschüttelung

Vermischen Sie das Ganze unter dem Wasserhahn Ihrer Badewanne. Tauchen Sie mit Wohlbehagen ein in dieses duftende heiße Vollbad (38–40°). Es wird Ihre Schmerzen garantiert besser lindern als jedes Aspirinpräparat!
Damit Sie es bequemer haben, finden Sie im Handel fertige Badeöle mit ätherischen Ölen. Doch seien Sie wachsam: Wenn es wirken soll, muß ein Kamille-Pinien-Öl garantiert 12 Prozent reine ätherische Öle enthalten, und das muß chromatographisch garantiert sein!

DAS HEIDEKRAUTKISSEN:
Füllen Sie ein Baumwollsäckchen mit getrockneten Erikablüten.
Heizen Sie Ihr Backrohr maximal fünfzehn Minuten vor; dann auf Null schalten. Legen Sie Ihr Säckchen zehn Minuten in das Backrohr.
Wenn es schön warm ist, legen Sie es auf das schmerzende Gelenk und wickeln es fest.
Dieses uralte Hausmittelchen hat schon vielen Rheumatikern geholfen, bei denen die Medikamente versagt haben!

ZUR EINDÄMMUNG DES KALTEN RHEUMAS:
Dabei ist ein täglicher Kräutertee unerläßlich.
Nehmen Sie das nicht auf die leichte Schulter. Wir erklären kategorisch: Ohne dieses Dekokt wird Ihre Behandlung wirkungslos bleiben. Halbe Sachen taugen nichts, dabei vergeuden Sie nur Zeit und Geld!

TRINKEN SIE VIERMAL PRO JAHR DREI WOCHEN LANG TÄGLICH DREI GROSSE TASSEN VON DIESEM TEE:

Lindensplint	50 g
Wacholderbeeren	25 g

Nachdem Sie die Pflanzen vermischt haben, nehmen Sie einen Suppenlöffel voll für einen halben Liter kalten Wassers und lassen das Ganze fünf Minuten kochen.

Dann fügen Sie noch einen Suppenlöffel von folgender Pflanzenmischung hinzu:

Römische Kamille	25 g
Geißbart, ganze Pflanze	25 g
Quendel, ganze Pflanze	25 g
Erdbeerblätter	25 g

und lassen den Tee fünf Minuten ziehen.
Es ist möglich, daß dieses Dekokt in den ersten Tagen einen befreienden Durchfall verursacht. Keine Aufregung! Denn Ihr Körper stößt damit die Giftstoffe ab und reinigt den Darm, und das brauchen Sie. Häufig ist nämlich eine durch Verstopfung und falsche Ernährung verursachte Fäulnisbildung im Darm der Grund für rheumatische Beschwerden.
Alle Rheumatiker sollten eigentlich alle vierzehn Tage ein *Klistier* mit folgender Mischung machen:

kaltes Wasser	2 Liter
Wacholderbeeren	25 g
Salbei	25 g

Zehn Minuten kochen lassen und abseihen. Zwei Suppenlöffel grobes graues Meersalz hinzufügen und abwarten, bis das Salz vollständig aufgelöst ist.
Leider ist das Klistier fast gänzlich aus der Mode gekommen, obwohl es in vielen Fällen das wirksamste Behandlungsmittel ist. Der Darm erfüllt eine Schlüsselfunktion in unserem Organismus. Etliche Krankheiten (Asthma, Kolibakterieninfektion, Ekzeme, Rheumatismus u. a.) nehmen dort ihren Ausgang und ebenso viele könnten von dort aus geheilt werden!

Nehmen Sie vor dem Frühstück und vor dem Mittagessen gleichzeitig:
eine Kapsel Harpagophytum (südafrik. Teufelskralle)
eine Kapsel Schachtelhalm
eine Kapsel weiße Taubnessel

WÄHREND DES ABENDESSENS:
zwei Pastillen Algen/schwarze Johannisbeeren-Komplex
Diese auf der Basis von Meeralgen, schwarzen Johannisbeeren, Weizenkeimen, Rhabarber und Magnesium hergestellte Ergänzungskost leistet Erstaunliches beim Ausschwemmen der Toxine und verhilft zu einer besseren Speicherung von Kalzium, was bei Arthrose unerläßlich ist. Vielleicht werden Sie auch etwas an Gewicht verlieren. Kein Grund zur Aufregung, denn Sie bauen ja nur Überflüssiges ab!

WENN IHNEN DIE ARTHROSE SCHMERZEN VERURSACHT, KÖNNEN SIE DIE THERAPIE VERVOLLSTÄNDIGEN, INDEM SIE MORGENS UND MITTAGS NACH DEN MAHLZEITEN
zwei Kapseln DNS/Vitamin F- und E-Komplex einnehmen.
Wenn auch Medikamente des Jahres 2000, so sind *Desoxyribonukleinsäure* und die *Vitamine F und E* doch absolut natürliche Substanzen. Damit diese Ergänzungskost auch wirksam ist, muß sie mit reinem Bienenwachs angereichert werden. Damit wird ein Langzeiteffekt erzielt. Das Bienenwachs hat eine »Retard-Wirkung«. Und somit wandern DNS und die Vitamine allmählich in den Organismus, kräftigen ihn, machen die Zellen mobil und ermöglichen es Ihrem Bindegewebe (Gelenkknorpel sind Bindegewebe), sich zu regenerieren.

MORGENS UND WENN MÖGLICH AUCH ABENDS:
Massieren Sie Ihre schmerzenden Gelenke mit *reinem Osiris-Öl*. Dieses mit Sauerstoffatomen angereicherte Öl soll hier zwar nicht in erster Linie seine beachtliche schmerzdämpfende Wirkung ausüben, sondern dazu beitragen, Ihre Knorpelsubstanz von Grund auf zu regenerieren. Sie müssen sich aber unbedingt täglich massieren. Denn die Wirkung erfolgt langsam, progressiv, doch sie ist so phantastisch, daß Sie Ihre Mühen und Ihre Geduld nicht bereuen werden.
Befolgen Sie Ihre Therapie peinlich genau. Sie werden belohnt werden. Arthrose ist häufig erblich. Man neigt dazu; sie ist Ihr schwacher Punkt, doch kein unabwendbares Übel, mit dem man sich abfinden muß.

Sie müssen dagegen ankämpfen, und Sie werden gewinnen!
Um die Schmerzen in den Gelenken schnell loszuwerden, sollten Sie vielleicht einmal das authentische südfranzösische Rezept ausprobieren, das schon so manchem Rheumatiker Erleichterung verschafft hat:
Reiben Sie die schmerzenden Stellen mit einem *Mazerat aus Olivenöl und Rosmarin* ein:
fünf Prisen Provence-Rosmarin und eine Schale Olivenöl eine Stunde im Wasserbad erwärmt.
Und wenn Sie Ihre Behandlung noch vollständiger machen, noch schneller geheilt sein wollen, so trinken Sie:

Morgens auf nüchternen Magen Traubensaft und machen Sie regelmässige Kuren mit Himbeeren, Erdbeeren und schwarzen Johannisbeeren.
Essen Sie in großen Mengen: Knoblauch, Sellerie, Birnen, Kirschen, Johannisbeeren, Möhren, Kohl, Steckrüben, Lauch, Chicorée, Artischocken, schwarze Johannisbeeren, Kopfsalat, Himbeeren, Melonen, Zitronen, Erdbeeren, Zwiebeln, Brombeeren, Trauben, Schwarzwurzeln, Löwenzahn, Feldsalat, wilde Zichorie, doch meiden Sie Sauerampfer.

Warmes Rheuma

Das Gelenk fühlt sich warm an. Um das festzustellen, braucht man kein Genie zu sein. Es genügt schon vorsichtiges Handauflegen. Oft ist es noch zusätzlich geschwollen. Man muß es behutsam behandeln, noch vorsichtiger als ein zwar schmerzendes, aber kaltes Gelenk.
Sie müssen zunächst unbedingt Ihren Arzt aufsuchen und Blutbilder machen lassen! Wenn es sich nur um Arthritis mit mäßig erhöhter Blutsenkung handelt, dann stürzen Sie sich um Gottes willen nicht gleich auf Cortison. Es hat schon genug Unheil angerichtet. Natürlich hat es auch Leben gerettet, doch reservieren Sie es für schwere Fälle.

Bei Arthritis, die wir in unserem Empiriker-Jargon »warmes Rheuma« nennen, ist die Natur wirksam genug.
Lassen Sie von Ihrem Arzt Ihre Senkung kontrollieren, die Ihr Barometer sein soll.
So lange es nicht auf »Sturm« steht, können Sie in Eigenregie handeln.

Schmerzlinderung bei warmem Rheuma

Baume du guérisseur oder Revitalisierungscreme mit Wacholder- und Schafgarben-Extrakt
Benützen Sie den Balsam zu sehr vorsichtigen, sehr behutsamen Einreibungen. Er soll nach und nach eindringen. Legen Sie als Schutz ein Baumwolltuch um das Gelenk. Die dynamisierten Pflanzen unseres Balsams sind unentbehrlich, um die Entzündung herauszuziehen.
Anschließend legen Sie auf das Baumwolltuch einen Eisbeutel (ein simpler Plastikbeutel genügt). Lassen Sie das Eis zwei Stunden pro Tag einwirken, bis das Gelenk weniger schmerzt und abschwillt.
Setzen Sie die täglichen (besser noch zweimal pro Tag) Anwendungen unseres Balsams so lange fort, bis der Schmerz völlig abgeklungen ist.
Wenn Sie weder Zeit noch Mühe scheuen, so machen Sie täglich:
Ein *Kataplasma aus grüner Tonerde*, und zwar *kalt*: Vermengen Sie die Tonerde mit sehr kaltem Wasser, bis Sie eine feuchte Paste erhalten. Streichen Sie diese einen halben Zentimeter dick auf ein Baumwolltuch und lassen Sie das Kataplasma die ganze Nacht über einwirken.
Bei heftigem Schmerz wäre eine tägliche Anwendung der drei Arzneien ideal:

Baume du guérisseur
Eis
grüne Tonerde

Kein Entzündungsschmerz kann dieser geballten Kraft widerstehen!

Heilbehandlung bei warmem Rheuma

Auch hier kommen Sie um den Kräutertee nicht herum. Sie müssen sogar noch mehr davon trinken, so zum Beispiel

Nach dem Abendessen:

Lindensplint	25 g
Erdbeerblätter	25 g
Erikablüten	25 g
Thymianblätter	25 g

Vermischen Sie die Pflanzen und übergießen Sie einen Suppenlöffel voll mit einer Schale kochenden Wassers. Fünf Minuten ziehen lassen und abseihen.

Vor den drei Mahlzeiten benötigen Sie:

zwei Kapseln Römische Kamille

Die Kamille wird als Antirheumatikum sowie als beruhigendes und fiebertreibendes Mittel nicht genügend gewürdigt. Auch Sie benützen sie vielleicht nur, um sich zu entspannen. Sie haben unrecht. Die *Römische Kamille* ist auch ein wunderbares Mittel zur Entschlackung des Darms. Sie senkt das Fieber, lindert Schmerzen, verbessert die Verdauung und stärkt die Abwehrkräfte.

Es gibt Gelehrte wie Dr. Lecointe, die sie als fiebersenkendes Mittel sogar bei Sumpffieber höher einschätzen als das Chinin. Und der berühmte Phytotherapeut Leclerc lehrt uns, daß Kamille, wenn sie entsprechend wirken soll, stets vor den Mahlzeiten zu nehmen ist – was bereits unseren Großmüttern bekannt war.

Doch Ehre, wem Ehre gebührt, denn er erklärt auch, daß Kamille in jedem Fall den chemischen Beruhigungsmitteln vorzuziehen ist, da diese das Ausscheiden der Toxine hemmen, während jene es fördert.

Im Fall von entzündlichem (warmem) Rheumatismus ist Kamille unersetzlich.

Nehmen Sie während der Mahlzeiten morgens und mittags gleichzeitig:
eine Kapsel Harpagophytum (südafrik. Teufelskralle)
eine Kapsel Schachtelhalm
eine Kapsel Geißbart
Essen Sie in großen Mengen: Möhren, Knoblauch, Kirschen, Birnen, Johannisbeeren, Grünkohl, Steckrüben, Lauch, Chicorée, Artischocken, schwarze Johannisbeeren, Himbeeren, Melonen, Zitronen, Erdbeeren, Brombeeren, Schwarzwurzeln, Trauben, Löwenzahn, Kopf- und Feldsalat, wilde Zichorie.
Machen Sie regelmäßig Kuren mit Erdbeeren, Himbeeren, schwarzen Johannisbeeren und Trauben.
Streichen Sie aus Ihrem Küchenzettel: Sauerampfer, Spinat, Innereien, Wurstwaren und Schokolade.

Schlaflosigkeit

Lassen Sie vor allem die chemischen Schlafmittel beiseite. Damit vergiften Sie sich nur, lösen das Problem nicht und sind morgens benommen und zerschlagen.
Haben Sie etwas Geduld, befolgen Sie regelmäßig unsere Ratschläge, und dann werden Sie sehen, wie sich Ihr Zustand dauerhaft bessert.

Morgens und mittags nach den Mahlzeiten nehmen Sie gleichzeitig:
eine Kapsel Römische Kamille
eine Kapsel Carpentras-Linde
eine Kapsel Steinklee

Nach dem Abendessen trinken Sie eine Schale Aufgusstee:

Pomeranzenknospen oder -blüten	50 g
Lavendelblüten	50 g
Melissenblätter	50 g
Majoranblätter	50 g
Rosmarinblätter	50 g

Vermischen Sie die Pflanzen gut, übergießen Sie einen Suppenlöffel voll mit einer Schale kochenden Wassers und lassen Sie den Tee, bevor Sie ihn trinken, fünf Minuten ziehen.
Meiden Sie Alkohol, Tabak und Kaffee.
Essen Sie abends leichte Kost und am besten Obst und Gemüse: Kopfsalat, Mangold, Möhren, Aprikosen, Äpfel.

Schnupfen

Sollten Sie sich erkältet haben, stürzen Sie sich um Himmels willen nicht gleich auf Antibiotika, die schweren Fällen vorbehalten bleiben sollten. Wenn Sie sie zu oft nehmen, werden sie nicht mehr wirken, sobald Sie sie tatsächlich benötigen.
Sie sind absolut unnötig bei Schnupfen, ermüden, greifen die Darmflora an und machen Sie anfällig für jeden Bazillus in Ihrer Umgebung. Befolgen Sie also diese rein natürliche Therapie, die Sie in ein paar Tagen wieder auf die Beine bringt.

TRINKEN SIE TÄGLICH EINEN LITER VON DIESEM KRÄUTERTEE:

Wacholderbeeren	50 g
Eukalyptusblätter	50 g
Thymianblätter	100 g
Quendel, ganze Pflanze	50 g
Königskerze, Blüten	50 g

Vermischen Sie sie gut und rechnen Sie fünf Suppenlöffel voll für einen Liter Wasser. Zwei Minuten aufkochen und zehn Minuten ziehen lassen, dann abseihen.
Trinken Sie viermal pro Tag eines Tasse, gesüßt mit einem Suppenlöffel voll *Thymianhonig.*
Und natürlich warm anziehen!
Wenn der Schnupfen sehr arg ist, nehmen Sie zusätzlich:
sechs Pastillen Eisenkomplex
zwei Kapseln Lavendel morgens und abends
zwei Tropfen ätherisches Kajeputöl auf einem Kaffeelöffel voll Honig. Maximal dürfen Sie pro Tag dreimal zwei Tropfen Kaje-

putöl einnehmen, doch niemals mehr, denn sechs Tropfen täglich ist das Limit. Kindern unter zwölf Jahren darf das ätherische Öl keinesfalls verabreicht werden.
Können Sie sich daheim auskurieren? Und haben Sie etwas Zeit?
Dann vervollständigen Sie Ihre Behandlung doch mit einem herrlichen Bad unter Zusatz von *ätherischem Kamille- und Pinienöl.* Ein solches Vollbad vor dem Schlafengehen garantiert das Ausschwitzen von Toxinen und eine ruhige Nacht.
Wie man es vorbereitet?
– *Fünf Tropfen ätherisches Kamilleöl + fünfzehn Tropfen ätherisches Pinienöl* in zwei Suppenlöffeln *Dispergiermittel*,
– oder zwei Suppenlöffel voll *Badeöl mit ätherischen Ölen.*
Versuchen Sie niemals, reine Essenzen ins Badewasser zu schütten, das wäre katastrophal für Ihre Haut und ohne jeden Nutzen.

Schwellung der Brüste

TRINKEN SIE TÄGLICH EINEN LITER VON DIESEM TEE:

Fenchelsamen	100 g
Erdbeerblätter	100 g
Queckenwurzel	50 g
Ährenminze, Blätter	50 g

Sie brauchen fünf gehäufte Suppenlöffel Pflanzenmischung für einen Liter Wasser. Eine Minute lang vorsichtig aufkochen, zudecken und vor dem Abseihen fünfzehn Minuten stehenlassen.
Trinken Sie ihn im Laufe des Tages immer wieder in kleinen Schlucken.

VOR DEN DREI MAHLZEITEN NEHMEN SIE:
zwei Fenchelkapseln
Auf Ihre Ernährung müssen Sie dabei ganz besonders achten. Essen Sie viel Obst und Gemüse (Möhren, Steckrüben, Sellerie, Fenchel, Salat) und vor allem Kerbel, so viel Sie nur können!

Sollte die Schwellung schmerzhaft sein, so erzielen Sie mit folgendem Umschlag schnell Linderung:
Lassen Sie zwei Handvoll *Erdbeerblätter* in einem Liter Wasser kochen. Abseihen und das lauwarme Wasser mit einer ausreichenden Menge *zerstoßener grüner Tonerde* vermischen, um ein Kataplasma von etwa ½ cm Dicke herzustellen, das Sie sich auf die Brust legen und mindestens zwei Stunden einwirken lassen. Dieses Kataplasma muß groß genug sein, um Ihre Brust abzudecken. Es soll jedoch nicht auf andere Hautflächen übergreifen. Sie werden wahrscheinlich nicht die ganze vorbereitete Wassermenge benötigen. Sie können es unbesorgt immer wieder aufwärmen und es etwa sieben- oder achtmal verwenden.

Schwindel

Ein merkwürdiges Phänomen, diese Schwindelanfälle! Die Ursache gilt es zu klären.
Wenn Ihr Hals-, Nasen- und Ohrenarzt Ihnen attestiert hat, daß Ihr Innenohr völlig in Ordnung ist, wenn Ihr Orthopäde an Ihren Nackenwirbeln nichts auszusetzen fand, dann können Sie getrost den Pflanzen vertrauen, denn die üblichen Beruhigungsmittel sind unseres Wissens mit Schwindel noch niemals fertiggeworden.

TRINKEN SIE ALSO MORGENS AUF NÜCHTERNEN MAGEN UND ABENDS VOR DEM SCHLAFENGEHEN JE EINE GROSSE TASSE VON DIESEM TEE:

Römische Kamille	50 g
Lavendelblüten	100 g
Majoranblätter	100 g
Ährenminze, Blätter	50 g

Mischen Sie sie und überbrühen Sie einen Suppenlöffel voll mit einer großen Tasse kochenden Wassers. Zehn Minuten ziehen lassen. Wenn nötig, süßen Sie den Tee mit einem Kaffeelöffel *Lavendelhonig*.

NEHMEN SIE VOR DEN DREI MAHLZEITEN:
eine Kapsel Weißdorn

NACH DEM MITTAG- UND ABENDESSEN:
zwei Kapseln Steinklee

Lernen Sie, sich zu entspannen, lernen Sie, richtig zu atmen, lassen Sie sich Zeit.
Sie sind garantiert übernervös, viel zu verspannt. Haben Sie schon einmal daran gedacht, Yoga, Sophrologie oder Autogenes Training zu betreiben, also Übungen zur Entspannung? Das wäre gewiß notwendig.

Sehnenentzündung

Wenn Sie nur zeitweise auftritt, zögern Sie nicht, denn da gibt's nur eins: morgens und abends eine sanfte Massage mit *Osiris-Öl*, wodurch die Entzündung »herausgezogen« wird.
Neigen Sie jedoch zu häufiger Sehnenentzündung bei Ausübung eines Sports, so bleibt Ihnen eine Entwässerungs- und Remineralisierungskur nicht erspart. Diese beiden Begriffe stehen auch nicht in Widerspruch zueinander, wenn Sie mit den Pflanzen nur richtig umzugehen verstehen.

TRINKEN SIE MORGENS UND ABENDS EINE GROSSE TASSE VON DIESEM TEE:

Enzianwurzel	50 g
Erdbeerblätter	50 g
weiße Taubnessel, ganze Pflanze	50 g
Rosmarinblätter	50 g
Geißbart, ganze Pflanze	50 g
Bitterklee, Blätter	25 g
Sauerampfer, Blüten	50 g

Vermischen Sie die Pflanzen gut. Rechnen Sie fünf Suppenlöffel Pflanzenmischung für einen Liter Wasser, das Sie eine Minute kochen und zehn Minuten ziehen lassen.

Vor jeder der drei Mahlzeiten nehmen Sie:
zwei Kapseln Schachtelhalm

Zum Frühstück und Mittagessen:
zwei Pastillen Weizenkeimkomplex

Befolgen Sie diese Anweisungen zwei Monate lang, um Ihren Organismus wieder zu straffen, und anschließend jedes Jahr einen Monat lang, bevor Sie Ihre große sportliche Sommersaison beginnen.
Sollten Sie an jener berühmten Sehnenentzündung im Ellenbogen leiden, die als »Tennisarm« bekannt ist, dann vergessen Sie nicht, daß sie häufig auf eine Blockade der Nackenwirbel zurückzuführen ist und nur durch eine von einem kompetenten Therapeuten durchgeführte Be-»Handlung« zu beheben ist.

Sinusitis

Es gibt nichts Lästigeres als diese recht oft chronische Erkrankung, die leider immer häufiger auftritt.
Befolgen Sie schleunigst unsere Ratschläge!

Trinken Sie täglich zwei grosse Tassen von diesem Tee:

Thymianblätter	100 g
Wacholderbeeren	50 g
Citronelle, ganze Pflanze	50 g
Eukalyptusblätter	50 g
Lavendelblüten	50 g

Rechnen Sie einen Suppenlöffel voll Pflanzenmischung für eine große Tasse kochenden Wassers, zehn Minuten ziehen lassen und abseihen.
Dieser Tee ist die einzige innerlich wirksame Arznei. Trinken Sie ihn regelmäßig, bis sich Ihr Zustand gebessert hat.
Sollte allerdings Ihre Nase »verstopft« sein und Sie das Bedürfnis haben, ruhig und mit freier Atmung zu schlafen, dann bieten sich zwei Möglichkeiten an:

– Ein *heißes Fußbad mit Rosmarin*, das Sie entweder selbst zubereiten, indem Sie eine Handvoll Rosmarin zehn Minuten in einem Liter Wasser kochen und dann so viel Wasser nachgießen, daß Ihre Füße bis zu den Knöcheln bedeckt sind, oder, wenn Sie eilig sind, einfach zwei Eßlöffel *Badeöl mit Rosmarinessenz* ins warme Wasser geben;
– drei Tropfen *Osiris-Öl*, das Sie allabendlich im Liegen in jedes Nasenloch träufeln.

Das sind aber Notlösungen für den akuten Fall. Denn Sie müssen wissen, daß bei 99 Prozent der chronischen Fälle die Sinusitis in Zusammenhang mit extremer Nervosität oder Erschöpfung auftritt. Im Grunde handelt es sich dabei nicht um »Sinusitis«, eine Nebenhöhleninfektion, sondern um eine Schwellung der Schleimhäute.

Man muß wissen, daß die Nasenschleimhaut eine Reflexzone ist, die auf jede biologische Störung reagiert, vor allem bei Streß, Müdigkeit und großer Nervosität. Das ist der Grund, warum immer mehr Patienten über chronische Sinusitis klagen. Sie befinden sich schlicht und einfach im Dauerstreß.

In diesem Fall ist die einzig wirksame Behandlungsmethode die *Sympathikotherapie*, das heißt, das Betupfen der Nasenschleimhäute, wodurch eine sedierende Wirkung auf das Nervensystem erzielt wird, was reflexartig ein Abschwellen der Schleimhäute mit sich bringt und diese angeblich unheilbare Sinusitis bald beendet.

Handelt es sich jedoch um eine echte und infektiöse Sinusitis, brauchen Sie sich auch nicht gleich auf die Antibiotika zu stürzen. Versuchen Sie's doch erst einmal mit der *Aroma-Fumigation*, die darin besteht, Ihre Ohren balsamhaltige Dämpfe von Harzen und ätherischen Ölen »einatmen« zu lassen, wodurch im Bereich der oberen Luftwege eine tiefgreifende antiseptische Wirkung erzielt wird, die zudem frei ist von jenen Nachteilen der Antibiotika, die wir alle kennen.

Venenentzündung

Es ist unbedingt nötig, dass Sie Ihren Hausarzt konsultieren. Und ebenso wichtig, dass Sie täglich einen Liter von unserem Kräutertee trinken:

Erdbeerblätter	100 g
Wacholderbeeren	100 g
Salbeiblätter	50 g
Erikablüten	50 g
Geißbart, ganze Pflanze	50 g

Mischen Sie die Pflanzen sorgfältig und nehmen Sie dann fünf Suppenlöffel voll für einen Liter kalten Wassers, das Sie zwei Minuten kochen, zehn Minuten ziehen lassen und abseihen. Schmerzlindernd und entzündungshemmend wirkt eine tägliche Massage mit *reinem Osiris-Öl*, die jedoch sehr, sehr behutsam gemacht werden muß.

Verdauung, träge

Nehmen Sie gleichzeitig morgens und mittags vor den Mahlzeiten:
eine Kapsel Fenchel
eine Kapsel Eisenkraut
eine Kapsel milde Minze
Verlangen Sie unbedingt milde oder Carvon-Minze und keinesfalls Pfefferminze, von der nervösen Naturen nicht dringend genug abgeraten werden kann.

Trinken Sie nach dem Abendessen eine Schale Kräutertee:

Citronelle, ganze Pflanze	50 g
Anissamen	50 g
Melisse, Blätter	50 g
Römische Kamille	50 g
Rosmarinblätter	50 g

Nachdem Sie die Pflanzen vorsichtig mit der Hand vermischt haben, rechnen Sie einen gehäuften Suppenlöffel für eine Schale kochenden Wassers. Fünf Minuten ziehen lassen und abseihen.
Und essen Sie langsam, kauen Sie gemächlich!
Sie werden Besserung verspüren, wenn Sie regelmäßig folgende Obst- und Gemüsesorten zu sich nehmen: Steckrüben, Zwiebeln, Löwenzahn, Spargel, Möhren, Lauch, Auberginen, Fenchel, Knoblauch, Zwetschgen, Kerbel, Kresse, Kopfsalat, rote Bete, Gurken, Kohl, Petersilie, Radieschen, Schwarzwurzeln, Ananas, Melonen, Orangen, Pampelmusen, Birnen, Äpfel.
Sollte diese mühsame Verdauung nur gelegentlich auftreten, z.B. nach einer zu üppigen Mahlzeit, bei der vielleicht auch zu viel getrunken wurde, so bereiten Sie sich doch einfach ein Essigwassergetränk: Ein Kaffeelöffel voll *biologischem Apfelweinessig* in einem halben Glas lauwarmen Wassers.
Auf einen Schluck trinken – und die Verdauung ist garantiert!

Vergiftungserscheinungen

MORGENS AUF NÜCHTERNEN MAGEN:
Trinken Sie eine Ampulle *Artischockensaft* und eine Ampulle *Birkensaft* in einem halben Glas Wasser.

IM LAUFE DES TAGES ZWISCHEN DEN MAHLZEITEN:

Queckenwurzel	50 g
Königskerze, Blüten	50 g
Erikablüten	50 g
Hagebutten	50 g
Erdrauch, ganze Pflanze	50 g
Oregano, ganze Pflanze	50 g
Schachtelhalm, ganze Pflanze	50 g

Mit diesem Kräutertee werden Sie beste Ergebnisse erzielen, sofern Sie die Gebrauchsanweisung genau beachten:

Vermischen Sie die Pflanzen. Lassen Sie fünf Suppenlöffel voll zwei Stunden oder die ganze Nacht über in einem Liter kalten Wassers mazerieren. Dann zum Kochen bringen, doch nicht kochen lassen. Abseihen und zwischen den Mahlzeiten über den Tag verteilt trinken.

Vor jeder der drei Mahlzeiten:
zwei Kapseln Klette

Während der Mahlzeit:
zwei Pastillen Eisenkomplex

Nach der Mahlzeit:
zwei Kapseln Lavendel

Dieser Begriff »Vergiftung« ist für uns sehr wichtig. Unserer Ansicht nach gibt es nämlich keine wirksame Behandlung chronischer Erkrankungen, die darauf verzichten könnte, als erstes den Organismus zu »entgiften«. In allen Fällen wird uns deutlich, daß ein schlechtes Funktionieren der Ausscheidungsorgane vorliegt. Daher wäre es illusorisch, stimulierend, beruhigend, verdauungsfördernd einwirken zu wollen, ohne als erstes diese fundamentale Ursache der meisten chronischen Krankheiten zu behandeln: die Vergiftung.
Mit der von uns empfohlenen Kur wird es möglich, alle Organe, deren Aufgabe es ist, Giftstoffe auszuschwemmen, also Nieren, Leber, Lunge, Darm, Haut, zu »reinigen«.
Sie können diese dreiwöchige Kur anwenden, wenn Sie sich abgespannt fühlen, nicht recht »auf dem Damm sind«, sich nicht wohlfühlen in Ihrer Haut. Garantiert werden Sie sich wohler und dynamischer fühlen und einen klareren Kopf bekommen. Anschließend können Sie ja dann die Ratschläge befolgen, die Ihnen in Ihrem speziellen Fall passend erscheinen: abnehmen, das Gedächtnis kräftigen, die Verdauung anregen, die Nerven beruhigen etc.
Wohlgemerkt, die besten Resultate bei dieser »Generalreini-

gung« Ihres Organismus erzielen Sie, wenn Sie unsere Kur in der Phase des abnehmenden Mondes machen.

Verstopfung

Ob Sie schon seit längerem oder erst neuerdings an Verstopfung leiden, folgende Behandlung müßte Besserung bringen:

Morgens und mittags vor den Mahlzeiten:
eine Kapsel Klette
eine Kapsel Löwenzahn
eine Kapsel Quecke
Vor allem sollten Sie diese drei Kapseln gleichzeitig nehmen!

Nach dem Abendessen trinken Sie eine grosse Tasse Tee:

Fenchelsamen	20 g
Malvenblüten	20 g
Rosenknospen	20 g
Quendel, ganze Pflanze	20 g

Übergießen Sie einen Suppenlöffel voll Pflanzenmischung mit einer Schale kochenden Wassers. Fünf Minuten ziehen lassen und abseihen.

Morgens auf nüchternen Magen trinken Sie:
ein Glas Backpflaumensaft oder nehmen
zwei Suppenlöffel Olivenöl zu sich.
Essen Sie langsam und kauen Sie gut. Vermeiden Sie Tabak, Alkohol, Schokolade, kohlensäurehaltige Getränke.
Die folgenden Obst- und Gemüsesorten seien Ihnen besonders empfohlen: Auberginen, Lauch, Spargel, Möhren, Kürbis, wilde Zichorie, Löwenzahn, Erdbeeren, Kohl, Mangold, Himbeeren, Zwiebeln, Orangen, Pampelmusen, Melonen, Trauben, Zwetschgen, Dörrpflaumen, Pfirsiche, Kirschen. Und essen Sie viel Gemüsebouillon.

Sollten Sie allerdings an hartnäckiger Verstopfung leiden, verraten wir Ihnen noch ein geeigneteres Mittel:

Verstopfung, atonische

Ihr Darm ist träge, ist »atonisch«. Es fehlt ihm an Energie, an Spannkraft, er muß stimuliert werden.
Vergessen Sie nicht – und das gilt für alle Fälle von Verstopfung –, jeden Morgen auf nüchternen Magen ein großes Glas kohlensäurefreies Wasser zu trinken. Diese Maßnahme ist unerläßlich, um welche Art von Verstopfung es sich auch immer handeln mag, denn der Darm muß ja erst wieder »erzogen« werden.
Bei atonischer Verstopfung muß auf die Muskulatur eingewirkt werden. Dies geschieht am besten durch diesen köstlichen Tee, den Sie

NACH JEDER HAUPTMAHLZEIT TRINKEN:

Fenchelsamen	100 g
Enzianwurzel	100 g
Ährenminze, Blätter	50 g
Rosmarinblätter	50 g
Anissamen	100 g

Vermischen Sie die Pflanzen und nehmen Sie einen Suppenlöffel voll für eine Schale kalten Wassers, das Sie zwei Minuten aufkochen und zehn Minuten ziehen lassen.
Sollte der Tee allein mit Ihrer Darmträgheit nicht fertigwerden, so ergänzen Sie diese Kur kurzerhand folgendermaßen:

VOR JEDER DER DREI MAHLZEITEN:
zwei Kapseln Faulbaum
Der Faulbaum hat zu Unrecht einen schlechten Ruf. Diese Pflanze hat absolut keine Reizwirkung, sondern ist ganz im

Gegenteil sehr mild, äußerst wirksam und fördert außerdem noch den Gallenabfluß.

WÄHREND DES MITTAG- UND ABENDESSENS:
zwei Kapseln schwarzer Rettich
Macht Ihre Leber dynamisch wie kein anderes Mittel.

NACH JEDER HAUPTMAHLZEIT:
zwei Pastillen Rhabarber-Komplex

Verstopfung und Nervosität

Sie leiden an Verstopfung und zusätzlich noch an Nervosität? Dann müssen Sie damit rechnen, daß Sie Ihre Verstopfung niemals loswerden, wenn Sie nicht gleichzeitig Ihre Nervenanspannung beheben. Lernen Sie, sich zu entspannen! Sie müssen abschalten! Machen Sie nach jeder Mahlzeit zwanzig tiefe Atemzüge, wobei Sie beim Einatmen den Bauch so kräftig wie möglich aufblähen und beim Ausatmen so weit wie möglich einziehen.

MORGENS AUF NÜCHTERNEN MAGEN UND ABENDS VOR DEM SCHLAFENGEHEN TRINKEN SIE NOCH EINE GROSSE TASSE TEE:

Pomeranzenknospen	50 g
Kamillenblüten	50 g
Malvenblüten	50 g
Rosenknospen	100 g
Citronelle, ganze Pflanze	50 g

Zur Zubereitung nehmen Sie einen gehäuften Suppenlöffel Pflanzenmischung, übergießen sie mit einer großen Tasse kochenden Wassers und lassen den Tee zehn Minuten ziehen.

VOR JEDER DER DREI MAHLZEITEN:
zwei Kapseln Quecke,
um den Gallenabfluß anzuregen und Ihre Verdauung zu fördern.

Nach jeder der beiden Hauptmahlzeiten:
zwei Pastillen Rhabarber-Komplex
Sie werden dem Darm seine Arbeit erleichtern.
Zu Beginn der Behandlung können Sie die Dosierung des Rhabarber-Komplexes unbesorgt erhöhen, sofern Sie das Bedürfnis verspüren. Dann aber muß unbedingt allmählich reduziert werden, so daß Sie nur noch Tee und Queckenkapseln zu sich nehmen, bis Ihr Darm wieder völlig funktioniert.

Verstopfung und Spasmophilie

Wenn Sie häufig an Verstopfung leiden und zu Spasmophilie neigen, müssen unbedingt beide Symptome gleichzeitig behandelt werden: Der Verdauungsprozeß muß erleichtert und Ihrem Organismus müssen die Spurenelemente, die er benötigt (Magnesium und Kalzium), zugeführt werden.

Trinken Sie nach den Hauptmahlzeiten eine grosse Tasse Aufgusstee:

Basilikumblätter	100 g
Eisenkrautblätter	50 g
Pomeranzenknospen	50 g
Ysop, ganze Pflanze	100 g
Ährenminze, Blätter	50 g

Für eine große Tasse (rund ein Viertelliter) kochenden Wassers brauchen Sie einen Suppenlöffel voll Pflanzenmischung, die Sie zehn bis fünfzehn Minuten ziehen lassen und dann sofort trinken.

Vor den drei Mahlzeiten:
zwei Kapseln Schachtelhalm
Unerläßlich, denn sie fördern den Ausscheidungsprozeß und, was noch wichtiger ist, sie tragen dazu bei, daß Ihr Organismus das Kalzium speichert.

Während des Mittag- und Abendessens:
zwei Pastillen Aufbaukomplex
Dessen Reichtum an Spurenelementen benötigen Sie, damit Sie selbst und auch Ihr Darm sich entkrampfen!

Nach den Mahlzeiten und nur wenn nötig:
zwei Kapseln Faulbaum
Seine Wirkung auf den Darm ist sanft, doch durchaus beachtlich bei der Leber. Trotz allem sollte man ihn vorsichtig einsetzen.

Warzen

Wodurch Warzen wirklich ausgelöst werden, ist ziemlich rätselhaft. Es gibt Medizinmänner, die recht seltsame Mittelchen anwenden, deren Wirkung jedoch nicht zu bezweifeln ist, wenn sie zum Beispiel ein Stück Bindfaden eine Zeitlang in einem Misthaufen modern lassen ... sobald der Bindfaden vermodert ist, verschwinden die Warzen. So merkwürdig das auch erscheinen mag, wir haben diese Methode auf ihre Stichhaltigkeit überprüft und unsere Zweifel ausgeräumt: Das mit dem Bindfaden stimmt, es funktioniert – wieso?
Unsere eigene Erfahrung hat uns gelehrt, daß Menschen, die an Warzen leiden, nervöse Naturen sind, denen es an Magnesium und Kalzium mangelt. Man muß sie zur Ruhe bringen, ihnen Mineralstoffe zuführen und folgende Kur verordnen:

Vor jeder der drei Mahlzeiten:
zwei Kapseln Schachtelhalm

Zu jeder der Drei Mahlzeiten:
zwei Kapseln Austernschale

Nach dem Frühstück und Mittagessen:
zwei Pastillen Aufbaukomplex

Diese Kur ist sehr wirksam, sofern man sie mindestens sechs Monate lang durchhält.
Um die Warzen schnell loszuwerden, gibt es zwei Rezepte zur lokalen Anwendung:

– Machen Sie *kleine Umschläge mit zerriebenem Knoblauch oder frischem Schöllkraut.* Kaufen Sie in der Apotheke ein kleines Hohlpflaster, das Sie damit füllen und auf die Warze legen. Es darf jedoch nicht überstehen, sonst verbrennen Sie sich die Haut. Wiederholen Sie diese Anwendung Tag für Tag.
– Tragen Sie mit Hilfe eines Wattestäbchens *reine Thuja-Tinktur* auf die Warzen auf. Diesen Alkohol-Auszug bekommen Sie nur in Apotheken.
Wenn Sie diese lästigen Warzen allerdings endgültig loswerden wollen, müssen Sie Ihren Lebensstil ändern: *Sport und Erholung in stetigem Wechsel.* Vor allem müssen Sie sich richtiger, ausgewogener ernähren und sich beim Essen entspannen. Und volltanken sollten Sie sich mit Magnesium, Kalzium, Aminosäuren und Vitaminen. Dabei hilft eine ganz simple, doch wirksame Methode: Streuen Sie jeden Mittag einen Kaffeelöffel voll *Schachtelhalmpulver* und jeden Abend einen Kaffeelöffel voll *Weizenkeimpulver* über Ihre Mahlzeit.

Weiße Blutkörperchen (Mangel an)

NEHMEN SIE VOR JEDER DER DREI MAHLZEITEN:
zwei Kapseln Enzian

ZU DEN MAHLZEITEN:
zwei Pastillen Petersilie-Komplex

ZUM FRÜHSTÜCK UND MITTAGESSEN:
zwei Pastillen Hefe-Komplex, mit Vitaminen angereichert
Der *Enzian* ist wirklich ein ganz außergewöhnliches Gewächs. Er ist zweifelsohne die wirksamste Pflanze, wenn es darum geht, die Bildung weißer Blutkörperchen anzuregen. Seine kräftigende Wirkung ist ebenfalls beachtlich. Was auch immer der Grund für das Absinken der weißen Blutkörperchen gewesen sein mag, der Enzian wird Ihnen in jedem Fall guttun. Natürlich müssen Sie unbedingt von einem Arzt betreut werden, denn er allein wird bestimmen können, welche Untersuchungen notwendig sind, um die Ursache Ihrer Erkrankung zu diagnostizieren.

Wenn Ihr Blutbild schwankt, das heißt, wenn die Zahl Ihrer weißen oder roten Blutkörperchen ohne erkennbaren Grund absinkt und wieder ansteigt, dann befinden Sie sich ohne jeden Zweifel in einem Streßzustand. Wenn dies zutrifft, ist jedes Zögern fehl am Platz. Eine einzige Therapie ist wirklich erfolgversprechend und frei von jeglichen Nebenwirkungen: die *Sympathikotherapie.*

Das Betupfen der Nasenschleimhäute vermag ein unstabiles Blutbild schon nach wenigen Behandlungen zu konsolidieren, auch dann, wenn alle anderen Methoden versagt haben. Gleichzeitig werden auch Nervosität und Müdigkeit verschwinden.

Wurmkrankheiten

Der Behandlung von Verminosen bei Kindern wird immer weniger Beachtung geschenkt, wohingegen früher die Ärzte doch bereitwilligst »entwurmten«. Heute werden Maden-, Spulwürmer oder sonstige Eingeweideschmarotzer offensichtlich total ignoriert.

Die beste Methode ist das nicht.

Wenden Sie lieber die altbewährten Rezepte unserer Vorfahren an:

Zerkleinern Sie *drei Knoblauchzwiebeln*, die Sie in einem halben Liter Wasser eine gute Viertelstunde lang kochen. Trinken oder verabreichen Sie ein halbes Glas von diesem Dekokt morgens auf nüchternen Magen. Sollte der kleine Patient es tatsächlich nicht schlucken wollen, dürfen Sie etwas *Thymianhonig* hinzugeben.

Wiederholen Sie diese Behandlung vier Tage lang bei jedem Mondwechsel: zwei Tage vorher, zwei Tage nachher.

Dies ist ein hervorragendes Mittel, um die Parasiten zu vertreiben, doch damit sie auch nicht wiederkommen, muß man ihnen das Terrain verleiden.

WÄHREND DES MITTAG- UND ABENDESSENS:
zwei Kapseln Römische Kamille

Nach diesen Mahlzeiten:
zwei Kapseln Schachtelhalm

Verordnen Sie Ihren großen oder kleinen Patienten diese Behandlung zweimal pro Jahr, am besten zu Sommer- und Winterbeginn.

Zähne

Wenn Sie immer wieder Löcher in den Zähnen oder schlicht Zahnschmerzen haben, müssen Sie sich natürlich unbedingt von einem Zahnarzt behandeln lassen, wenn diese wiederholt auftretenden Beschwerden auch immer in Zusammenhang stehen mit einer ungenügenden Speicherung von Kalzium. Dieser Mineralstoffmangel sollte daher durch eine regelrechte Kur behoben werden.
Unserer Meinung nach ist die beste und einfachste Methode, sich mit Mineralien zu versorgen, das tägliche Anreichern der Nahrung mit einem Kaffeelöffel voll *Schachtelhalmpulver* oder *sechs Kapseln Schachtelhalm.*
Zur Kräftigung Ihres Zahnfleisches:
Lassen Sie jeden Morgen vor dem Frühstück einen Kaffeelöffel voll *Milchpulver* langsam im Mund zergehen.

Zahnfleischentzündung

Machen Sie regelmäßig (ein bis zweimal täglich) Mundspülungen mit folgendem Aufguß:
Salbei, Malve und Wacholder, zu gleichen Teilen (je 50 g) gemischt.
Nehmen Sie zwei Suppenlöffel Pflanzenmischung für einen halben Liter kochenden Wassers und lassen Sie das Gebräu fünfzehn bis zwanzig Minuten ziehen. Spülen Sie damit morgens und abends den Mund, nachdem Sie mit *pulverisierter Tonerde* die Zähne geputzt haben.
Um Zähne und Zahnfleisch vital zu erhalten:

Kauen Sie jeden morgen gemächlich Milchpulver, einen Kaffeelöffel voll.

Vor jeder der drei Mahlzeiten:
zwei Pastillen DNS/Multi-Aminosäuren-Komplex

Während des Frühstücks und Mittagessens:
drei Kapseln Multivitamin-Komplex

Recht häufig sind Erschöpfung, Streß und eine falsche, unter Zeitdruck hinuntergeschlungene, unausgewogene, an Zucker und Fetten zu reiche Nahrung die Ursachen für Zahnfleischentzündung. In diesem Fall wird unsere Behandlung nur vorübergehend wirken. Sie müssen nämlich erst Ihre Lebensweise ändern. Jedenfalls sollten Sie unbedingt Ihren Zahnarzt konsultieren, denn das Ganze kann auch mit einer Zahninfektion zusammenhängen.

Zystitis (Blasenkatarrh durch Kolibakterien)

Trinken Sie täglich mindestens einen Liter Kräutertee:

Erikablüten	50 g
Lavendelblüten	50 g
Eschenblätter	50 g
Malvenblüten	50 g
Thymianblätter	100 g

Vermischen Sie die Pflanzen und rechnen Sie pro Liter kochenden Wassers fünf Suppenlöffel Pflanzenmischung. Zehn Minuten ziehen lassen und abseihen.

Nehmen Sie ausserdem vor jeder der drei Mahlzeiten:
zwei Kapseln weiße Taubnessel
Haben Sie häufig anfallartig Blasenkatarrh, müssen Sie unbedingt einen Arzt aufsuchen, der Ihnen eine Behandlung auf der Basis ätherischer Öle verordnen kann.

— 6 —
HEILPFLANZEN FÜR DEN GESUNDEN KÖRPER

Altersflecken

Da wird nicht lange gefackelt: Eine »Roßkur« zur Revitalisierung Ihrer Haut aus den untersten Schichten heraus ist hier angezeigt.
Sie benötigen ein Maximum an Desoxyribonukleinsäure, Aminosäuren und Vitaminen. Sie finden sie in den berühmten Ergänzungsnährstoffen, die inzwischen schon unentbehrlich geworden sind, da unsere Nahrung – Gott sei's geklagt – sie nur mehr in unzureichender Menge liefert.
Pumpen Sie sich voll mit diesen wertvollen Substanzen:

Vor jeder der drei Mahlzeiten:
zwei Kapseln DNS/Aminosäuren-Komplex

Zu jeder der drei Mahlzeiten:
zwei Kapseln DNS/Vitamin F- und E-Komplex

Nach jeder der drei Mahlzeiten:
zwei Kapseln DNS/Vitamin A- und D-Komplex

Machen Sie diese Kur dreimal jährlich einen Monat lang. Sie wirkt nicht nur auf Ihre Haut, sondern auch auf Ihr Allgemeinbefinden. Sie werden sich viel dynamischer, unvergleichlich reger, kurz: wieder »in Form« fühlen.
Damit diese Flecken gar nicht erst auftreten, benützen Sie zur täglichen Körper- und Gesichtspflege ein Mazerationsöl von *Lilie und Petersilie* oder das »Jungbrunnenöl« aus *Rauke und Borretsch.*

Dank diesem uralten Rezept erreichte eine unserer Patientinnen, die es vorsorglich tagaus, tagein benützt hatte, das 90. Lebensjahr mit einer makellosen Haut, ohne eine Spur von Alterserscheinung.

Augen (Ermüdung)

Gehen Sie als erstes zum Optiker. Meist ist schlechtes Sehen oder eine schlecht angepaßte Brille die Ursache für die Ermüdung der Augen.
Wenn alles in Ordnung ist, könnte ein Mangel an Spurenelementen vorliegen, und um diesen zu beheben, nehmen Sie:

Vor jeder der drei Mahlzeiten:
zwei Pastillen Magnesium/Vitamin D-Komplex

Zu den drei Mahlzeiten:
zwei Pastillen Aufbaukomplex
So bekommen Sie garantiert eine geballte Ladung Mineralsalze, und zwar nicht nur Kalzium und Magnesium, sondern sämtliche anderen auch, die Ihr Organismus tatsächlich braucht.
Um dieses Ermüdungsgefühl zu lindern, vor allem wenn Ihre Augen leicht rot werden:
Träufeln Sie mehrmals am Tag *Kornblumen-Blütenwasser* ein oder legen Sie Kataplasmen aus *Blüten der Römischen Kamille* auf die Augen. Zuerst lassen Sie diese sieben Minuten in kochendem Wasser mazerieren, dann legen Sie sie direkt auf die Augen und lassen sie zehn Minuten einwirken. Dies können Sie mehrmals pro Tag machen.

Bruststraffung

Für uns gibt's da nur eins! Ein natürliches und wirksames Mittel: *Bellis perennis*, das *Gänseblümchen.*
Das Gänseblümchen-Mazerationsöl ist unersetzlich zur Kräftigung und Straffung der Brust. Massieren Sie es mit der Handfläche durch kreisende Bewegungen in Brust und Brustwarze ein.

Machen Sie diese Massagen regelmäßig jeden Abend vor dem Schlafengehen. Dieses uralte Rezept ist ebensoviel wert wie alle marktschreierisch angepriesenen Wundercremes.

Falten

Halten Sie das Übel nicht für unvermeidlich! Falten sind die Folge eines Alterungsprozesses der Kollagenfasern, die von unten her für die Elastizität der Haut sorgen. Ihr müssen Sie also durch äußerliche Anwendungen Substanzen zuführen, die in der Lage sind, besagte Fasern zu regenerieren, vor allem Gamma-Linolensäure und Sauerstoff. Noch wichtiger ist die Kur von innen heraus, mit regelmäßiger Zufuhr von *DNS* (Desoxyribonukleinsäure), *Vitaminen* und *Spurenelementen.*
Hier eine ganz einfache und überaus wirksame Behandlungsmethode:

NEHMEN SIE MITTAGS UND ABENDS VOR DEN MAHLZEITEN:
zwei Kapseln DNS/Vitamin F- und E-Komplex sowie
zwei Kapseln DNS/Vitamin A- und D-Komplex

NACH DIESEN MAHLZEITEN VERVOLLSTÄNDIGEN SIE DIE KUR MIT:
zwei Kapseln Austernschale
Damit haben Sie garantiert eine geballte Ladung Nähr- und »Wiederaufbau«-Stoffe zu sich genommen, die Ihre Haut benötigt. Scheuen Sie auch nicht vor einer Präventivkur zurück, die Sie vom dreißigsten Lebensjahr an jedes Jahr einen Monat lang machen sollten – sie wird Ihrem ganzen Organismus guttun. Sind Ihre Falten schon ausgeprägt, machen Sie diese Kur dreimal pro Jahr, um den Zustand Ihrer Haut zu verbessern.
Zur *äußerlichen Anwendung* gibt es nur ein absolut wirksames Mittel: das Naturprodukt.
Benützen Sie täglich das für Ihren Haupttyp ideale *reine Pflanzenöl:*
Rosenöl bei Mischhaut,
Nachtkerzenöl bei sehr trockener Haut,
Reiskleieöl bei fettiger Haut.

Diese reinen Mazerations- oder Extraktionsöle sind unschlagbar, wenn es darum geht, die Haut von Grund auf zu ernähren. Sie sollten sie zusätzlich zu Ihrer pflegenden Tagescreme verwenden, die ebenfalls aus Pflanzenextrakten bestehen soll:
Johanniskraut + Schachtelhalm + Salbei
Hopfen + Vitamine
mit Blütenwachsen
mit Osiris-Öl
Probieren Sie sie aus und wählen Sie diejenige, die Ihnen am besten zusagt. Jede von ihnen spendet Ihnen andere Wirkstoffe.
Um das Auftauchen der Falten hinauszuzögern, empfehlen wir Ihnen das »Jungbrunnen-Öl« aus *Rauke und Borretsch.*
Warum sie nicht abwechselnd benutzen?

Haar (trockenes)

Vor jeder der drei Mahlzeiten nehmen Sie:
drei Kapseln DNS/Multi-Aminosäuren-Komplex

Zu jeder der drei Mahlzeiten:
zwei Kapseln Multi-Vitaminkomplex
Machen Sie diese Kur regelmäßig dreimal jährlich einen Monat lang und vergessen Sie nicht die umfassende Frühjahrskur zur Reinigung von Blut und Leber.

Äusserliche Anwendungen:
Benützen Sie *Shampoos mit Pflanzenextrakten.* Die wirksamsten sind die auf *Rosmarin-*, *Kamille-*, *Monoi-*[1] und *Sade*basis.
Sollte der Fall Ihnen hoffnungslos erscheinen und Ihr Haar wirklich leblos sein, so jammern Sie nicht, sondern nehmen Sie schleunigst die Ampullen mit *hochaktiver Sade* zur Hand und machen Sie drei- bis viermal pro Jahr eine zwölftägige Kur.
Die besten Resultate erzielen Sie bei zunehmendem Mond.
Dieses Produkt, das wir aus der Volksmedizin der Antillen übernommen haben, ist das beste Haartonikum, das es bis heute gibt.

[1] Mazerat der Tiare-Blüten (Tahiti)

Haar (fettiges)

Trinken Sie jeden Tag folgenden Tee:

Klettenwurzel	50 g
Thymianblätter	100 g
Queckenwurzel	50 g
Birkenblätter	50 g
Erdrauch, ganze Pflanze	50 g
Rosmarinblätter	100 g

Mischen Sie die Pflanzen und rechnen Sie pro Liter kalten Wassers vier Suppenlöffel Pflanzenmischung. Eine Minute aufkochen lassen, zudecken, zehn Minuten ziehen lassen und abseihen. Trinken Sie diesen Liter über den Tag verteilt.

Vor jeder der drei Mahlzeiten:
zwei Kapseln DNS/Vitamin F- und E-Komplex

Zu jeder der drei Mahlzeiten:
zwei Kapseln Eukalyptus

Befolgen Sie unsere Ratschläge zu einer Kuranwendung drei- bis viermal jährlich jeweils einen Monat lang.

Äusserliche Anwendungen:
Benützen Sie nur *Shampoos mit natürlichem Pflanzenextrakt*. Am wirksamsten ist dabei *Weißdorn, Huflattich, Nessel, Enzian*. Wir können es Ihnen nicht ersparen, sich den Entschlackungskuren im Frühjahr und Herbst zu unterziehen. Die Probleme mit fettigem Haar hängen sehr oft mit einer Leberstörung und ungenügender Ausscheidung der Toxine zusammen. Höchstwahrscheinlich ist Ihre Nahrung zu reich an tierischen Fetten und an Fleisch im allgemeinen. Geben Sie Ihren Verdauungsorganen regelmäßig »Grünfutter«, indem Sie einen Tag pro Woche streng vegetarisch essen.

Haut, trockene

Wenn Ihre Haut trocken ist, obwohl Sie ihr bereits allerlei äußerliche Behandlungen haben angedeihen lassen, dann müssen Sie sich der Erkenntnis beugen, daß mit Ihrem Stoffwechsel etwas nicht stimmt, Ihre Leber träge oder übervoll ist. Wie so häufig, muß auch hier zuerst innerlich behandelt werden, bevor man darangehen kann, das Aussehen dieser äußeren Hülle zu verbessern, die ja nur widerspiegelt, was im Inneren los ist.
Ihr Organismus wird es Ihnen jedenfalls danken, denn schon bald werden Sie sich wohler, energiegeladener fühlen und besser gelaunt sein.

Trinken Sie vor jeder der drei Mahlzeiten eine Tasse Kräutertee:

Rosmarinblätter	50 g
Thymianblätter	50 g
Fenchelsamen	50 g
Ährenminze, Blätter	50 g
Majoranblätter	25 g
Enzianwurzel	50 g

Ein Suppenlöffel voll Pflanzenmischung für eine große Tasse kochenden Wassers. Zehn Minuten ziehen lassen, das genügt schon zur Anregung Ihrer Verdauung.

Nach den drei Mahlzeiten nehmen Sie kurmässig (drei- bis viermal pro Jahr drei Wochen lang):
zwei Pastillen DNS/Vitamin F- und E-Komplex

Zum Frühstück und Mittagessen:
Zwei Pastillen Aufbaukomplex, bestehend aus Naturprodukten mit einem hohen Anteil an Spurenelementen, wodurch Sie sich die von Ihrer Haut verlangten Mineralsalze zuführen.
Welche Kosmetika sind zur Ernährung Ihrer Haut nun am wirksamsten?

In erster Linie die *pflanzlichen Öle:*
Nachtkerze, wenn Ihre Haut wirklich sehr trocken ist und keine Spannkraft besitzt, oder das Borretsch- und Rauke-»Jungbrunnenöl«.
Jujuba zur Daueranwendung. Dabei handelt es sich eigentlich nicht um ein pflanzliches Öl, sondern ein flüssiges Wachs, das Ihre Haut so schnell aufnehmen wird, daß Sie sich ruhig sofort danach schminken können.
Rose für ermüdete Haut, die sanft behandelt werden muß.
Diese pflanzlichen Öle müssen zusätzlich zu Ihren üblichen *Pflegecremes* verwendet werden! Die natürlichen sind die besten. Sie dürfen *Kamille- und Malvenextrakte* oder *Osiris-Öl* enthalten, *doch die besten Resultate erzielen Sie in jedem Fall mit Pflegecremes auf der Basis von vitaminangereicherten Pflanzenextrakten.*

Haut, Feuchtigkeitsmangel

Ihre Haut hat Durst, sie will ernährt werden. Da sie Ihr inneres biologisches Gleichgewicht widerspiegelt, wäre es natürlich wünschenswert, man fände die Ursachen für diese Gleichgewichtsstörung, die zu einer Beeinträchtigung sogar der Außenhaut geführt haben.
Das ist Aufgabe eines Fachmanns.
Doch ist dies noch lange kein Grund, sie weiter verkommen zu lassen, zumal Sie über äußerst wirksame Naturprodukte verfügen, um Ihrer Haut Feuchtigkeit zukommen zu lassen, sie zu ernähren und geschmeidig zu machen.
Beginnen Sie jeden Tag damit, alle ausgetrockneten Hautpartien fünf Sekunden lang mit einem geeigneten Blütenwasser zu besprühen:
Orangenblütenwasser, wenn Ihre Haut gereizt ist und leicht juckt;
Lindenblütenwasser, wenn sie zu trocken ist.
Sie können aber auch ruhig abwechseln: heute dies, morgen jenes.

Durch das Destillieren der frischen Pflanze lassen sich die Reizstoffe (ätherische Öle) und die beruhigenden Wirkstoffe, die in das *Blütenwasser* eingehen, voneinander trennen. Es sind also reine natürliche Produkte von großer Effizienz, denn sie enthalten alle Eigenschaften der frischen Pflanze.
Ist Ihre Haut ausgetrocknet, muß sie von Grund auf genährt werden, und dabei kann keine Creme mit einem natürlichen Pflanzenöl konkurrieren. Auch dieses müssen Sie Ihrem Hauttyp entsprechend aussuchen und dann jeden Morgen das ganze Gesicht (eventuell auch den Körper) vorsichtig und ausdauernd massieren, ohne den Hals zu vergessen. Das Blütenwasser sollten Sie jedoch vorher einziehen lassen, ohne es abzutrocknen.
Wenn Ihre Haut zu Rotfinnen neigt, greifen Sie zu *pflanzlichem Schafgarbenöl.*
Ist Ihre Haut von Natur aus trocken, wird *Nachtkerzenöl* sie dank seiner wertvollen Gamma-Linolensäure von Grund auf nähren und gleichzeitig die Kollagenfasern regenerieren, die für Elastizität sorgen.
Wenn die Zeit, die kein Mitleid kennt, Ihre Haut mit jenen kleinen braunen Flecken zu sprenkeln beginnt, um eine Devitalisierung anzudeuten, dann greifen Sie schnell zu *pflanzlichem Lilien- und Petersilienöl.* Die äußerst sanfte regenerierende Wirkung verhilft Ihrer Haut zu neuer Nahrung.
So viel zu den täglichen Pflegehandgriffen, die Sie sich zur Regel machen sollten. Sollte es nun Ihr Wunsch sein, eine schnelle Regenerationskur mit Tiefenwirkung zu machen, so bieten sich zwei Möglichkeiten an:
wertvolle Ampullen mit *pflanzlichem Sesam- und Weizenkeimöl*,
Regenerations-Ampullen auf der Basis von *Osiris-Öl.*
Die eine wie die andere sind kurmäßig anzuwenden: zwölf Tage pro Monat. Abends vor dem Schlafengehen massieren Sie damit vorsichtig das Gesicht und achten darauf, die Augenpartie auszusparen. Sie lassen sie die ganze Nacht über einwirken, um eine tiefgreifende revitalisierende Wirkung zu erzielen.
Wenn Sie reine und natürliche Produkte verwenden, werden Sie schnell merken, daß sie tausendmal wirksamer sind als alle marktschreierisch angepriesenen Schönheitscremes. Um sich

davon zu überzeugen, brauchen Sie übrigens nur deren Zusammensetzung unter die Lupe zu nehmen. Bestenfalls finden Sie einen winzigen Prozentsatz dieser kostbaren pflanzlichen Öle. Warum dann nicht gleich das reine Produkt verwenden, zumal es meist viel billiger ist als all diese Cremes, die für unseren Geschmack viel zu viel Chemie enthalten.

Es gibt jetzt ein »brandneues«, geradezu phantastisches Jugend- und Schönheitsöl: *Irione*, auf der Basis von Rauke- und Borretschöl.

Die Rauke, lateinisch *sisymbrium*, aus der Familie der Kreuzblütler, wurde bereits von den schönen Römerinnen hochgeschätzt. Von den mehr als zwanzig Arten nutzte man in Frankreich seit eh und je die Wegrauke als Wundermittel gegen Heiserkeit und Stimmverlust und nannte sie daher »Sängerkraut«. Uns interessiert hier speziell die aus Nordindien stammende Art *sisymbrium Irio*. Seit fast hundert Jahren behauptet *sisymbrium* seinen Platz in den europäischen Arzneibüchern. Seine medizinischen und diätetischen Verwendungsmöglichkeiten sind so groß, da alle Teile der Pflanze genutzt werden können: die Wurzel, die Blätter und vor allem die Samenkörner, aus denen sich ein Öl mit einzigartiger Tiefenwirkung gewinnen läßt.

Der Borretsch, die zweite Komponente, ist eine in Frankreich und Deutschland alltägliche Pflanze. Sein lateinischer Name *Borrago officinalis*, von dem sich das französische *bourrache* und das deutsche Borretsch herleiten, geht auf arabisch *abu 'araq* zurück, was »Vater des Schweißes« bedeutet, und tatsächlich ist Borretsch, als Aufgußtee getrunken, stark schweißtreibend. In vielen Gegenden werden die zarten Blätter als Salat oder wie Spinat gekocht verzehrt.

Der ursprünglich aus Kleinasien stammende Borretsch findet sich heutzutage in ganz Europa, vornehmlich jedoch in den mittel- und südeuropäischen Ländern sowie in Nordafrika. Er wächst auf unbestellten Flächen und am Rande von Gärten, denn er liebt fruchtbaren und kräftigen Boden. Bis vor kurzem wurden nur die Blüten und Triebspitzen wegen ihrer harn- und schweißtreibenden und aufweichenden Wirkung für Heiltees verwendet. Zur Herstellung von *Irione* werden auch die Samenkörner genutzt, deren Öl man mit dem der Rauke kombiniert, wobei hervorzuheben ist, daß beide Öle durch erste Kaltpressung und ohne Verwendung von chemischen Lösungsmitteln gewonnen werden.

Ein Qualitätsmerkmal ist dem Rauke- und Borretschöl gemeinsam: sie sind reich an essentiellen Fettsäuren, vor allem an Alpha- und Gamma-Linolensäure, die beide erst vor kurzem entdeckt wurden und in der Natur nur äußerst selten vorkommen. Eine ausreichende Menge liefern bisher eigentlich nur diese beiden Pflanzen: 37 Prozent Alpha-Linolensäure das Raukeöl und 23 Prozent Gamma-Linolensäure das Borretschöl. Diese natürlich hohe Konzentration essentieller Fettsäuren ist im Pflanzenreich eine Seltenheit.

Man muß außerdem wissen, daß das Vitamin F von der Gesamtheit der essentiellen Fettsäuren gebildet wird: der Myristin-, Palmitin-, Palmitolein-, Stearin-, Olein-, Linolen-, Gamma-Linolen-, Alpha-Linolensäure, um nur einige zu nennen. Die Samenöle von Sisymbrium und Borretsch enthalten, was einmalig ist, 80 Prozent Vitamin F. Und ohne dieses Vitamin könnten wir nicht leben. Ihm kommt eine wichtige Funktion beim Stoffwechsel zu, was sich schließlich auf fast alle neurophysiologischen Vorgänge im Organismus auswirkt: auf die Ernährung von Haut, Haar und Nägeln, das Gleichgewicht unseres Nervensystems, unser Gedächtnis, den Hormonhaushalt und den gesamten Stoffwechsel (Blutzucker- und Cholesterinspiegel, Zusammenballung der Blutplättchen, Sexualität, Blutkreislauf, arterieller Blutdruck etc.). Das ganze Zellsystem des Menschen, alle Zellen, die zur Bildung von Haut, Haaren und Nägeln wie auch für die Neuronen des Gehirns, des Rückenmarks und des Blutes notwendig sind, benötigen Vitamin F, um überhaupt entstehen und sich erneuern zu können. Indem es die Vermehrung der Keratinozyten der Epidermis anregt, verhindert das Vitamin F sowohl ein Dünner- und Schwächerwerden der Haut als auch einen Verlust an Volumen und Elastizität.

Seit einigen Jahren sind wir dank dem Fortschritt der Wissenschaft in der Lage, einen großen Teil der biologischen Phänomene besser zu verstehen. So ist zum Beispiel der Vorgang des Alterns kein völliges Rätsel mehr für uns. Wir bekommen immer mehr Einblick in die physikochemischen und biologischen Mechanismen, die das Altern und die Degeneration der Zellen bewirken. So wurde wissenschaftlich bestätigt, was die Römerinnen vor zweitausend Jahren aus Erfahrung schon wußten: daß die hautbildenden Zellen sich nämlich mit Hilfe der in bestimmten Pflanzenölen enthaltenen essentiellen Fettsäuren (Vitamin F) regenerieren. Dies wird besonders deutlich bei der Gesichtshaut: die essentiellen Fettsäuren durchdringen die Hautbarriere und gelangen somit in die tiefsten Schichten der Epidermis.

Mehrere Versuchsreihen, die im Pharmalabor »Phytodif« in Montpellier und vom Forscherteam unter Professor Wopierre in Paris durchgeführt wurden, haben bewiesen, daß die essentiellen Fettsäuren der Linolengruppe die Hautbarriere durchdringen und dadurch die Regeneration der Membranphospholipide der Fibroblasten fördern, die für Elastizität und Geschmeidigkeit der Haut sorgen.

Dies erklärt, wieso durch die Anwendung von *Irione* das sichtbare Altern des Organismus verlangsamt, das Auftauchen von Falten gestoppt und das Welken der Haut, besonders an der Brust, verhindert werden kann.

Maurice Mességué ging noch einen Schritt weiter: Er hat *Irione*-Kapseln entwickelt, die als Ergänzungsnährstoff geschluckt werden können, um einem in unserer modernen Ernährung häufigen Mangel an essentiellen Fettsäuren vorzubeugen. Diese Gelatine-Perlchen mit der kostbaren goldenen Flüssigkeit sollten kurmäßig genommen werden: *zwei Monate lang zwei bis vier Kapseln pro Tag mit einem Glas Wasser oder einer Tasse Kräutertee vor den Mahlzeiten.*

Das Schönheitsöl *Irione* wird abends auf die gut gereinigte, noch leicht feuchte Haut aufgetragen und sanft verstrichen; ein paar Tropfen genügen dabei vollauf.

Haut, fettige

Wenn Sie fettige Haut haben, müssen Sie sich unbedingt zu einer Entgiftungskur von innen heraus entschließen. Wir werden Ihnen zwar wirksame Naturkosmetika empfehlen, die Sie anwenden können, aber Sie sollen gleich wissen, daß keines dauerhaft wirken wird, wenn Sie nicht gleichzeitig bereit sind, eine solche Entgiftungskur zu machen.

TRINKEN SIE DREI TAGE LANG TÄGLICH EINEN LITER VON DIESEM KRÄUTERTEE:

Queckenwurzel	50 g
Klettenwurzel	50 g
Löwenzahnwurzel	50 g
Citronelle, ganze Pflanze	100 g
Erdrauch, ganze Pflanze	50 g
Schafgarbe, ganze Pflanze	50 g

Nachdem Sie die Pflanzen gemischt haben, müssen Sie gut vier Suppenlöffel voll in einem Liter Wasser zwei Minuten kochen lassen. Zugedeckt zehn Minuten ziehen lassen und dann abseihen.
Dieses Dekokt muß unbedingt ungesüßt getrunken werden, wenn man ein optimales Ergebnis erzielen will.

VOR JEDER DER DREI MAHLZEITEN:
Zwei Kapseln Quecke zum Durchspülen von Leber, Blut und Nieren.

WÄHREND DES MITTAG- UND ABENDESSENS:
Zwei Pastillen DNS/Aminosäuren-Komplex, wodurch Sie jene Ergänzungskost bekommen, die in Ihrer Ernährung oft fehlt und die Sie für die Schönheit Ihrer Haut meist benötigen.
Wie kann man diese fettige Haut nun behandeln, um ihr ein reines Aussehen zu verleihen?

Legen Sie jeden Abend eine Maske auf, die ausschliesslich aus zerdrückten Erdbeeren besteht und zehn Minuten einwirken muss.

Sollte Ihnen dafür wirklich die Zeit fehlen, so können Sie auch *Erdbeerampullen* kaufen, die leichter anzuwenden sind und ebenso adstringierend wirken.

Welche Tagescreme können Sie benützen?

Nur die besten: *Cremes aus Pflanzenextrakten*, doch vergewissern Sie sich, daß sie *mit Vitaminen angereichert* sind.

Mit ihnen erzielen Sie den besten Erfolg, und glauben Sie vor allem nicht, Sie dürften keine Cremes verwenden, weil Sie eine fettige Haut haben. Das ist ein Irrtum. Wenn Sie die richtigen wählen, dann wirken sie adstringierend, reinigend und entschlackend, und das brauchen Sie!

Im Grunde ist das beste aller Schönheitsmittel für fettige Haut schlicht und einfach das *reine pflanzliche Haselnußöl.* Wenn Sie es jeden Morgen sanft einmassieren, werden Sie bald erkennen, daß Ihre erweiterten Poren sich zusammenziehen, die Mitesser verschwinden und Ihre Haut wieder gesund und strahlend aussieht.

Magerkeit

Trinken Sie vor dem Mittag- und Abendessen eine Tasse von folgendem Dekokt:

Basilikumblätter	50 g
Pomeranzenknospen	50 g
Fenchelsamen	100 g
Erdrauch, ganze Pflanze	50 g
Enzianwurzel	50 g
Rosmarinblätter	100 g

Nachdem Sie die Pflanzen vermischt haben, nehmen Sie einen Suppenlöffel voll für eine große Tasse kalten Wassers. Zwei Minuten aufkochen und zehn Minuten ziehen lassen, dann abseihen.

Es wäre empfehlenswert, den Tee ungesüßt zu trinken. Sollte Ihnen der Geschmack tatsächlich widerstehen, so geben Sie etwas Honig hinzu.

Nehmen Sie zusätzlich zum Tee vor den Mahlzeiten:
zwei Kapseln Enzian

Während der Mahlzeiten:
zwei Pastillen gekeimten Weizen-Komplex sowie
zwei Kapseln DNS/Multi-Aminosäuren-Komplex

Kennen Sie die beste Methode, um an Gewicht zuzunehmen? Sport treiben und sich entspannen.
Versuchen Sie vor allem nicht übermäßig zu essen. Die auf diese Weise mühsam erworbenen Kilos wären nämlich nur ungesunde Fettpolster, die Sie – zum Glück – bei erstbester Gelegenheit wieder verlieren würden.
Sollte es Ihnen nicht gelingen zuzunehmen, würden wir Ihnen raten, als erstes – wie unter Vergiftungserscheinungen ausgeführt – mit einer »Generalreinigung« Ihres Organismus zu beginnen, bevor Sie diese Kur hier durchführen.
Doch auf alle Fälle ist das wichtigste, daß Sie Sport treiben. Je öfter Sie sich körperlich richtig anstrengen, desto besser werden Sie sich fühlen und desto seltener müde herumhängen.
Melden Sie sich also für Gymnastikkurse oder Body-building an. Sie werden an Gewicht zunehmen, aber in harmonischen Proportionen!

Mundgeruch

Sie fühlen sich aufgebläht, haben schlechte Verdauung? Dann lesen Sie doch einmal unter »Aerophagie« nach.
Sie haben Magenschmerzen, zu viel Magensäure? Dann schlagen Sie unter dem Stichwort »Magensäure« nach.
Ihre Leber quält Sie, Sie haben einen Geschmack von »Butter« im Mund? Dann lesen Sie doch einmal, was unter »Leberleiden« steht.

Sie leiden unter träger Verdauung? Wir verweisen Sie auf den Abschnitt »Verdauung«.
Sie meinen, Sie hätten nur gelegentlich Mundgeruch und ohne erkennbaren Grund?

Dann trinken Sie täglich einen Liter von unserem Tee:

Citronelle, ganze Pflanze	50 g
Rosmarinblätter	50 g
Sternanis, Früchte	50 g
Fenchelsamen	50 g
Ährenminze, Blätter	50 g
blaßrote Rose, Knospen	50 g

Für eine schnelle Wirkung müssen Sie fünf gehäufte Suppenlöffel Pflanzenmischung mit einem Liter kochenden Wassers übergießen, zehn Minuten ziehen lassen, abseihen und im Laufe des Tages täßchenweise trinken.
Angeraten wäre Ihnen auch, zwei oder drei Tage zu fasten.

Damit das Ganze noch schneller wirkt, nehmen Sie täglich:
vier Kapseln Citronelle und vier Kapseln Eisenkraut
Damit wurde jedoch nur Erste Hilfe geleistet. Schlechter Atem hat nämlich immer einen tieferen Grund:
Schleimhautentzündung, Zahninfektion, Leberstörungen, Verstopfung der Bronchien, schlecht arbeitende Nieren etc.
Wenn Sie also häufig bei sich Mundgeruch feststellen, müssen Sie der Sache mit Hilfe eines Arztes unbedingt auf den Grund gehen.

Muskelkrämpfe

Als erstes gilt es, die Ursache herauszufinden.
Handelt es sich um einen Zustand von Übererregbarkeit, von Erschöpfung oder gar um eine schlecht arbeitende Leber, um nur einige Beispiele zu nennen, dann muß diese Ursache behandelt werden.

Treten die Beschwerden jedoch nur vorübergehend auf, etwa nach längerer und ermüdender Anstrengung, Nervosität oder besonderer Muskelbeanspruchung, dann sollten Sie es mit dieser hervorragenden Therapie versuchen, die Ihnen zumindest eine erholsame Nachtruhe garantiert.

TRINKEN SIE NACH DEN MAHLZEITEN EINE TASSE VON UNSEREM TEE:

Majoran, ganze Pflanze	100 g
Pomeranzenknospen	50 g
Basilikumblätter	100 g
Römische Kamille, Blüten	50 g
Enzianwurzel	50 g

Rechnen Sie vier Suppenlöffel Pflanzenmischung für einen Liter kalten Wassers, das Sie eine Minute aufkochen, zehn Minuten ziehen lassen und abseihen. Süßen Sie mit etwas *Lindenhonig.*

NEHMEN SIE JEDEN ABEND VOR DEM SCHLAFENGEHEN EIN VOLLBAD MIT KAMILLE- UND PINIENESSENZ.
Damit werden Sie sich entspannen und eine ruhige und erholsame Nacht verbringen.
Vergessen Sie aber nicht, daß Essenzen sich niemals direkt in Wasser lösen; daher müssen Sie zuerst mit einem *Dispergiermittel* vermischt werden. Noch besser und einfacher ist es, ein *fertiges Badeöl mit Kamille- und Pinienessenzen* zu verwenden.

FÜHLEN SIE SICH BESONDERS ERREGT UND VERSPANNT, SO NEHMEN SIE DOCH VOR DEM SCHLAFENGEHEN ALS OPTIMALES UND VÖLLIG UNGEFÄHRLICHES SCHLAFMITTEL:
zwei Kapseln Steinklee
Damit werden Sie sich entspannen, ohne am nächsten Morgen »benommen« aufzustehen.
Wenn diese Muskelkrämpfe jedoch wiederholt auftreten, müssen Sie der Wahrheit ins Auge sehen: Sie können sich nicht entspannen und müssen es folglich lernen.

Die augenblicklich beste Methode ist die Sophrologie, ein echtes Relax-Training. Halten Sie das nicht für eine angeborene Begabung. Sie werden vielleicht zehn bis fünfzehn Sitzungen benötigen, bis Sie gelernt haben, Ihre Muskeln zu beherrschen.
Ihre Geduld wird aber auf alle Fälle belohnt werden, denn anschließend werden Sie sich längst nicht mehr so erschöpft fühlen.

Haben Sie aber häufig Muskelkrämpfe, sollten Sie regelmäßig einen Monat lang folgende Teekur machen:

Pomeranzenblüten	50 g
Schafgarbe, ganze Pflanze	100 g
rote Weinblätter	50 g
Ährenminze	50 g
Majoran, ganze Pflanze	100 g

Mischen Sie das Ganze und übergießen Sie fünf Suppenlöffel Pflanzenmischung mit einem Liter kochenden Wassers. Fünfzehn Minuten ziehen lassen, abseihen und über den Tag verteilt zwischen den Mahlzeiten trinken.
Bei extremer Anfälligkeit, wenn Sie zum Beispiel Sportler sind und diese Unannehmlichkeiten Sie bei den Wettkämpfen behindern, ergänzen Sie diese Behandlung:

Vor jeder der drei Mahlzeiten:
zwei Pastillen Magnesium/Vitamin D-Komplex

Zu jeder der drei Mahlzeiten:
zwei Pastillen verkapselte Austernschale

Nach jedem Frühstück und jedem Mittagessen:
zwei Pastillen Aufbaukomplex

Was aber tun, wenn nicht genug Zeit war, die Behandlung durchzuführen und der Krampf ist da?

Reiben Sie sich kräftig mit folgender Mischung ein:

Osiris-Öl	100 ml
ätherisches Zypressenöl	10 Tropfen

Vor Gebrauch den Flakon gut schütteln.
Die Krämpfe lassen sich nicht genau lokalisieren? Ihr ganzer Körper ist in Mitleidenschaft gezogen?
Dann nehmen Sie ein warmes Vollbad mit Osiris-Öl, fünfzehn Minuten lang.
Diese schmerzhaften Krämpfe treten vorwiegend an den Beinen auf?
Dann machen Sie doch einfach ein heißes Fußbad mit drei Handvoll *Rosmarinblätter*, die Sie vorher in zwei Liter Wasser drei Minuten lang gekocht haben.

Nägel, brüchige

Ihre Nägel brechen leicht? Sie splittern, und alle erdenklichen und verfügbaren Nagelhärter bleiben ohne Erfolg?
Dann fackeln Sie nicht länger. Eine Behandlung mit Naturprodukten, die eine spontane Wirkung hat, wird schnell damit fertig:

Vor jeder der drei Mahlzeiten nehmen Sie:
zwei Kapseln Schachtelhalm

Zu jeder der drei Mahlzeiten:
zwei Pastillen Aufbaukomplex

Nach jeder der drei Mahlzeiten:
zwei Kapseln Austernschale

Um die Wirkung noch zu beschleunigen, machen Sie lokale Anwendungen mit *reinem Weizenkeimöl*.
Dieses Öl tragen Sie allabendlich mit einem feinen Pinsel auf alle Nägel auf. Es liefert Ihnen keine oberflächliche Schicht

Nagellack, sondern eine geballte Portion *Vitamin E und PP* sowie das von Ihren Nägeln dringend benötigte *Magnesium und Kalzium.*

Brüchige Nägel sind im Grunde das Anzeichen für einen Mangel an Mineralien, der so schnell wie möglich behandelt werden muß. Sie werden feststellen, daß nach der Behandlung Ihrer Nägel auch einige Ihrer anderen Beschwerden (Spasmophilie, Nervosität, Rheumatismus) verschwunden sein werden.

Machen Sie diese Kur ruhig zwei Monate lang, wenn Sie spüren, daß sie Ihnen guttut und notwendig ist. Sie können ruhig auch drei Kuren von je zwei Monaten pro Jahr machen, wodurch Sie Ihren Mangel an wesentlichen Nährstoffen wieder ausgleichen.

Und mit schönen Nägeln wird auch das schöne Lächeln wiederkehren!

Prellungen (blaue Flecken)

Massieren Sie ganz sanft mit
pflanzlichem Arnikaöl oder
regenerierendem Osiris-Öl

Sollten Sie keines der beiden Produkte zur Hand haben, müßten Sie notfalls – aber mit Handschuhen! – einen Arm frische Brennesseln sammeln gehen. Dann nehmen Sie eine Handvoll Blütenköpfe und kochen sie zwei Minuten lang in einem halben Liter Wasser. Nachdem Sie das Wasser abgegossen haben, legen Sie die Brennesseln direkt auf die geprellte Stelle.

Diese Ratschläge genügen bei gelegentlichen blauen Flecken. Entdecken Sie jedoch häufig blutunterlaufene Stellen, ohne den Grund zu kennen, sollten Sie zwei- bis dreimal jährlich eine Teekur machen:

roter Wein, Blätter	50 g
Hagebutte	50 g
Schachtelhalm, ganze Pflanze	50 g
Schafgarbe	50 g

Mischen Sie die Pflanzen und rechnen Sie fünf Suppenlöffel voll für einen Liter kochenden Wassers. Fünfzehn Minuten ziehen lassen, abseihen und über den Tag verteilt trinken. Zusätzlich nehmen Sie:

VOR JEDER DER DREI MAHLZEITEN:
zwei Kapseln roten Wein

ZU JEDER DER DREI MAHLZEITEN:
zwei Pastillen Magnesium/Vitamin D-Komplex

NACH JEDER DER DREI MAHLZEITEN:
zwei Kapseln DNS/Vitamin F- und E-Komplex

Reisekrankheit

TRINKEN SIE AM TAG VOR REISEANTRITT EINEN LITER VON DIESEM TEE:

Erdrauch, ganze Pflanze	50 g
Majoran, ganze Pflanze	50 g
Artischockenblätter	50 g
Eisenkrautblätter	50 g
Pomeranzenknospen	50 g

Sie brauchen vier Suppenlöffel Pflanzenmischung für einen Liter kochenden Wassers, lassen den Tee zugedeckt zehn Minuten ziehen, seihen ihn ab und trinken über den Tag verteilt immer mal wieder ein Täßchen.

EINE STUNDE VOR ABREISE:
Lassen Sie ein mit einem Tropfen *ätherischen Majoranöls* und einem Tropfen *ätherischen Minzeöls* getränktes Stück Zucker im Munde zergehen.
Sollten Sie während der Reise Übelkeit empfinden, dürfen Sie diese Einnahme eines Stücks Zucker mit ätherischen Ölen zwei- bis dreimal wiederholen, jedoch keinesfalls öfter.

Wenn Sie beispielsweise eine sehr lange Flugreise vor sich haben, gibt es eine Radikalkur, um sich zu entspannen und Übelkeit auszuschalten:

Bereiten Sie sich vor Reiseantritt folgende Mischung:

Süßmandelöl	100 ml
ätherisches Majoranöl	25 Tropfen

Schütteln Sie den Flakon gut durch und massieren Sie sich in kreisenden Bewegungen entgegen dem Uhrzeigersinn den Solarplexus mit diesem außerordentlich beruhigend wirkenden Ölgemisch.
Diese Methode läßt sich vielleicht nicht ganz so einfach praktizieren, doch sie ist die beste, die wir kennen und auch nicht die unangenehmste!

Rotfinnen

Vor jeder der drei Mahlzeiten, morgens, mittags und abends, trinken Sie eine Tasse Kräutertee:

Rosmarinblätter	100 g
Salbeiblätter	50 g
Malvenblüten	25 g
Pomeranzenblüten	50 g
weiße Taubnessel, ganze Pflanze	50 g

Vermischen Sie die Pflanzen sorgfältig und rechnen Sie für eine Tasse (ein Viertelliter) kochenden Wassers einen Suppenlöffel voll Pflanzengemisch. Fünfzehn Minuten ziehen lassen, abseihen und – mit einer Spur Weißdornhonig gesüßt – trinken.

Vor jeder der drei Mahlzeiten nehmen Sie außerdem:
zwei Weißdornkapseln

Während des Mittag- und Abendessens:
drei Pastillen Komplex roter Wein

Jeden Abend nach dem Abschminken:
Besprühen Sie Ihr Gesicht mit *Lindenblütenwasser.*
Und massieren Sie alle Hautpartien, in denen Sie diese geplatzten Äderchen entdecken, mit *pflanzlichem Arnika-Öl.*

Schnittwunden

Um die Vernarbung zu beschleunigen:
Machen Sie eine kleine, mit *Johannisöl* getränkte Kompresse, die Sie stündlich erneuern, oder noch besser:
Wenn Sie im Juni oder Juli auf dem Land sind, sollten Sie schleunigst diese *kleinen gelben Johanniskrautblüten* sammeln, die überall in Mitteleuropa zu finden sind. Zerreiben Sie sie in einem Mörser und geben Sie sie direkt auf die Wunde. Dieses Pflaster stoppt den Blutverlust und sorgt für schnellste Narbenbildung.
Sie können aber auch das stark blutstillende *Schachtelhalmpulver* auf die Schnittwunde geben. Bei kleinen Schnitten und wenn Sie keinen Schachtelhalmpuder zur Hand haben, öffnen Sie einfach eine Blütenkapsel und bestäuben die Wunde mit dem herausrieselnden Pulver. Das Blut wird gestillt werden.

Schuppen

Auch hier gibt es kein Ergebnis ohne Behandlung von innen heraus. Damit müssen Sie sich abfinden.

Machen Sie zwei- bis dreimal jährlich folgende Teekur:

Rosmarinblätter	100 g
Thymianblätter	100 g
Olivenblätter	50 g
Birkenblätter	50 g
Bitterkleeblätter	50 g

Vermischen Sie die Pflanzen und rechnen Sie vier Suppenlöffel voll für einen Liter Wasser. Eine Minute kochen und zehn

Minuten ziehen lassen. Im Laufe des Tages immer wieder ein paar Schlückchen trinken, wäre ideal. Wenn Ihnen das nicht möglich ist, können Sie den Liter auch in drei Einzelgaben zu sich nehmen, doch nie mit den Mahlzeiten!

MORGENS, MITTAGS UND ABENDS VOR DEM ESSEN:
Zwei Kapseln Löwenzahn zur Stimulierung Ihrer Leber und schnelleren Ausscheidung der Giftstoffe. Diese Kur ist ebenso simpel wie wirksam. Vergessen Sie sie nicht in Ihrem jährlichen »Gesundheitsprogramm«.

REIBEN SIE JEDEN MORGEN DIE KOPFHAUT MIT EINEM DIESER MAZERATE GRÜNDLICH EIN:
Entweder *Rosmarin, Nessel, Kamille,* das Sie fertig kaufen können oder selbst zubereiten, indem Sie diese Pflanzen zehn Tage lang in Alkohol mazerieren;
oder *Buchsbaummazerat*: Sammeln Sie frische Blätter und hakken Sie sie in kleine Stücke. Lassen Sie pro halbem Liter eine Handvoll in siebzigprozentigem Alkohol zehn Tage lang mazerieren. Abseihen und zwanzig Tropfen *ätherisches Thymianöl* hinzugeben.
Waschen Sie Ihr Haar regelmäßig mit *Weißdorn-, Sade- oder grünem Tonerde-Shampoo.* Am besten verwenden Sie die Präparate abwechselnd, um ihre zahlreichen Wirkstoffe optimal zu nutzen.

Schwangerschaft

DAMIT SIE SICH GLÜCKLICH FÜHLEN UND GUT GELAUNT SIND, SOLLTEN SIE NACH DEM ABENDESSEN, VOR DEM ZUBETTGEHEN, EINE TASSE VON FOLGENDEM TEE TRINKEN:

Basilikumblätter	50 g
Römische Kamille, Blüten	50 g
Ährenminze, Blätter	50 g
Melissenblätter	50 g

Übergießen Sie einen Suppenlöffel voll Pflanzenmischung mit einer großen Tasse kochenden Wassers. Zehn Minuten ziehen lassen, abseihen und einen Kaffeelöffel voll *Lindenkomplex-Granulat* hinzufügen. Dies verstärkt die wohltuend entspannende Wirkung und verbessert den Geschmack des ohnehin schon köstlichen Tees.

Dieses hervorragende Präparat erspart Ihnen Nervosität, Übelkeit, Erbrechen und fördert den Verdauungsprozeß.

Sollten Sie während Ihrer Schwangerschaft von hartnäckiger Verstopfung geplagt werden, dann müssen Sie sich daran erinnern, daß es eine bestimmte Pflanze gegen Verstopfung bei schwangeren Frauen gibt: das *Bingelkraut.* Sie können es als »Tinktur für werdende Mütter« bekommen und hervorragende Resultate erzielen, doch Vorsicht: sie darf nur in Apotheken abgegeben und nur nach ärztlicher Verordnung angewendet werden!

Um eventuellen Schwangerschaftsstreifen vorzubeugen, müssen Sie sich unbedingt jeden Tag, am besten morgens und abends, massieren: Brust, Bauch, Hüften und Oberschenkel, doch mit absolut reinem *Pflanzenöl.* Das weitaus wirksamste von allen ist ein Gemisch aus *Borretsch- und Raukeöl.* Leider ist es schwer zu bekommen, doch kein Pflegemittel läßt sich mit ihm vergleichen.

Ihre Suche wird aber belohnt werden, denn nach Ihrer Niederkunft wird Ihre Haut glatt und straff sein wie noch nie.

Verbrennungen

Legen Sie eine Kompresse mit *Johanniskrautöl* auf die Haut und wechseln Sie sie jede halbe Stunde,

oder: Legen Sie auf die Brandwunde Kompressen mit *lehmigem Wasser* und wechseln Sie diese alle zehn Minuten,

oder: Kochen Sie *Malven-, Borretsch- und wilde Stiefmütterchen-Blüten* – je eine Prise für eine Tasse Wasser, das zehn Minuten kochen muß. Schütten Sie das Wasser ab und streichen Sie die Blüten direkt auf die Haut.

All diese Rezepte können natürlich nur vorübergehend helfen, bis der Arzt kommt, es sei denn, Sie hätten sich ohnehin nur oberflächlich verbrannt oder gar einen dieser Wunderheiler zur Hand, die durch Gebete oder Magnetismus »dem Feuer Einhalt gebieten«. Lachen Sie nicht, wir haben bereits mit eigenen Augen ganz außerordentliche Fälle gesehen!

Verstauchungen

Es gibt nur eine Methode, eine Verstauchung wirksam und schnell zu behandeln:
Legen Sie so schnell wie möglich auf die schmerzende Stelle einen *Eisbeutel* (ein Plastiksäckchen mit Eiswürfeln). Lassen Sie ihn zwei Stunden lang einwirken. Es ist ratsam, zwischen Eisbeutel und Haut ein kleines Baumwolltuch zu legen. Das *Eisbad* verhindert den Bluterguß sowie auch die durch den Gelenkserguß hervorgerufene Gelenkschwellung. Es lindert die Schmerzen und verhindert die Entzündung der Kapillargefäße. Dies gilt jedoch nur, wenn Sie den Eisbeutel auch wirklich zwei Stunden einwirken lassen, denn eine kürzere Wirkungsdauer würde reflexartig genau das Gegenteil bewirken.
Wenn Sie sich auf der Skipiste den Fuß verstauchen, ziehen Sie so schnell wie möglich den Schuh aus und tauchen Sie den Fuß in den Schnee. Dies ist die beste und gleichzeitig risikoloseste Methode. Selbst wenn es sich um einen leichten Bruch handeln sollte, ist dieses Verfahren angebracht.
Nach Ablauf von 24 Stunden müssen Sie allerdings zu anderen Mitteln greifen: Machen Sie sich nun einen *Lehmbrei* mit kaltem Wasser:
Vermischen Sie eine ausreichende Menge *Tonerde* und kaltes Wasser, bis Sie eine feuchte Paste erhalten, mit der Sie das Gelenk zentimeterdick bestreichen. Lassen Sie diese so lange einwirken, bis der Lehm völlig trocken ist, am besten über Nacht. Diese Umschläge wiederholen Sie so lange, bis der Schmerz völlig abgeklungen ist.
Um den Heilungsprozeß zu beschleunigen, sollten Sie, sofern es Ihnen möglich ist, täglich eine leichte Einreibung mit *Osiris-Öl* machen.

Sollte Ihr Gelenk trotz dieser Intensivbehandlung angeschwollen sein, dann bereiten Sie diesen stark harntreibenden Tee:

schwarze Johannisbeere, Blätter	50 g
Birkenblätter	50 g
Kirschenstielchen	50 g
Schafgarbe, ganze Pflanze	50 g
Maisbart	25 g
Glaskraut, ganze Pflanze	50 g
Bitterklee, Blätter	25 g

Rechnen Sie fünf gehäufte Suppenlöffel Pflanzenmischung für eineinhalb Liter kalten Wassers, das Sie langsam zum Kochen bringen, jedoch nicht kochen lassen, sondern zudecken und fünfzehn Minuten ziehen lassen. Abseihen und die ganze Menge im Laufe des Tages trinken.

Wechseljahre

Das ist natürlich keine Krankheit, und doch empfinden viele Frauen sie als ein unvermeidliches Übel. Man darf aber nicht den Kopf hängen lassen, sondern muß schnell handeln. Denn die Wechseljahre *müssen nicht* Hitzewellen, Arthrose, Kalkmangel, überflüssige Speckpölsterchen etc. mit sich bringen. Wir werden Ihnen das Gegenteil beweisen, indem wir Ihnen eine äußerst wohltuende Kur verordnen, die Sie nach Möglichkeit bei zunehmendem Mond zwei Wochen pro Monat machen sollten.

TRINKEN SIE MORGENS UND ABENDS EINE GROSSE TASSE TEE:

Salbeiblätter	50 g
Basilikumblätter	50 g
Quecke	50 g
weiße Taubnessel, ganze Pflanze	50 g
Schafgarbe, ganze Pflanze	50 g
Fenchelsamen	25 g
Ährenminze, Blätter	50 g

Vermischen Sie sie gut und nehmen Sie eine Handvoll oder vier Suppenlöffel voll für einen Liter kalten Wassers, das Sie knapp eine Minute lang aufkochen lassen. Decken Sie anschließend das Gefäß zu und lassen Sie den Tee, bevor Sie ihn abseihen, zehn Minuten ziehen.
Damit er noch besser schmeckt und intensiver wirkt, geben Sie einen Kaffeelöffel voll *Lindenkomplex-Granulat* hinzu und *schlucken zu jeder Mahlzeit zwei Kapseln roter Wein und Nessel.* Die Entspannung wird garantiert!

Vor dem Frühstück und Mittagessen nehmen Sie:
zwei Kapseln Weißdorn mit etwas lauwarmem Wasser

Nach dem Mittag- und Abendessen:
zwei Kapseln Steinklee

Sofern Sie Geduld genug aufbringen, um diese Ratschläge regelmäßig zu befolgen, werden Sie bald feststellen, daß das Klimakterium kein Unheil, sondern eine glückliche Periode der Ruhe und Erholung für Körper und Geist ist.

— 7 —
DIE GETROCKNETEN PFLANZEN UND IHRE ANWENDUNG

Sehr wichtig: Seit der Explosion des Kraftwerks von Tschernobyl müssen Sie immer, wenn Sie Pflanzen oder Kapseln kaufen, nach deren Herkunft fragen. Dank dem militärischen Beobachtungssatelliten kennt man die radioaktiv verseuchten Länder. Wir raten Ihnen, sich zu diesem Themenkomplex in einschlägigen Fachzeitschriften zu informieren. Leider ist es richtig, daß vor allem die Aromapflanzen eine schwindelerregende Konzentration von Radioaktivität aufweisen.
Dabei vermögen wir doch gerade mit ihrer Hilfe maßgeschneiderte Heilpräparate herzustellen, indem wir die für einen bestimmten Patienten besonders geeignete Pflanze auswählen und ihr nach reiflicher Überlegung jene anderen beiordnen, die wir für geeignet halten, die Wirkung der ersten abzurunden, und zwar unter Berücksichtigung sowohl aller Symptome als auch der besonderen Anlagen des jeweiligen Patienten.
Denn sie sind wirklich unvergleichlich, wenn es gilt, Wirkstoffe zu einer maßgeschneiderten Therapie zusammenzufügen, und außerdem lieben wir sie! Begründen läßt sich das nicht. Die große Liebe eines Lebens – kann man die erklären? Man kann höchstens ansteckend wirken. Versuchen wir's!

Acker-Schachtelhalm (Zinnkraut)

Familie: Schachtelhalmgewächse
Lateinischer Name: Equisetum arvense
Sammelgut: ganze Pflanze
Primär bei: Rheumatismus, Arthrose, Spasmophilie, Müdigkeit, Kalkmangel

Sekundär bei: Zellulitis, Harnverhaltung, Nervosität, Diabetes, Ausbleiben der Menstruation
Zubereitung: Vier Suppenlöffel auf einen Liter kochenden Wassers. Zehn Minuten ziehen lassen. Den ganzen Liter im Laufe des Tages zwischen den Mahlzeiten trinken.

Anis

Familie: Doldenblütler
Lateinischer Name: Pimpinella anisum
Sammelgut: Samen
Primär bei: Aerophagie (Luftschlucken), Schlaflosigkeit, Erschöpfung, Nervosität, Bronchitis
Sekundär bei: Menstruationsschmerzen, Husten, Herzklopfen, Wasserstau in den Fußgelenken, Magenkrämpfen.
Zubereitung: Vier Suppenlöffel für einen Liter kochenden Wassers. Zehn Minuten ziehen lassen und abseihen. Je eine Tasse vor den Mahlzeiten.

Artischocke

Familie: Korbblütler
Lateinischer Name: Cynara scolymus
Sammelgut: Blätter
Primär bei: Leberleiden, Vergiftung, Arthritis, Hautkrankheiten, Migräne
Sekundär bei: Krampfadern, Hämorrhoiden, Hypertonie, Migräne, Zellulitis
Zubereitung: Ein Suppenlöffel für einen Liter kochenden Wassers. Zehn Minuten ziehen lassen und abseihen. Im Laufe des Tages zwischen den Mahlzeiten den Liter restlos trinken.

Basilikum (Basilienkraut)

Familie: Lippenblütler
Lateinischer Name: Ocimum basilicum

Sammelgut: Blätter
Primär bei: Aerophagie (Luftschlucken), nervlicher Abgespanntheit, Migräne, Schlaflosigkeit, Menstruationsschmerzen
Sekundär bei: Schwindel, Beklemmung, Herzklopfen, Magenkrämpfen, träger Verdauung
Zubereitung: Vier Suppenlöffel für einen Liter kochenden Wassers. Zehn Minuten ziehen lassen und abseihen. Je eine Tasse nach den Mahlzeiten.

Birke (weiße)

Familie: Birkengewächse
Lateinischer Name: Betula alba
Sammelgut: Blätter
Primär bei: Rheumatismus, Hautkrankheiten, Vergiftung, Ödemen, Arteriosklerose
Sekundär bei: Aerophagie (Luftschlucken), träger Verdauung, Migräne, Eingeweidewürmern, Fieber
Zubereitung: Vier Suppenlöffel für einen Liter kalten Wassers. Drei Minuten kochen und zehn Minuten ziehen lassen. Abseihen. Im Laufe des Tages den Liter restlos trinken, in großem Abstand zu den Mahlzeiten.

Bitterklee, Fieberklee, Sumpf- oder Wasserklee

Familie: Enziangewächse
Lateinischer Name: Menyanthes trifoliata
Sammelgut: Blätter
Primär bei: Zellulitis, Leberbeschwerden, Rheumatismus, Müdigkeit, Migräne
Sekundär bei: Dermatosen, Vergiftung, Dünndarmentzündung, Fieber, schmerzhaften Regelblutungen
Zubereitung: Vier Suppenlöffel für einen Liter kalten Wassers. Eine Minute kochen und zehn Minuten ziehen lassen. Abseihen und im Laufe des Tages zur Gänze trinken.

Blasentang

Familie: Braunalgen
Lateinischer Name: Fucus vesiculosus
Sammelgut: ganze Pflanze
Primär bei: Fettleibigkeit, Zellulitis, Rheumatismus, Dermatosen, Müdigkeit
Sekundär bei: Gicht, Asthma, Anämie, Lymphknotenentzündung, Vergiftungserscheinungen
Zubereitung: Vier Suppenlöffel für einen Liter kalten Wassers. Eine Minute kochen und zehn Minuten ziehen lassen. Abseihen und im Laufe des Tages, jedoch in großem Abstand von den Mahlzeiten, restlos trinken.

Bohnenkraut, Pfefferkraut

Familie: Lippenblütler
Lateinischer Name: Satureja montana
Sammelgut: Blätter
Primär bei: Bronchitis, Darmträgheit, Fieber, Impotenz, Magenkrämpfen
Sekundär bei: chronischem Durchfall, Haarausfall, Nervosität, Luftschlucken, Eingeweidewürmern
Zubereitung: Vier Suppenlöffel für einen Liter kalten Wassers. Eine Minute kochen und zehn Minuten ziehen lassen. Abseihen und im Laufe des Tages, doch in großem Abstand zu den Mahlzeiten, restlos trinken.

Borretsch

Familie: Rauhblättler
Lateinischer Name: Borago officinalis
Sammelgut: Pflanze
Primär bei: Bronchitis, Husten, Zellulitis, Vergiftung, Fieber
Sekundär bei: Erkältung, Verstopfung, Halsschmerzen, Asthma, Muskelkrämpfen

Zubereitung: Vier Suppenlöffel für einen Liter kalten Wassers. Eine Minute kochen und zehn Minuten ziehen lassen. Abseihen. Im Laufe des Tages restlos trinken, doch in großem Abstand zu den Mahlzeiten.

Brombeere

Familie: Rosengewächse
Lateinischer Name: Rubus fruticosus
Sammelgut: Blätter
Primär bei: Magenkrämpfen, Ausfluß, Blasenkatarrh, Hämorrhoiden, Venenentzündung
Sekundär bei: Zahnfleischentzündung, Diabetes, Fieber, Ödemen an den Fußknöcheln, Krampfadern
Zubereitung: Vier Suppenlöffel für einen Liter kalten Wassers. Aufkochen und zehn Minuten ziehen lassen. Abseihen und im Laufe des Tages restlos trinken, jedoch in großem Abstand zu den Mahlzeiten.

Eibisch (Echter Eibisch, Sammetpappel, Heilwurz)

Familie: Malvengewächse
Lateinischer Name: Althaea officinalis
Sammelgut: Wurzel
Primär bei: Schleimhautentzündung, Blasenkatarrh, Gebärmutterentzündung, Bronchitis, Magenkrämpfen
Sekundär bei: Entzündung des Dünndarms, Husten, Halsschmerzen, nervösem Durchfall
Zubereitung: Vier Suppenlöffel für einen Liter kalten Wassers. Drei Minuten kochen und zehn Minuten ziehen lassen. Abseihen und im Laufe des Tages restlos trinken, jedoch in großem Abstand von den Mahlzeiten.

Enzian (gelber Enzian oder Bitterwurz)

Familie: Enziangewächse
Lateinischer Name: Gentiana lutea
Sammelgut: Wurzel

Primär bei: Müdigkeit, Rheumatismus, Überschuß an weißen Blutkörperchen, Luftschlucken, Gicht
Sekundär bei: Leberleiden, Vergiftung, Appetitlosigkeit, Eingeweidewürmern, Schlaflosigkeit
Zubereitung: Vier Suppenlöffel für einen Liter kalten Wassers. Drei Minuten kochen und zehn Minuten ziehen lassen. Abseihen und im Laufe des Tages restlos trinken, jedoch in großem Abstand von den Mahlzeiten. Die angegebene Dosis nicht überschreiten!

Erdbeere

Familie: Rosengewächse
Lateinischer Name: Fragaria vesca (Walderdbeere)
Sammelgut: Blätter
Primär bei: Rheumatismus, Hautkrankheiten, Müdigkeit, Verstopfung, Zellulitis
Sekundär bei: Durchfall, Gicht, Ausfluß, Blasenkatarrh, Asthma
Zubereitung: Vier Suppenlöffel für einen Liter kalten Wassers. Eine Minute kochen und zehn Minuten ziehen lassen. Abseihen und im Laufe des Tages, doch in großem Abstand von den Mahlzeiten, trinken.

Erdrauch (echter oder gewöhnlicher)

Familie: Mohngewächse
Lateinischer Name: Fumaria officinalis
Sammelgut: ganze Pflanze
Primär bei: Vergiftung, Mattigkeit, Dermatosen, Ekzemen, Hypertonie
Sekundär bei: Leberleiden, Arteriosklerose, Migräne, Eingeweidewürmern, Rheumatismus
Zubereitung: Vier Suppenlöffel für einen Liter kalten Wassers. Eine Minute kochen und zehn Minuten ziehen lassen. Abseihen und im Laufe des Tages restlos trinken, jedoch in großem Abstand von den Mahlzeiten.

Erika (Heidekraut, gemeines)

Familie: Heidekrautgewächse
Lateinischer Name: Calluna vulgaris
Sammelgut: blühende Sprosse
Primär bei: Blasenkatarrh, Zellulitis, Vergiftung, Rheumatismus, Neuralgien
Sekundär bei: nervösem Durchfall, Fieber, Wasserstau an den Fußgelenken, Ausfluß, Verstopfung
Zubereitung: Vier Suppenlöffel für einen Liter kalten Wassers. Zehn Minuten ziehen lassen und abseihen. Im Laufe des Tages zwischen den Mahlzeiten den Liter restlos trinken.

Esche

Familie: Ölbaumgewächse
Lateinischer Name: Fraxinus excelsior (gemeine Esche)
Sammelgut: Blätter
Primär bei: Rheumatismus, Verstopfung, Vergiftung, Hautkrankheiten, Zellulitis
Sekundär bei: Arteriosklerose, Muskelkrämpfen, Hypertonie, Fieber, Leberleiden
Zubereitung: Vier Suppenlöffel für einen Liter kalten Wassers. Eine Minute kochen und zehn Minuten ziehen lassen. Abseihen und im Laufe des Tages restlos trinken, jedoch in großem Abstand von den Mahlzeiten.

Eukalyptus

Familie: Myrtengewächse
Lateinischer Name: Eucalyptus globulus
Sammelgut: Blätter
Primär bei: Bronchitis, Asthma, Fieber, Diabetes, Hypertonie
Sekundär bei: Husten, Eingeweidewürmern, Rheumatismus, Migräne, Blasenkatarrh
Zubereitung: Vier Suppenlöffel für einen Liter kalten Wassers.

Eine Minute kochen und zehn Minuten ziehen lassen. Abseihen und im Laufe des Tages restlos trinken, doch in großem Abstand von den Mahlzeiten.

Fenchel

Familie: Doldenblütler
Lateinischer Name: Foeniculum vulgare
Sammelgut: Samen
Primär bei: Aerophagie (Luftschlucken), Müdigkeit, Asthma, träger Verdauung, ungenügenden Regelblutungen
Sekundär bei: Magenkrämpfen, Schlaflosigkeit, Verstopfung, Eingeweidewürmern, Zellulitis
Zubereitung: Vier Suppenlöffel für einen Liter kalten Wassers. Zehn Minuten ziehen lassen. Abseihen. Im Laufe des Tages zwischen den Mahlzeiten restlos trinken.

Glaskraut

Familie: Nesselgewächse
Lateinischer Name: Parietaria officinalis
Sammelgut: ganze Pflanze
Primär bei: Zellulitis, Fettleibigkeit, Leberleiden, Nervosität, Müdigkeit
Sekundär bei: Rheumatismus, Gicht, Ödemen, Dermatosen, Blasenkatarrh
Zubereitung: Vier Suppenlöffel für einen Liter kalten Wassers. Eine Minute kochen und zehn Minuten ziehen lassen. Abseihen und im Laufe des Tages restlos trinken, jedoch in großem Abstand von den Mahlzeiten.

Gundermann (Gundelrebe)

Familie: Lippenblütler
Lateinischer Name: Glechoma hederacea
Sammelgut: ganze Pflanze

Primär bei: Bronchitis, Husten, Asthma, Blasenkatarrh, Magenkrämpfen
Sekundär bei: Blasensteinen, Ausfluß, Bronchitis, Müdigkeit, Schleimhautentzündung
Zubereitung: Vier Suppenlöffel für einen Liter kalten Wassers. Eine Minute kochen und zehn Minuten ziehen lassen. Abseihen und im Laufe des Tages trinken, in großem Abstand von den Mahlzeiten.

Hagebutte (Frucht des wilden Rosenstrauchs)

Familie: Rosengewächse
Lateinischer Name: Rosa canina (Hundsrose)
Sammelgut: Beeren
Primär bei: Mattigkeit, Fieber, Nierensteinen, Migräne, Vergiftung
Sekundär bei: Leberleiden, nervösem Durchfall, Wasserstau an den Fußgelenken, Herzklopfen, Eingeweidewürmern
Zubereitung: Vier Suppenlöffel für einen Liter kochenden Wassers. Eine Minute kochen und zehn Minuten ziehen lassen. Abseihen. Im Laufe des Tages trinken, in großem Abstand von den Mahlzeiten.

Hibiscus

Familie: Malvengewächse
Lateinischer Name: Hibiscus sabdariffa
Sammelgut: Blüten
Primär bei: Erschöpfung, Zellulitis, Hautkrankheiten, Vergiftung, Darmträgheit
Sekundär bei: Appetitlosigkeit
Zubereitung: Vier Suppenlöffel für einen Liter kochenden Wassers. Zehn Minuten ziehen lassen. Abseihen. Vor den Hauptmahlzeiten je eine Tasse.

Holunder

Familie: Geißblattgewächse
Lateinischer Name: Sambucus nigra
Sammelgut: Blüten
Primär bei: Zellulitis, Nierensteinen, Vergiftung, Ödemen, Rheumatismus
Sekundär bei: Gicht, Bronchitis, Dermatosen, Blasenkatarrh, Nierenentzündung
Zubereitung: Vier Suppenlöffel für einen Liter kochenden Wassers. Zehn Minuten ziehen lassen. Abseihen und im Laufe des Tages zwischen den Mahlzeiten restlos trinken.

Hopfen

Familie: Hanfgewächse
Lateinischer Name: Humulus lupulus
Sammelgut: Fruchtstand
Primär bei: Müdigkeit, Nervosität, Appetitlosigkeit, Schlaflosigkeit, Herzstolpern
Sekundär bei: Magenkrämpfen, Luftschlucken, Leberleiden, Lymphknotenentzündung, Gicht
Zubereitung: Vier Suppenlöffel für einen Liter kochenden Wassers. Zehn Minuten ziehen lassen. Im Laufe des Tages zwischen den Mahlzeiten restlos trinken.

Johannisbeere, schwarze

Familie: Steinbrechgewächse
Lateinischer Name: Ribes nigrum
Sammelgut: Blätter
Primär bei: Rheumatismus, Vergiftung, allgemeiner Mattigkeit, Gicht, Arteriosklerose
Sekundär bei: Durchfall, Wechseljahrbeschwerden, Migräne, Hypertonie, Blasenkatarrh
Zubereitung: Vier Suppenlöffel für einen Liter kalten Wassers.

Eine Minute kochen und zehn Minuten ziehen lassen. Abseihen und im Laufe des Tages restlos trinken, doch in großem Abstand zu den Mahlzeiten.

Kamille, Römische

Familie: Korbblütler
Lateinischer Name: Anthemis nobilis
Sammelgut: Blüten
Primär bei: Migräne, Mattigkeit, Depressionen, Schlaflosigkeit, Nervosität
Sekundär bei: träger Verdauung, Wechseljahrbeschwerden, schmerzhaften Regelblutungen, Eingeweidewürmern, Magenkrämpfen
Zubereitung: Vier Suppenlöffel für einen Liter kochenden Wassers. Zehn Minuten ziehen lassen und abseihen. Im Laufe des Tages zwischen den Mahlzeiten restlos trinken.

Kirsche

Familie: Rosengewächse
Lateinischer Name: Prunus vulgaris
Sammelgut: Stielchen
Primär bei: Zellulitis, Rheumatismus, Ödemen, Blasenkatarrh, Harnverhaltung
Sekundär bei: Verstopfung, Nierensteinen, Fieber, Fettleibigkeit, Nierenentzündung
Zubereitung: Vier Suppenlöffel für einen Liter kalten Wassers. Eine Minute kochen und zehn Minuten ziehen lassen. Abseihen. Im Laufe des Tages, doch in großem Abstand zu den Mahlzeiten, den Liter restlos trinken.

Klette (Große)

Familie: Korbblütler
Lateinischer Name: Arctium lappa
Sammelgut: Wurzel

Primär bei: Vergiftung, Rheumatismus, Hautkrankheiten, Nierensteinen, Gicht
Sekundär bei: Bronchitis, Verstopfung, Fettleibigkeit, Ausfluß, Blasenkatarrh
Zubereitung: Vier Suppenlöffel für einen Liter kalten Wassers. Drei Minuten kochen und zehn Minuten ziehen lassen. Abseihen. Im Laufe des Tages zwischen den Mahlzeiten den Liter restlos trinken.

Königskerze (Kleinblumige)

Familie: Braunwurzgewächse
Lateinischer Name: Verbascum thapsus
Sammelgut: Blüten
Primär bei: Asthma, Bronchitis, Husten, Fieber, Erkältung
Sekundär bei: Hautkrankheiten, schmerzhaftem Durchfall, Blasenkatarrh, Zellulitis, Wasserstau an den Fußgelenken
Zubereitung: Vier Suppenlöffel für einen Liter kochenden Wassers. Zehn Minuten ziehen lassen und dann abseihen. Im Laufe des Tages zwischen den Mahlzeiten den Liter restlos trinken.

Lavendel

Familie: Lippenblütler
Lateinischer Name: Lavandula officinalis
Sammelgut: Blüten
Primär bei: Nervosität, Schlaflosigkeit, Mattigkeit, Zellulitis, Migräne
Sekundär bei: Asthma, Husten, Rheumatismus, Blasenkatarrh, Ausfluß
Zubereitung: Vier Suppenlöffel für einen Liter kochenden Wassers. Zehn Minuten ziehen lassen. Abseihen und im Laufe des Tages restlos trinken, doch zwischen den Mahlzeiten.

Linde

Familie: Lindengewächse
Lateinischer Name: Tilia europaea
1. Sammelgut: Splint
Primär bei: Rheumatismus, Arthritis, Hypertonie, Diabetes, Migräne
Sekundär bei: Fettleibigkeit, Vergiftung, Schlaflosigkeit, Arteriosklerose, Verdauungsstörungen
Zubereitung: Fünf Suppenlöffel für einen Liter kalten Wassers. Drei bis vier Stunden mazerieren. Zum Sieden erhitzen, nicht kochen, aber zehn Minuten ziehen lassen. Abseihen und im Laufe des Tages zur Gänze trinken, jedoch in großem Abstand zu den Mahlzeiten.

Linde

2. Sammelgut: Blüten
Primär bei: Nervosität, Schlaflosigkeit, Beklemmung, Herzstolpern, Klimakteriumsbeschwerden
Sekundär bei: Migräne, schmerzhaften Regelblutungen, Krampfadern, Hämorrhoiden, Leberleiden
Zubereitung: Vier Suppenlöffel für einen Liter kochenden Wassers. Zehn Minuten ziehen lassen und abseihen. Eine Tasse nach den Mahlzeiten.

Löwenzahn (oder Butterblume)

Familie: Korbblütler
Lateinischer Name: Taraxacum officinale
Sammelgut: Wurzel, Blätter
Primär bei: Leberleiden, Zellulitis, Fettleibigkeit, Vergiftung, Rheumatismus
Sekundär bei: Diabetes, Arteriosklerose, Krampfadern, Darmträgheit, Hämorrhoiden
Zubereitung: Fünf Suppenlöffel für einen Liter kalten Wassers.

Drei Minuten kochen und zehn Minuten ziehen lassen. Abseihen und im Laufe des Tages, jedoch in großem Abstand zu den Mahlzeiten, restlos trinken.

Mais

Familie: Gräser
Lateinischer Name: Zea Mays
Sammelgut: Narben der Stempelblüten
Primär bei: Zellulitis, Fettleibigkeit, Rheumatismus, Nierensteinen, Blasenkatarrh
Sekundär bei: Leberleiden, Ödemen, Gicht, Eiweiß im Harn, Arthritis
Zubereitung: Vier Suppenlöffel für einen Liter kalten Wassers. Eine Minute kochen und zehn Minuten ziehen lassen. Abseihen und im Laufe des Tages restlos trinken, jedoch in großem Abstand von den Mahlzeiten.

Majoran

Familie: Lippenblütler
Lateinischer Name: Origanum Majorana
Sammelgut: Blätter
Primär bei: Nervosität, Schlaflosigkeit, Erschöpfung, Bronchitis, Blasenkatarrh
Sekundär bei: Menstruationsschmerzen, Luftschlucken, Magenkrämpfen, Herzklopfen, Wechseljahrbeschwerden
Zubereitung: Vier Suppenlöffel für einen Liter kalten Wassers. Eine Minute kochen und zehn Minuten ziehen lassen. Abseihen und im Laufe des Tages zur Gänze trinken, jedoch in großem Abstand von den Mahlzeiten.

Malve

Familie: Malvengewächse
Lateinischer Name: Malva silvestris
Sammelgut: Blüten

Primär bei: Schleimhautentzündungen, Bronchitis, Magenkrämpfen, Dünndarmentzündung, Nierenentzündung
Sekundär bei: Hämorrhoiden, Blasenkatarrh, Prostataentzündung, Gebärmutterentzündung, Ausfluß
Zubereitung: Vier Suppenlöffel auf einen Liter kochenden Wassers. Zehn Minuten ziehen lassen. Abseihen und im Laufe des Tages zwischen den Mahlzeiten restlos trinken.

Melisse

Familie: Lippenblütler
Lateinischer Name: Melissa officinalis
Sammelgut: Blätter
Primär bei: Migräne, Nervosität, Schwindel, Erregbarkeit, Schlaflosigkeit
Sekundär bei: Zellulitis, Muskelkrämpfen, Wechseljahresbeschwerden, schmerzhaften Regelblutungen, Luftschlucken
Zubereitung: Vier Suppenlöffel auf einen Liter kochenden Wassers. Zehn Minuten ziehen lassen und dann abseihen. Nach und nach im Laufe des Tages zwischen den Mahlzeiten zur Gänze trinken.

Milde Minze, Ährenminze, im Handel auch »Apfelminze«

Familie: Lippenblütler
Lateinischer Name: Mentha viridis (Ährenminze)
Sammelgut: Blätter
Primär bei: Magenkrämpfen, Erschöpfung, Nervosität, Beklemmungen, Luftschlucken, Schlaflosigkeit
Sekundär bei: Zellulitis, Fieber, Muskelkrämpfen, Halsschmerzen
Zubereitung: Vier Suppenlöffel für einen Liter kochenden Wassers. Zehn Minuten ziehen lassen und abseihen. Den Liter im Laufe des Tages zwischen den Mahlzeiten trinken.

Olivenbaum

Familie: Ölbaumgewächse
Lateinischer Name: Olea europaea
Sammelgut: Blätter
Primär bei: Hypertonie, Arteriosklerose, Diabetes, Zellulitis, Nervosität
Sekundär bei: Schlaflosigkeit, Harnstoff im Blut, Nierensteinen, Wasserstau in den Geweben, Mattigkeit
Zubereitung: Vier Suppenlöffel für einen Liter kalten Wassers. Eine Minute kochen und zehn Minuten ziehen lassen. Abseihen und im Laufe des Tages restlos trinken, jedoch in großem Abstand von den Mahlzeiten.

Orangenbaum

Familie: Rautengewächse
Lateinischer Name: Citrus aurantium
Sammelgut: Blüten
Primär bei: Nervosität, Darmträgheit, Schlaflosigkeit, Luftschlucken, Bronchitis
Sekundär bei: Magenkrämpfen, Migräne, Herzflimmern, Eingeweidewürmern, Husten
Zubereitung: Vier Suppenlöffel für einen Liter kochenden Wassers. Zehn Minuten ziehen lassen und abseihen. Vor den Hauptmahlzeiten je eine Tasse.

Oregano (gemeiner oder wilder Dost; wilder Majoran)

Familie: Lippenblütler
Lateinischer Name: Origanum vulgare
Sammelgut: ganze Pflanze
Primär bei: Bronchitis, Asthma, Mattigkeit, Husten, Ausbleiben der Menstruation
Sekundär bei: Luftschlucken, Blasenkatarrh, Erkältung, träger Verdauung, Fieber
Zubereitung: Vier Suppenlöffel für einen Liter kalten Wassers.

Eine Minute kochen und zehn Minuten ziehen lassen. Abseihen und den ganzen Liter im Laufe des Tages trinken, jedoch in großem Abstand von den Mahlzeiten.

Pinie (Waldkiefer, Föhre)

Familie: Kieferngewächse
Lateinischer Name: Pinus silvestris
Sammelgut: die jungen Sprosse
Primär bei: Bronchitis, Blasenkatarrh, Vergiftung, Impotenz, Mattigkeit
Sekundär bei: Magenkrämpfen, Husten, Erkältung, Grippe, Sinusitis
Zubereitung: Vier Suppenlöffel für einen Liter kochenden Wassers. Zehn Minuten ziehen lassen und abseihen. Im Laufe des Tages zur Gänze trinken, jedoch in großem Abstand von den Mahlzeiten.

Pomeranze (Bitterorange)

Familie: Rautengewächse
Lateinischer Name: Citrus aurantium
Sammelgut: Knospen
Primär bei: Aerophagie (Luftschlucken), träger Verdauung, Leberleiden, Herzklopfen, Schlaflosigkeit
Sekundär bei: Müdigkeit, nervösem Durchfall, Herzkrämpfen, Völlegefühl, Fieber
Zubereitung: Vier Suppenlöffel für einen Liter kochenden Wassers. Zehn Minuten ziehen lassen und abseihen. Zwischen den Mahlzeiten den Liter restlos trinken.

Quecke (gemeine), wildwachsend

Familie: Gräser
Lateinischer Name: Agropyrum repens
Sammelgut: unterirdische Ausläufer

Primär bei: Rheumatismus, Zellulitis, Bronchitis, Harnverhaltung, Verdauungsstörungen
Sekundär bei: Hautkrankheiten, Ödemen an den Fußgelenken, Vergiftungserscheinungen und zur Regelung des venösen Kreislaufs
Zubereitung: Vier Suppenlöffel für einen Liter kalten Wassers. Drei Minuten kochen und zehn Minuten ziehen lassen. Abseihen. Im Laufe des Tages den Liter restlos trinken, jedoch in großem Abstand von den Mahlzeiten.

Quendel

Familie: Lippenblütler
Lateinischer Name: Thymus serpyllum (Sand-Thymian)
Sammelgut: ganze Pflanze
Primär bei: Bronchitis, Müdigkeit, Impotenz, Asthma, Husten
Sekundär bei: Herzstolpern, Krampfadern, Verstopfung, Luftschlucken, Rheumatismus
Zubereitung: Vier Suppenlöffel für einen Liter kalten Wassers. Eine Minute kochen und zehn Minuten ziehen lassen. Abseihen und im Laufe des Tages zur Gänze trinken, jedoch in großem Abstand zu den Mahlzeiten.

Rose (blaßrote)

Familie: Rosengewächse
Lateinischer Name: Rosa centifolia
Sammelgut: Knospen
Primär bei: Verstopfung, Dermatosen, Vergiftung, Dickdarmentzündung, Müdigkeit
Sekundär bei: Ausfluß, Schleimhautentzündungen, Bronchitis
Zubereitung: Vier Suppenlöffel für einen Liter kochenden Wassers. Zehn Minuten ziehen lassen und dann abseihen. Den ganzen Liter im Laufe des Tages zwischen den Mahlzeiten trinken.

Rosmarin

Familie: Lippenblütler
Lateinischer Name: Rosmarinus officinalis
Sammelgut: Laub
Primär bei: Leberleiden, Müdigkeit, Bronchitis, Darmträgheit, Impotenz
Sekundär bei: Migräne, Schwindel, Luftschlucken, Zellulitis, Hypotonie
Zubereitung: Vier Suppenlöffel für einen Liter kalten Wassers. Eine Minute kochen und zehn Minuten ziehen lassen. Abseihen und im Laufe des Tages zur Gänze trinken, doch in großem Abstand von den Mahlzeiten.

Salbei

Familie: Lippenblütler
Lateinischer Name: Salvia officinalis
Sammelgut: Blätter
Primär bei: Fettleibigkeit, Zellulitis, Müdigkeit, unregelmäßigen Regelblutungen, Impotenz
Sekundär bei: Luftschlucken, starkem Schweißausbruch, Klimakteriumsbeschwerden, Lymphknotenentzündung, Sterilität
Zubereitung: Vier Suppenlöffel für einen Liter kalten Wassers. Eine Minute kochen und zehn Minuten ziehen lassen. Abseihen und im Laufe des Tages zur Gänze trinken, jedoch in großem Abstand von den Mahlzeiten.

Schafgarbe, gemeine

Familie: Korbblütler
Lateinischer Name: Achillea millefolium
Sammelgut: ganze Pflanze
Primär bei: Wechseljahrbeschwerden, Mattigkeit, schmerzhaften Regelblutungen, Hämorrhoiden, Ausfluß
Sekundär bei: Magenkrämpfen, Dünndarmentzündung, Bronchitis, Verstopfung, Nervosität

Zubereitung: Vier Suppenlöffel für einen Liter kalten Wassers. Eine Minute kochen und zehn Minuten ziehen lassen. Abseihen und im Laufe des Tages, in großem Abstand von den Mahlzeiten, vollständig trinken.

Sternanis

Familie: Magnoliengewächse
Lateinischer Name: Illicium anisatum
Sammelgut: Frucht
Primär bei: Aerophagie (Luftschlucken), nervösem Brechreiz, Völlegefühl, Dyspepsie (bes. Ernährungsstörung bei Kleinkindern), träger Verdauung
Sekundär bei: Müdigkeit, Bronchitis, Magenkrämpfen, Husten
Zubereitung: Vier Suppenlöffel für einen Liter kochenden Wassers. Zehn Minuten ziehen lassen und abseihen. Je eine Tasse nach den Mahlzeiten.

Stiefmütterchen (wildes)

Familie: Veilchengewächse
Lateinischer Name: Viola tricolor
Sammelgut: Blätter
Primär bei: Hautkrankheiten, Ekzemen, Schuppenflechte, Krampfadern, Hämorrhoiden
Sekundär bei: Rheumatismus, Mattigkeit, Darmträgheit, Blasenkatarrh, Muskelkrämpfen
Zubereitung: Vier Suppenlöffel für einen Liter kochenden Wassers. Zehn Minuten ziehen lassen. Abseihen und im Laufe des Tages zwischen den Mahlzeiten restlos trinken.

Süßholz, Lakritzenwurzel

Familie: Schmetterlingsblütler
Lateinischer Name: Glycyrrhiza glabra
Sammelgut: Wurzel

Primär bei: Allergien, Dickdarmentzündung, Bronchitis, Magenkrämpfen, Luftschlucken
Sekundär bei: Halsschmerzen, Zahnfleischentzündung, Darmträgheit, Augenentzündung, Dünndarmentzündung
Zubereitung: Vier Suppenlöffel für einen Liter kalten Wassers. Eine Minute kochen und zehn Minuten ziehen lassen. Abseihen und im Laufe des Tages restlos trinken, jedoch in großem Abstand von den Mahlzeiten.

Taubnessel, weiße

Familie: Lippenblütler
Lateinischer Name: Lamium album
1. Sammelgut: Blüten
Primär bei: Ausfluß, schmerzhafter Regelblutung, Nervosität, Blasenkatarrh, Prostataentzündung
Sekundär bei: Durchfall, Schwellung (durch Blutstau) der Geschlechtsorgane
Zubereitung: Vier Suppenlöffel für einen Liter kochenden Wassers. Zehn Minuten ziehen lassen und abseihen. Im Laufe des Tages zwischen den Mahlzeiten zur Gänze trinken.

Taubnessel, weiße

2. Sammelgut: ganze Pflanze
Primär bei: Rheumatismus, Dünndarmentzündung, Nervosität, Krampfadern, Hämorrhoiden
Sekundär bei: Arterienentzündung, Müdigkeit, Fieber, Vergiftung, Hautkrankheiten
Zubereitung: Vier Suppenlöffel für einen Liter kalten Wassers. Eine Minute kochen und zehn Minuten ziehen lassen. Abseihen und im Laufe des Tages zwischen den Mahlzeiten restlos trinken.

Thymian

Familie: Lippenblütler
Lateinischer Name: Thymus vulgaris
Sammelgut: Blätter
Primär bei: Mattigkeit, Bronchitis, Dickdarmentzündung, Blasenkatarrh, Impotenz
Sekundär bei: Luftschlucken, Appetitlosigkeit, Verstopfung, Angstzuständen, Nervosität
Zubereitung: Vier Suppenlöffel für einen Liter kalten Wassers. Eine Minute kochen und zehn Minuten ziehen lassen. Abseihen und im Laufe des Tages restlos trinken, doch in großem Abstand von den Mahlzeiten.

Veilchen

Familie: Veilchengewächse
Lateinischer Name: Viola odorata
Sammelgut: Blüten
Primär bei: Bronchitis, Husten, Dickdarmentzündung, Blasenkatarrh, Dermatosen
Sekundär bei: Schlaflosigkeit, Herzflimmern, Magenkrämpfen, Erkältung, Fieber
Zubereitung: Vier Suppenlöffel für einen Liter kochenden Wassers. Zehn Minuten ziehen lassen und abseihen. Im Laufe des Tages zwischen den Mahlzeiten restlos trinken.

Verbene (duftende)

Familie: Eisenkrautgewächse
Lateinischer Name: Lippia citriodora (Zitronenverbene)
Sammelgut: Blätter
Primär bei: Nervosität, Luftschlucken, Zellulitis, Mattigkeit, Magenkrämpfen
Sekundär bei: Beklemmungen, Herzklopfen, Schlaflosigkeit, Hypertonie, Migräne

Zubereitung: Vier Suppenlöffel für einen Liter kochenden Wassers. Zehn Minuten ziehen lassen und abseihen. Je eine Tasse nach den Mahlzeiten.

Wacholder (gewöhnlicher oder Heidewacholder)

Familie: Zypressengewächse
Lateinischer Name: Juniperus communis
Sammelgut: Beeren
Primär bei: Vergiftung, Rheumatismus, Hautkrankheiten, Diabetes, Aerophagie (Luftschlucken)
Sekundär bei: Zellulitis, Mattigkeit, schmerzhaften Regelblutungen, Nierensteinen, Magenkrämpfen
Zubereitung: Vier Suppenlöffel für einen Liter kalten Wassers. Eine Minute kochen und zehn Minuten ziehen lassen. Abseihen und im Laufe des Tages restlos trinken, jedoch in großem Abstand von den Mahlzeiten.

Wein, roter

Familie: Rebengewächse
Lateinischer Name: Vitis vinifera
Sammelgut: Blätter
Primär bei: Krampfadern, Hämorrhoiden, Venenentzündung, Klimakteriumsbeschwerden, Rotfinnen
Sekundär bei: schmerzhaften Regelblutungen, Dünndarmentzündung, Schwellung (durch Blutstau) der Geschlechtsorgane, Durchfall, Zellulitis
Zubereitung: Vier Suppenlöffel für einen Liter kalten Wassers. Eine Minute kochen und zehn Minuten ziehen lassen. Abseihen und im Laufe des Tages austrinken, jedoch in großem Abstand von den Mahlzeiten.

Wiesengeißbart, Mä(h)desüß

Familie: Rosengewächse
Lateinischer Name: Spiraea ulmaria (Rüster- oder Spierstaude)
Sammelgut: Blüten
Primär bei: Durchfall, Dünndarmentzündung, Leberbeschwerden, Fieber, Nervosität
Sekundär bei: Bronchitis, Neuralgien
Zubereitung: Vier Suppenlöffel für einen Liter kochenden Wassers. Zehn Minuten ziehen lassen. Abseihen und im Laufe des Tages zwischen den Mahlzeiten restlos trinken.

Wiesengeißbart

Sammelgut: ganze Pflanze
Primär bei: Zellulitis, Rheumatismus, Arthritis, Wasserstau, Mattigkeit
Sekundär bei: Gicht, Vergiftung, Dermatosen, Hypertonie, Ödemen
Zubereitung: Vier Suppenlöffel für einen Liter kalten Wassers. Eine Minute kochen und zehn Minuten ziehen lassen. Abseihen und im Laufe des Tages restlos trinken, jedoch in großem Abstand von den Mahlzeiten.

Ysop

Familie: Lippenblütler
Lateinischer Name: Hyssopus officinalis
Sammelgut: ganze Pflanze
Primär bei: Asthma, Nervosität, Schlaflosigkeit, Bronchitis, Müdigkeit
Sekundär bei: Dünndarmentzündung, Magenkrämpfen, Eingeweidewürmern, Rheumatismus, Ausfluß
Zubereitung: Vier Suppenlöffel für einen Liter kochenden Wassers. Zehn Minuten ziehen lassen, abseihen und im Laufe des Tages zwischen den Mahlzeiten trinken.

Zitrone

Familie: Rautengewächse
Lateinischer Name: Citrus limonum
Sammelgut: Schale
Primär bei: Fieber, Zellulitis, Bronchitis, Blasenkatarrh, Halsschmerzen
Sekundär bei: Rheumatismus, Krampfadern, Arteriosklerose, Luftschlucken, Müdigkeit
Zubereitung: Vier Suppenlöffel für einen Liter kalten Wassers. Eine Minute kochen und zehn Minuten ziehen lassen. Abseihen. Im Laufe des Tages restlos trinken, doch in großem Abstand zu den Mahlzeiten.

— 8 —
DIE PFLANZENKAPSELN

Wirken sie schneller?
Ist allein schon die Tatsache, daß die Kapseln sämtliche Wirkstoffe der Pflanze enthalten und nicht nur die wasserlöslichen, die in Ihren Aufgußtee eingehen, ein so immenser Vorteil? Selbst auf die Gefahr hin, daß Sie uns jetzt für altmodisch halten, können wir dies nicht bejahen. Entscheidend ist etwas anderes: Manche Pflanzen sind wirksamer im Aufguß, andere in pulverisierter Form.
Doch auch die therapeutische Auswirkung ist nicht dieselbe. Die verkapselte Pfefferminze etwa, für nervöse Naturen ohnehin ungeeignet, wirkt anregend, im Tee jedoch beruhigend. Die Bitterklee-Kapsel ist zur Reinigung der Gallenblase eher geeignet als der Tee, der wiederum bei Zellulitis unübertrefflich ist. Die Beispiele ließen sich beliebig fortsetzen.
Und was unsere Rückständigkeit anbetrifft, so ist es damit nicht sonderlich weit her, denn die Texte über die Wirkung pulverisierter Pflanzen stammen ja schließlich erst aus dem Mittelalter! Schriftstücke über die therapeutische Wirkung der Teeaufgüsse hingegen sind etliche Jahrtausende alt!
Wir haben die Pflanzenkapseln, bei den wirksamsten angefangen, ihrem therapeutischen Wert entsprechend hier geordnet.
Dabei haben wir uns an unseren eigenen Kenntnissen und Erfahrungen orientiert.
Wer Kapseln nimmt, muß über deren Qualität bestens informiert sein. Denn wenn man hundert Prozent der pflanzlichen Wirkstoffe schluckt, schluckt man gleichzeitig hundert Prozent der Pflanzenschutzmittel, mit denen die Pflanze behandelt oder haltbar gemacht wurde.

Alge, mexikanische

Lateinischer Name: Spirulina
Sammelgut: ganze Pflanze
Indikationen: Fettleibigkeit, Zellulitis, Potenzschwäche
Diese Alge, die in den Seen der mexikanischen Hochplateaus wächst, ist außergewöhnlich reich an essentiellen Aminosäuren, Proteinen, Vitaminen und Spurenelementen.
Da sie weniger Jod enthält als die Meeralgen, hat sie nicht den Nachteil einer Reizwirkung auf die Schilddrüse.
Sie ist bei jeder Art von Müdigkeit empfehlenswert, doch besonders für nervöse und streßgeplagte Personen. Auch jede Abmagerungsdiät läßt sich mit ihr wirkungsvoll ergänzen.

Ananas

Lateinischer Name: Ananas sativus
Sammelgut: junge Stiele
Indikationen: Übergewicht, Leberleiden, Pankreasinsuffizienz, Luftschlucken, Darmträgheit, Dyspepsie
Im Stiel, der die Frucht trägt, haben Forscher eine Amylase[1] entdeckt, die die Assimilation der Proteine beschleunigt. Diese Eigenschaft, die Ihnen in den Ananas-Kapseln zugute kommt, wird Ihnen eine bessere Verbrennung der Fette und somit eine bessere Verdauung sichern, wodurch Ihr Ziel, Ihr Idealgewicht wiederzuerlangen, in greifbare Nähe rückt.

Anis (grüner)

Lateinischer Name: Pimpinella anisum
Sammelgut: Samen
Indikationen: Darmträgheit, nervöse Erschöpfungszustände, Asthma, Verstopfung, Anämie, Magenschmerzen, schwache Regelblutungen, Sehschwäche

[1] Ein Enzym, das Stärke und Glykogen in Maltosemoleküle spaltet (Anm. d. Ü.)

Der aus dem Orient stammende grüne Anis wirkt unvergleichlich bei nervlicher Erschöpfung in Zusammenhang mit Luftschlucken und Tendenz zu Darmträgheit. Man muß sehr aufpassen, damit man ihn nicht mit dem Schierling verwechselt, der auf seine radikale Art ebenso mit derlei Beschwerden fertig wird, jedoch nicht immer wohltut.
Der grüne Anis braucht seine Fähigkeiten nicht mehr unter Beweis zu stellen. Die chinesische Medizin benützt ihn seit Urväterzeiten, und auch die indische Medizin hat ihn uns wärmstens empfohlen – in Schriftstücken aus dem 5. vorchristlichen Jahrhundert. Es ist auch keine Kontraindikation bekannt. Sogar schwangere Frauen empfinden ihn als wohltuend, da er die Milchbildung fördert.

Artischocke

Lateinischer Name: Cynara scolymus
Sammelgut: Blätter
Indikationen: Leberinsuffizienz, erhöhter Cholesterinspiegel, Arteriosklerose, Schwindel, Ohrensausen, Kopfschmerzen, Gicht, Rheumatismus
Die Artischocke ist zu empfehlen bei allen Beschwerden, die in Zusammenhang stehen mit verlangsamter Leber- und Nierenfunktion und der daraus resultierenden Verschlackung des Organismus: Arthritis, Migräne aufgrund von träger Verdauung, Übergewicht, Harnverhaltung etc. Da die Artischockenblätter besonders bitter schmecken, sind Kapseln dem Aufgußtee vorzuziehen.

Aubergine (Eierfrucht, Melanzana)

Lateinischer Name: Solanum melongena
Indikationen: Fettleibigkeit, erhöhter Cholesterinspiegel, Zellulitis, Leberbeschwerden, Diabetes
Das Auberginenmark darf in keiner Abmagerungsdiät fehlen. Es fördert die Verdauung der Fette in zweifacher Weise: indem es die Leberfunktion und Gallenbildung anregt, verhilft es zu

einem besseren Abbau der Fette; indem es die Darmwände schützt, verhindert es, daß Lipide ins Blut geraten. Diese mit einer harntreibenden Wirkung gekoppelte beachtenswerte Eigenschaft macht die Aubergine zu einer der wichtigsten Pflanzen im Kampf gegen Fettleibigkeit, Zellulitis und Cholesterinüberschuß.

Azerolakirsche

Lateinischer Name: Malpighia glabra
Sammelgut: Früchte
Indikationen: bei erhöhtem Vitamin-C-Bedarf jeglicher Ursache, Müdigkeit, Überanstrengung, wiederholt auftretenden Infektionen, Wachstum, Streßzuständen, Knochenerkrankungen, Allergien, hämorrhagischen Krankheitsbildern.
In seiner Heimat, den Tropen, wird der Azerola »Gesundheitsbaum« genannt. Seine Frucht ist eine an Vitamin C außergewöhnlich reiche Beere, die pro 100 g bis zu 4,5 g Vitamin C aufweist, wohingegen es die Orange nur auf 0,05 g bringt.
In geringerer Menge enthält sie außerdem Vitamin A, das sich bei gewissen Hautkrankheiten positiv auswirkt, sowie Kalzium, Eisen und Phosphor.
Wie man sieht, ist der volkstümliche Name voll gerechtfertigt. Trotzdem ist Vorsicht geboten: Nach dem Abendessen eingenommen, verursacht die Azerolakirsche unruhigen Schlaf.

Bitterklee

Lateinischer Name: Menyanthes trifoliata
Sammelgut: Blätter
Indikationen: Zellulitis, Leberbeschwerden, Rheumatismus, Verstopfung, Hautkrankheiten, Müdigkeit, Luftschlucken, Ausbleiben der Regel, Eingeweidewürmer
Der Bitterklee, ein hervorragender Blut- und Gallenblasen-Reiniger, verhilft bei Abmagerungskuren, wo vielleicht alles bisher versagt hat, oft zu erstaunlichen Erfolgen. Bei Migräne und Mattigkeit aufgrund einer ungenügenden Leberfunktion ist er ebenfalls unersetzlich.

Blasentang

Lateinischer Name: Fucus vesiculosus
Sammelgut: ganze Pflanze
Indikationen: Fettleibigkeit, Überfettung, Schilddrüsenunterfunktion, Müdigkeit, Lymphknotenentzündung, Asthma
Kontraindiziert ist Blasentang nur bei Schilddrüsenüberfunktion und Jodallergie.
Fragen Sie Ihren Arzt, ob eines von beiden auf Sie zutrifft. Wenn nicht, dann freuen Sie sich! Die Algen tun uns allen gut. Sie regulieren von Grund auf, spenden Kraft, befreien den Organismus von Schlacken und Toxinen. Daher sind sie bei Abmagerungskuren unersetzlich, denn durch sie werden Sie zusehends schlanker, ohne zu ermüden. Und ihr großer Reichtum an Spurenelementen erspart Ihnen die Einnahme von Kalzium und Magnesium, die für Ihr Gleichgewicht so entscheidend sind und bei radikaler Diät nur allzuleicht verlorengehen.
Die Algen sind also in zweierlei Hinsicht wohltuend: Sie werden schneller schlank und fühlen sich nicht müde.

Borretsch, Gurkenkraut

Lateinischer Name: Borago officinalis
Sammelgut: ganze Pflanze
Indikationen: Bronchitis, Husten, Fieber, Asthma, Zellulitis, Schweißausbrüche, Rheumatismus, Verstopfung, Dickdarmentzündung, Blasenkatarrh, Dermatosen, Ekzeme, Angina
Als kräftiges Blutreinigungs- und harntreibendes Mittel ist der Borretsch der Königskerze vorzuziehen, wenn nicht nur – worin sich beide ähnlich sind – die Wirkung auf die Atmungsorgane gesucht wird, sondern eine Beschleunigung des Abheilens von Hautausschlägen wie Röteln oder Scharlach und eine intensivere Bekämpfung des Fiebers.
Was den Darmbereich anbetrifft, so zeigt sich seine lindernde Wirkung sowohl bei Verstopfung als auch bei Dickdarmentzündung. Außerdem reguliert er die Harnleiterfunktionen und fördert die Ausscheidung der Chloride.

Engelwurz

Lateinischer Name: Angelica archangelica
Sammelgut: Wurzel
Indikationen: Depression, Mattigkeit, Spasmophilie, Bronchitis, träge Verdauung, Luftschlucken, schmerzhafte Regelblutungen, unregelmäßige Menstruation, Ausbleiben der Monatsblutung, Asthma, Migräne, Schwindel
Der Engelwurz stärkt die physische und psychische Widerstandsfähigkeit. Er revitalisiert den gesamten Organismus, bekämpft Krämpfe und Mattigkeit und beugt Depressionen vor. Sehr nützlich im Winter zur Stärkung der Abwehrkräfte gegen bakterielle und virale Erkrankungen.
Im Klimakterium erweist er sich als Regulator des Blutkreislaufs und als Schutzschild gegen gepaart auftretende nervöse und Verdauungsbeschwerden.
Um Depressionen und Mattigkeit fernzuhalten, ist keine Pflanze so erfolgreich wie der Engelwurz. Jahrhundertelang kannten die Lappen kein anderes Gemüse. Ihm verdanken sie ihre ungeheure Widerstandsfähigkeit.

Enzian

Lateinischer Name: Gentiana lutea
Sammelgut: Wurzel
Indikationen: Müdigkeit, Spasmophilie, Anämie, Darmträgheit, chronischer Husten
Dem Enzian ist die Fähigkeit eigen, die organischen Abwehrkräfte durch Vermehrung der weißen Blutkörperchen zu stärken. Vor dem Essen genommen wirkt er appetitanregend (Kinder, Rekonvaleszenten etc.), nach der Mahlzeit fördert er die Verdauung und verhindert Blähungen.

Erdbeerstaude

Lateinischer Name: Fragaria vesca
Sammelgut: Blätter
Indikationen: Rheumatismus, Plethora, Gicht, Dickdarment-

zündung, Verstopfung und Durchfall (durch Entgiftung des Verdauungstrakts), Weißfluß, Asthma

Unsere Vorfahren, die noch in Pfahlbauten lebten, kannten und schätzten die Erdbeerstaude, wovon die vielen Samenkörner zeugen, die bei Ausgrabungen gefunden wurden. Was sie damit taten, wissen wir nicht. Erst durch Matthiole[1] und das 16. Jahrhundert erhalten wir ein paar Hinweise auf die Verwendung von Erdbeerblättern und -wurzeln als Arznei. Dieser gelehrte Arzt beteuerte, »mit der Erdbeerstaude« könne man »Geschwüre heilen, den Harnfluß verstärken, Ruhr zum Stillstand bringen, Uterusausfluß hemmen und die Milz unterstützen«.

Wir halten die Erdbeerblätter für ein ausgezeichnetes Blutreinigungsmittel, das unentbehrlich ist, um den Organismus von den Schlacken des modernen Lebens zu befreien.

Erdrauch

Lateinischer Name: Fumaria officinalis

Sammelgut: ganze Pflanze

Indikationen: Mattigkeit, Vergiftung, Leberleiden, Arteriosklerose, Fettleibigkeit, Hypertonie, Rheumatismus, Eingeweidewürmer

Jede Blutreinigungskur muß Erdrauch enthalten. Er ist die beste Pflanze zum Ausschwemmen der Toxine. Man kopple ihn mit allen Tees für die Leber, gegen Müdigkeit, Dermatosen, Fettleibigkeit, Rheumatismus und Arteriosklerose.

Eines jedoch muß man wissen: Nur in den ersten vierzehn Tagen Ihrer Kur erzielen Sie eine tonisierende Wirkung. Bei längerer Anwendung wirkt er beruhigend, schlaffördernd und abmagernd.

Esche

Lateinischer Name: Fraxinus excelsior

Sammelgut: Blätter

Indikationen: Rheumatismus, Vergiftung, Zellulitis, Verstop-

[1] franz. Arzt der Renaissance, berühmt wegen seiner Pflanzenstudien

fung, Dermatosen, Ekzeme, Flechten, Hautjucken, Bronchitis, Arteriosklerose, Gicht, Diabetes
Seit Urväterzeiten wurde die Esche von den nordischen Völkern so hochgeschätzt, daß sie ihr magische Kräfte zusprachen. Die »Esche Yggdrasil«, spielt in der nordischen Mythologie eine wichtige Rolle.
Ihre meisten Wirkstoffe spendet die Esche im Herbst – genau dann, wenn Sie Ihre Nieren- und Blutreinigungskur machen sollten. Und tatsächlich gehört sie zu den Gewächsen, die als Blutreiniger höchste Anerkennung verdienen.

Eukalyptus

Lateinischer Name: Eucalyptus globulus
Sammelgut: Blätter
Indikationen: Bronchitis, Asthma, Diabetes, Rheumatismus, Gicht, Migräne, Müdigkeit, Husten, Eingeweidewürmer
Das Eukalyptusblatt enthält in hohem Maße ätherisches Öl, das äußerst wirksam ist bei Bakterienbefall der Atem- und Harnwege. Eine blutzuckersenkende Wirkung kommt noch hinzu. Sehr günstig wirkt sich eine Koppelung mit Ysop und Quendel aus bei der Bekämpfung von Schnupfen, Bronchitis und hartnäckigem Husten. Auch Asthmatikern wird es Beruhigung spenden.

Faulbaum

Lateinischer Name: Rhamnus frangula
Sammelgut: Rinde
Indikationen: Verstopfung, Eingeweidewürmer, Leberleiden, Trägheit der Gallenblase, Hämorrhoiden, Unterfunktion der Milz, Krampfadern
Es ist ein Gerücht, daß der Faulbaum die Darmwand angreift. Ganz im Gegenteil: Seine Wirkung ist besonders positiv, da sie lange anhält und keinerlei Abhängigkeit erzeugt. Im Gegensatz zu anderen Abführmitteln beeinträchtigt die Faulbaumrinde

den Organismus in keiner Weise, nicht einmal bei Hämorrhoiden, Dickdarmentzündung oder in der Schwangerschaft.
Wir haben Texte gefunden, in denen die Verdienste des Faulbaums (unter dem Namen Avernus) gerühmt werden und die aus dem Jahr 1305 stammen. Von welchem modernen Abführmittel ließe sich wohl behaupten, es sei über einen so langen Zeitraum auf seine Ungefährlichkeit überprüft worden?

Fenchel

Lateinischer Name: Foeniculum dulce
Sammelgut: Samen
Indikationen: Müdigkeit, Depression, Luftschlucken, Bronchitis, Darmträgheit, Migräne, Zellulitis, Ausbleiben der Menstruation
Seit der griechischen Antike als ideales Stärkungsmittel gerühmt, müßte der Fenchel all den anderen exotischen Modepflanzen eigentlich den Rang ablaufen. Wenn andere Abführmittel versagt haben, versuche man's doch einmal mit Fenchel in Verbindung mit Guave-Pflaume-Kapseln.

Glaskraut

Lateinischer Name: Parietaria officinalis
Sammelgut: Pflanze
Indikationen: Zellulitis, Dickdarmentzündung, Blasenkatarrh, Rheumatismus, Harnverhaltung, Ödeme, träge Gallenblase, Nierensteine
Das im Tee wie auch in der Kapsel (sofern gleichzeitig viel Wasser getrunken wird) gleichermaßen wirkungsvolle Glaskraut ist die Anti-Zellulitis-Pflanze par excellence. Da sie sich äußerst günstig auf den weiblichen Genital- und Harnleiterbereich auswirkt, ist sie unersetzlich zur Bekämpfung dieses unangenehmen Wasserstaus.

Heidekraut, Erika

Lateinischer Name: Calluna vulgaris
Sammelgut: Blüten
Indikationen: Blasenkatarrh, Dickdarmentzündung, Arterienentzündung, Zellulitis, Verstopfung, Vergiftung, Prostataleiden, Ausfluß, Infektion durch Kolibakterien, Eiweiß im Harn
Heidekraut ist die Pflanze, an die man als erstes denken sollte, wenn Harnwegsinfektionen auftreten wie Blasenkatarrh, Kolibakterien, Pyelonephritis etc.
Dr. Leclerc gab ihm sogar den Vorzug gegenüber der Bärentraube, vor allem bei Prostatabeschwerden. Es führt zu einer vermehrten Harnausscheidung und fördert den Abgang kleiner Nierensteinchen.
Seine antirheumatische Wirkung ist ebenfalls anerkannt.

Heidelbeere, Blaubeere

Lateinischer Name: Vaccinium myrtillus
Sammelgut: Blätter
Indikationen: Diabetes, Müdigkeit, Impotenz, Dickdarmentzündung, Durchfall, Dermatosen, Ekzeme, müde Augen
Alles an dieser Pflanze ist interessant: die Wurzel, die Blätter und die Beeren. Da sie auf den Pankreas ungeheuer anregend wirkt, läßt sich mit ihrer Hilfe der Blutzuckerspiegel regulieren, was gleichzeitig zu einer Besserung bei Diabetes, Müdigkeit und Hautproblemen führt.
Wir empfehlen sie als Ergänzung bei gewissen Schlankheitskuren, sofern eine Schwäche der Bauchspeicheldrüse vorliegt. Denn wenn dieses Organ träge ist, wird es Ihnen mit keiner Diät gelingen, Ihr Gewicht dauerhaft und zufriedenstellend zu reduzieren.

Johannisbeere, schwarze

Lateinischer Name: Ribes nigrum
Sammelgut: Blätter
Indikationen: Rheumatismus, Arthritis, Zellulitis, Ödeme,

Harnsäure, Migräne, nervliche Erschöpfung, Leberbeschwerden, Krampfadern, Asthma
Als Antirheumatikum und zur Regulierung von Kreislaufstörungen der Wechseljahre wird die schwarze Johannisbeere von der modernen Phytotherapie fast am häufigsten eingesetzt.
Gekoppelt mit Esche und Wiesengeißbart eignet sie sich hervorragend zur Ausschwemmung von Toxinen, weswegen man eine solche Kur allen, die an schmerzhaften Gelenkerkrankungen oder auch nur an ihrem »Wohlstandsbäuchlein« leiden, nur empfehlen kann.

Kamille, Römische

Lateinischer Name: Anthemis nobilis
Sammelgut: Blüten
Indikationen: Schlaflosigkeit, Nervosität, Eingeweidewürmer, Depression, Migräne, Appetitlosigkeit, Fieber, Neuralgien, Verstopfung, unregelmäßige Menstruation, nervöser Durchfall
Die Kamille mit ihrer ausgleichenden Wirkung vermag alle Symptome eines ins Wanken geratenen nervösen Gleichgewichts positiv zu beeinflussen. In diesen Fällen nehme man sie, mit dem Engelwurz gekoppelt, zwischen den Mahlzeiten.
Bei jeder Art von Migräne wirkt sie sich im Verbund mit weißer Weide und schwarzer Johannisbeere optimal aus. Diese Wirkstoffkombination hat schon seit eh und je hartnäckigste Migränen beseitigt.

Kardamom

Lateinischer Name: Elettaria cardamomum
Sammelgut: Samen
Indikationen: Impotenz, Frigidität, Erschöpfung, Luftschlucken, träge Verdauung
Die Araber – Spezialisten auf diesem Gebiet – nannten es »Liebessamenkorn«! Vielleicht ist Ihnen bei Reisen in Ländern des Orients schon einmal aufgefallen, daß dem Kaffee Körnchen beigemengt werden, was Eingeweihte sofort richtig deuten.

Wenn Sie sich längere Zeit in einem dieser Länder aufgehalten haben, dürften Sie festgestellt haben, daß Ihre Potenz in kürzester Zeit kometenhaft gestiegen war!
Das »Liebessamenkorn« trägt seinen Namen zu Recht. Kaum ein anderes der gängigen Mittel hat eine so anregende Wirkung. Abgesehen davon, daß es Ihren Organismus wieder »auf Trab« bringt, verbessert es Ihre Verdauung und Ihre Darmfunktionen.

Kirsche

Lateinischer Name: Prunus vulgaris
Sammelgut: Stiel
Indikationen: Zellulitis, Ödeme, Arthritis, Fieber, Blasenkatarrh, Harnverhaltung
Wir sprechen hier, wohlgemerkt, von Kirschenstielen. Denn die erfrischenden und leicht abführend wirkenden Früchte haben nur eine unwesentliche harntreibende Wirkung.
Wußten Sie, daß man sie in der Antike für ein wahres Wundermittel hielt, das sozusagen mit allem fertig wurde, mit Diabetes, träger Leber, Nierensteinen, Gastroenteritis, Verstopfung, Bronchitis und Durchfall?
Das kommt nicht von ungefähr!
Wir glauben, daß Kirschenstiele in jede Entschlackungskur gehören, um all die Toxine auszuschwemmen, die wir mit der modernen Lebensweise nach allen Regeln der Kunst in uns speichern! Wenn Sie sich nicht »recht wohl« fühlen, machen Sie eine Kur mit Kirschenstiel-Kapseln, doch beachten Sie dabei, daß Sie gleichzeitig eineinhalb Liter Wasser pro Tag trinken müssen, da andernfalls ihre Wirkung gleich null ist.

Klette, Große

Lateinischer Name: Arctium lappa
Sammelgut: Wurzel
Indikationen: Dermatosen, Abszesse, Furunkel, Ekzeme, Akne, Rheumatismus, Diabetes, Harnsäure, Leberleiden, Verstopfung, Vergiftung, Zellulitis, Schweißausbrüche

Die Klettenwurzel ist eines der besten Blutreinigungsmittel. Daher verwendet man sie sowohl gegen Dermatosen wie Akne, Flechten, Ekzeme, Furunkel als auch gegen Rheuma oder Harnsäureüberschuß. Sie besitzt außerdem noch eine anerkannte blutzuckersenkende Wirkung.
Die Klette enthält ein dem Penizillin vergleichbares natürliches Antibiotikum. Um sich all diese guten Eigenschaften nutzbar zu machen, ist die Kapsel der getrockneten Pflanze vorzuziehen.

Königskerze

Lateinischer Name: Verbascum thapsus
Sammelgut: Blüten
Indikationen: Bronchitis, Asthma, Angina, Schnupfen, Grippe, Fieber, Vergiftungserscheinungen
Aufgrund ihrer lindernden, aufweichenden, harn- und schweißtreibenden Wirkung nutze man die Königskerze gegen Erkältungen mit Entzündungen der Bronchien und Halsschmerzen sowie gegen chronische Atembeschwerden.
Als leicht narkotisierend wirkendes Beruhigungsmittel verschafft es auch Asthmatikern Erleichterung.

Lauchzwiebel, Sommerzwiebel, Bolle

Lateinischer Name: Allium cepa et allium porum
Sammelgut: Zwiebelknolle
Indikationen: Zellulitis, Fettleibigkeit, Harnverhaltung, Ödeme, Müdigkeit, endokrine Labilität, Diabetes, Darmgase, Rheumatismus, Impotenz
Die Koppelung Lauch–Zwiebel ist in therapeutischer Hinsicht derartig interessant, daß sich sämtliche Eigenschaften schwerlich aufzählen lassen.
Merken sollte man sich jedoch, daß sie unersetzlich ist für die Reinigung des Organismus (insbesondere des Nierenfilters) und bei der Behandlung von Drüsenstörungen und deren Folgeerscheinungen, insbesondere der Fettleibigkeit. Außerordentlich

wirksam ist sie ferner bei allen Fällen von Übergewicht in Verbindung mit Wasserstau, sofern Verdacht auf eine Drüsenstörung besteht.

Lavendel

Lateinischer Name: Lavandula officinalis
Sammelgut: Blüten
Indikationen: Schlaflosigkeit, Nervosität, Beklemmung, Streß, Bronchitis, Migräne, Zellulitis, Dickdarmentzündung, Ausfluß, Fieber
Der Lavendel ist ein wunderbares Beruhigungsmittel, das außerdem noch über ganz massive bakterientötende Waffen verfügt. Er entspannt und beruhigt nicht nur, sondern desinfiziert den gesamten Organismus. Besonders hilfreich wird er Ihnen im Winter sein, denn er verleiht Ihnen Spannkraft und erspart Ihnen somit Grippe und Bronchitis, während er Sie gleichzeitig mit Ruhe und Gelassenheit beschenkt, der wir alle mehr und mehr bedürfen.

Linde

Lateinischer Name: Tilia europaea
1. Sammelgut: Splint
Indikationen: Rheumatismus, Arthritis, Gicht, Vergiftung, Leberleiden, Migräne, Hypertonie, Verstopfung
Unschlagbar bei der »Drainage« des Organismus. Keine noch so exotische Pflanze kann sich damit vergleichen.
Anstatt zu afrikanischen Wunderdrogen zu greifen, nehmen Sie lieber Rinde von unserer heimischen, sorgfältig überwachten, richtig angepflanzten und in ihrer Qualität erstklassigen Linde. Unsere Großeltern kannten ihre Wohltaten. Es gibt keinerlei Kontraindikation und sie hat schon Generationen von Rheumatikern und an Blutandrang oder Wasseransammlungen Leidende kuriert, ohne ihre Eingeweide zu schädigen.
Machen auch Sie Ihre alljährliche Herbstkur mit Lindensplint.

Wer braucht sie nicht, diese Drainage-Kur? Sie werden garantiert das ganze Jahr über »in Hochform sein«!

Linde

2. Sammelgut: Deckblätter
Indikationen: Nervosität, Schlaflosigkeit, Hitzewellen, Beklommenheit, Herzkrämpfe
Die Linde ist die Freundin leicht erregbarer Naturen. Ihre sehr milde Wirkung empfiehlt sich besonders bei nervlicher Erschöpfung, bei beginnender nervlicher Anspannung, bei nächtlicher Unruhe. Sobald Sie sich irgendwie nervös fühlen, vertrauen Sie den Lindenblüten und warten Sie nicht ab, bis sich Ihr Zustand verschlimmert. Bei schwerer Depression oder andauernder Schlaflosigkeit können sie Ihnen nicht mehr helfen, doch gibt es kein anderes Mittel, das Ihnen auf so sanfte Weise Entspannung verleihen und Ihnen, ohne dämpfend zu wirken, Ihre gute Laune wiederschenken könnte.

Löwenzahn

Lateinischer Name: Taraxacum officinale
Sammelgut: Wurzel und Blätter
Indikationen: Leberleiden, Trägheit der Gallenblase, träger Darm, Fettleibigkeit, Zellulitis, Diabetes, Vergiftung, Verstopfung, Dermatosen, Akne, endokrine Labilität
Das Entschlackungsmittel par excellence! Der Löwenzahn reinigt den Organismus von Grund auf; er entleert die Gallenblase, stimuliert die Leber, daß sie die Giftstoffe abstößt und erleichtert den Nieren ihre Arbeit. Keine Schlankheitskur ohne Löwenzahn, keine erfolgreiche Behandlung von Erschöpfungszuständen des modernen, entschlackungsbedürftigen Menschen ohne diesen »Muntermacher«!
Was immer Sie plagt, beginnen Sie stets mit einer gründlichen Entschlackung und Entgiftung Ihres Körpers, damit Sie bald wieder »in Form« sind und Ihre gute Laune wiederfinden. Vielleicht sind Sie so müde, weil Sie voller Toxine stecken, aber

Sie stecken voller Toxine, weil Sie aufgrund Ihrer Müdigkeit diese Toxine nicht ausschwemmen. – Wie dem auch sei: Der Löwenzahn wird Ihnen helfen, diesen Teufelskreis zu durchbrechen.

Majoran

Lateinischer Name: Origanum majorana
Sammelgut: Blüten
Indikationen: Schlaflosigkeit, Nervosität, nervliche Erschöpfung, Spasmophilie, Migräne, Zellulitis, Bronchitis, Beklemmung, Impotenz, Darmträgheit
Die Ägypter verehrten den Majoran und nannten ihn »Pflanze des Osiris«. Sie nutzten dieses göttliche Kraut zur Beruhigung und Erwärmung der Nerven. Eine Salbe mit ätherischem Majoranöl vermochte ihrer Meinung nach sogar gewisse Lähmungen zu heilen.

Malve

Lateinischer Name: Malva silvestris
Sammelgut: Blüten
Indikationen: Dickdarm- und Dünndarmentzündung, Bronchitis, Hämorrhoiden, Asthma, Weißfluß, Zellulitis, Nervosität, Halsschmerzen
Die Malve, seit der Antike als »Gemüse« (!) bekannt, ist tatsächlich ein wertvolles Kraut, denn sie glättet geradezu fabelhaft die Schleimhäute und reinigt behutsam die Bronchien. Die Römer aßen die jungen Triebe als Salat, um am Tag nach ausschweifenden Festgelagen ihren gereizten Magen- und Darmtrakt wieder zu besänftigen. Karl der Große und Ludwig der Fromme befanden, die Malve sei unentbehrlich für die Gesundheit und verfügten per Dekret, sie in sämtlichen kaiserlichen Gärten anzubauen. Legen auch Sie sich Malvenvorräte für den Winter an und greifen Sie beim ersten Anzeichen von Erkältung, bei der geringsten Verschleimung der Bronchien zum Aufgußtee oder zu Malvenkapseln. – Sie werden belohnt werden!

Melisse

Lateinischer Name: Melissa officinalis
Sammelgut: Blätter
Indikationen: nervliche Erschöpfung, Nervosität, Beklemmung, Übelkeit, Herzflimmern, Darmträgheit, Luftschlucken, Fieber, Zellulitis, Migräne
Sie alle kennen den seit 1611 von dem Barfüßerorden der Karmeliter hergestellten und weltberühmten »Melissengeist«, dessen Popularität im Laufe der Jahrhunderte stetig zugenommen hat. Das hat seinen Grund: Die therapeutische Wirkung dieser Arznei ist beachtlich. In den Melisse-Kapseln sind sämtliche Wirkstoffe der Pflanze enthalten. Bei Beklemmungen, Übelkeit und Schwindel wird sie Ihnen unschätzbare Dienste leisten, aber auch, »wenn die Nerven mit einem durchgehen« und sich das »auf den Darm schlägt«.
Dr. W. Bohn hat uns noch eine weitere, weniger bekannte Eigenschaft der Melisse verraten: Bei Frauen und jungen Mädchen tilge sie bereits im vorhinein jeden Anflug von schlechter Laune.

Minze, milde, Ährenminze, im Handel auch »Apfelminze«

Lateinischer Name: Mentha viridis
Sammelgut: Blätter
Indikationen: Magenkrämpfe, Magengeschwüre, Darmträgheit, Luftschlucken, Nervosität
Die milde Minze, weniger reich an ätherischen Ölen und Reizstoffen als ihre Verwandte, die Pfefferminze, beeinträchtigt keine homöopathische Behandlung.
Unersetzlich ist sie bei Sodbrennen, ja gar bei Magengeschwüren. Sie ist die verläßlichste Freundin Ihres Verdauungsapparats, da sie sanft auf ihn einwirkt und dennoch die Verdauung fördert.

Olivenbaum

Lateinischer Name: Olea europaea
Sammelgut: Blätter
Indikationen: Hypertonie, Diabetes, Vergiftung, Urämie, Plethora, Krampfadern, Hämorrhoiden, Leberbeschwerden
Zur Behandlung sämtlicher Störungen des arteriellen Kreislaufs sowie dessen Nebenerscheinungen, wobei es als besonders vorteilhaft angesehen werden muß, daß diese Pflanze keine dämpfende Wirkung auf das Herz hat und unbefristet angewendet werden kann, was sie zur Arznei par excellence macht. Auch bei Diabetes kann man sich auf sie verlassen, da sie die Funktion der Bauchspeicheldrüse verbessert und zu einer Senkung des Blutzuckergehalts beiträgt. Bei längerfristigen Kuren, zum Abbau der Hypertonie, kann man ihre Wirkung noch durch Steinklee-Kapseln ergänzen.

Pfefferkraut, Bohnenkraut

Lateinischer Name: Satureja montana
Sammelgut: Pflanze
Indikationen: Impotenz, Mattigkeit, Darmträgheit, Luftschlukken, Bronchitis, Asthma, Durchfall, Zellulitis, Eingeweidewürmer
Es stimuliert kolossal, dieses Pfefferkraut!
Wir wußten es bereits, da unsere Großeltern es uns gesagt hatten. Das genügte uns, und unsere Patienten, plötzlich wieder »kreuzfidel« dank seiner verblüffenden Wirkstoffe, bestärkten uns in diesem Glauben. Inzwischen sind durch wissenschaftliche Untersuchungen diese Auswirkungen bewiesen und erklärt worden. Wir fühlen uns erleichtert, denn nun ist unser Glaube behördlich abgesegnet!
Wissen Sie übrigens, daß das Tonikum Pfefferkraut außerdem ein natürliches Antibiotikum ist? Es vernichtet Staphylokokken, Streptokokken, Candidas und etliche andere Keime und Pilze. Machen Sie daher, sobald die Grippewelle anrollt, Ihre kleine

Pfefferkraut-Kur. Sie werden sich gerüstet fühlen, um sie zu bekämpfen.

Pfefferminze

Lateinischer Name: Mentha piperata
Sammelgut: Blätter
Indikationen: allgemeine Erschöpfung, Magendrücken, Darmträgheit, Luftschlucken, Darmgase, Schwindel, Impotenz, Leberbeschwerden
Die sehr anregend wirkende und an ätherischen Ölen reiche Pfefferminze eignet sich bei jeder Art von Mattigkeit, die durch Verdauungsstörungen hervorgerufen wurde. Sie beschleunigt den Gallenfluß, stimuliert die Leberfunktion und »reinigt die Eingeweide«. Wer sehr nervös ist, sollte ihr die milde Minze vorziehen. Die aufputschend wirkende Pfefferminze eignet sich nicht für nervöse Naturen.

Pinie, Föhre, Waldkiefer

Lateinischer Name: Pinus silvestris
Sammelgut: Maitriebe, junge Sprossen
Indikationen: Bronchitis, Asthma, Erkältung, Blasenkatarrh, Leberbeschwerden, Impotenz, Mattigkeit
Das kräftige Antiseptikum der Atemwege sollte im Winter zur Vorbeugung gegen Grippe und Erkältungen in Form von zwei bis drei Kapseln täglich genommen werden.
Sind Grippe oder Bronchitis bereits zum Ausbruch gelangt, nehme man sechs Kapseln täglich zusammen mit sechs Kapseln Borretsch.
Nicht genügend genutzt wird die Pinie bei Harnleiterentzündungen oder Leberreizungen. In diesen Fällen ist es empfehlenswert, sie mit Pflanzen zu koppeln, die auf diese spezielle Erkrankung einwirken (Heidekraut oder Artischocken). Die Pinie verleiht dem ganzen Organismus neue Spannkraft, was bei jeder Erkrankung erstrebenswert ist.

Pomeranze, Bitterorange

Lateinischer Name: Citrus amara
Sammelgut: Blätter
Indikationen: Nervosität, Müdigkeit, Darmträgheit, Luftschlukken, Beklemmung, Niedergeschlagenheit, geistige Erschöpfung, Gedächtnisschwund
Der aus China stammende Pomeranzen- oder Bitterorangenbaum ist viel älter als sein süße Apfelsinen tragender Vetter. Seine Wirkstoffe sind konzentrierter, doch vor allem sind Blätter und Blüten weitaus seltener durch Umwelteinwirkung vergiftet. Wir, die wir täglich im Einsatz sind, um gesunde Pflanzen »aufzustöbern«, können Ihnen versichern, daß es tausendmal leichter ist, gute Pomeranzen zu finden als auch nur annehmbare Orangenbäume.
Zögern Sie also nicht lange: Im Vergleich zu den Blättern des Orangenbaumes sind die der Pomeranze nicht nur wirksamer, sondern auch seltener mit Toxinen belastet.

Quecke

Lateinischer Name: Agropyrum repens
Sammelgut: Wurzel
Indikationen: Rheumatismus, Arthritis, Leberleiden, Zellulitis, Harnsäure, Nierensteine, Gicht, Ödeme, Luftschlucken
Ihr französischer Name »Hundezahn« (wie auch das deutsche »Hundsgras«, Anm. d. Ü.) erklärt sich daher, daß Hunde, wenn ihnen übel ist, Quecke fressen. Ihr Instinkt trügt nicht, denn die Quecke ist tatsächlich das Entschlackungsmittel par excellence. Man nutze sie für dreiwöchige Kuren im Frühling oder Herbst, und zwar in Verbindung mit anderen, für den speziellen Fall ausgewählten Pflanzen mit ebenfalls blutreinigender und entschlackender Wirkung.

Quendel, Sand-Thymian

Lateinischer Name: Thymus serpyllum
Sammelgut: Pflanze
Indikationen: Müdigkeit, nervliche Erschöpfung, Streß, Bronchitis, Dickdarmentzündung, Beklemmung, Rheumatismus, Verstopfung (aufgrund von Darmatonie)
Der Quendel, eine besondere Art des wilden Thymian, ist diesem allerdings überlegen, wenn Beschwerden infolge von Erkältung zu behandeln sind: Bronchitis, Stirnhöhlenkatarrh, Gliederschmerzen, Frösteln, Angina und Husten. Dank seiner krampfhemmenden Wirkung ist er zudem eine hervorragende Arznei für Asthmaanfälle nervöser Naturen.
Wir empfehlen ihn allen, die unter Beklemmungen oder Mattigkeit leiden und deprimiert sind. Denn er verleiht neue Kraft und vertreibt trübe Gedanken.

Rettich, schwarzer

Lateinischer Name: Raphanus sativus
Sammelgut: Wurzel
Indikationen: Leberleiden, Trägheit der Gallenblase oder des Darms, Verstopfung, Dermatosen, Übelkeit, Bronchitis, Asthma
Ideal ist der schwarze Rettich zur Stimulierung der Leber und Reinigung der Gallenblase. Er fördert die Nierenfunktionen und befreit dadurch den Organismus von den durch Streß und Müdigkeit angehäuften Toxinen.
Jedes Jahr bei Frühlingsbeginn sollten Sie als erstes eine Rettichkur machen, in Form von Kapseln oder mit Ampullen von frischem Saft. Für welche der beiden Methoden Sie sich auch entscheiden, der schwarze Rettich wird Sie nach der Trägheit des Winters wieder »aufmöbeln«. Und um gesund zu bleiben, brauchen Sie nur den Rat unserer Großeltern zu befolgen: man reinigt Leber und Blut im Frühling, Nieren und Blut im Herbst. In allen Fällen wird der schwarze Rettich ein wertvoller, wenn nicht gar unentbehrlicher Helfer sein.

Rosmarin

Lateinischer Name: Rosmarinus officinalis
Sammelgut: Blätter
Indikationen: Müdigkeit, Impotenz, Frigidität, Arterienentzündung, Trägheit der Gallenblase, Leberleiden, Migräne, Schwindel, Asthma, Hypotonie, schmerzhafte Menstruation, langwierige Verdauung
Rosmarin ist das Tonikum par excellence! Es peitscht den Organismus auf und zeigt eine Langzeitwirkung, da es die Assimilation der Nahrungsmittel fördert, indem es die Leberfunktion anregt, außerdem den arteriellen Kreislauf beschleunigt, wodurch neues Blut zugeführt wird, das unsere Zellen so nötig brauchen, um sich zu regenerieren.

Salbei

Lateinischer Name: Salvia officinalis
Sammelgut: Blätter
Indikationen: Impotenz, Müdigkeit, Fettleibigkeit, Zellulitis, Diabetes, Fieber, Bronchitis, unregelmäßige Menstruation, Nervosität, Schweißausbrüche
Welches Problem Sie auch haben mögen, der Salbei wird Ihnen helfen, damit fertig zu werden. Er unterstützt Ihren Organismus, indem er auf endokrine Drüsen und Nerven ausgleichend wirkt. Diese beiden sind nämlich eng miteinander verknüpft. Im Grunde ist der Salbei der engste Freund Ihres »Zentralcomputers«, des »großen Sympathikus«, der alles steuert.
Alle Frauen mit Zyklusstörungen, unregelmäßiger oder ungenügender Regel, werden mit einer Salbei-Behandlung Besserung erfahren. Alle abgespannten und nervösen Menschen, die nur noch unregelmäßig oder kaum mehr sexuellen Appetit empfinden, sollten ihm vertrauen. Im Mittelalter hochgepriesen, so daß er in den Klostergärten einen Ehrenplatz einnahm, wird Salbei für uns alle in zunehmendem Maße schier unentbehrlich zur Bewältigung von Streß und Müdigkeit.

Schneckenklee, Futterluzerne

Lateinischer Name: Medicago sativa
Sammelgut: ganze Pflanze
Indikationen: Fettleibigkeit, Zellulitis, Mattigkeit, rheumatische Ödeme, Haarausfall
Die Luzerne ist die unentbehrliche Ergänzung der Abmagerungskuren. Durch ihren Reichtum an Proteinen, an Stickstoff, an Kohlenhydraten, an Aminosäuren (Arginin, Lysin, Histidin), Karotin, Magnesiumoxid, Vitamin A, C und E wird sie Ihnen helfen, ohne Müdigkeit, ohne Mangelerscheinungen und vor allem gutgelaunt abzunehmen.

Silberweide

Lateinischer Name: Salix alba
Sammelgut: Blätter
Indikationen: Migräne, Rheumatismus, Muskelschmerzen, Fieber, Neuralgien, Beklemmungen, Angstzustände, schmerzhafte Regelblutungen, Nervosität
Die Silberweide, die in der Antike »Schmerzbaum« genannt wurde, trägt diesen Namen zu Recht. Denn sie beruhigt die Schmerzen, welche Ursache sie auch immer haben mögen. Bei Migräne erzielt man eine optimale Wirkung, indem man sie mit Kamille koppelt: je zwei Kapseln gleichzeitig morgens, mittags und abends vor den Mahlzeiten.

Spirulina (s. Alge, mexikanische)

Stechwinde (Salsaparille)

Lateinischer Name: Smilax salsaparilla
Sammelgut: Wurzel
Indikationen: Dermatosen, Rheumatismus, Herpes, Asthma, Gicht, Vergiftung, Nierenentzündung
Da sie jene Toxine, die durch die Haut ausgeschieden werden, ausschwemmt, kann die Salsaparille auch wirkungsvoll gegen

Herpes eingesetzt werden. Doch um die Narbenbildung zu beschleunigen, empfehlen wir sie auch zu äußerlicher Anwendung: Öffnen Sie eine Kapsel und bepudern Sie die infizierte Stelle drei- bis viermal pro Tag – ein fabelhaftes Mittel, um beispielsweise ein Bläschen am Mund schnell zu heilen.

Steinklee

Lateinischer Name: Melilotus officinalis
Sammelgut: Pflanze
Indikationen: Schlaflosigkeit, Beklemmung, Herzstolpern, Verkrampfungen des Plexus solaris, Melancholie, Klimakterium, Hypertonie, Venenentzündung, Plethora
Der Steinklee ist die wirksamste Pflanze, um Kindern, alten Menschen, ängstlichen und depressiven Naturen zu einem erholsamen Schlaf zu verhelfen.
Er ist die ideale Arznei bei Kreislaufstörungen und Melancholie in den Wechseljahren.
Hervorragend ist seine beruhigende Wirkung auf das vegetative Nervensystem. Wegen seiner blutverdünnenden Wirkung darf er jedoch nicht vor Operationen genommen werden.

Stiefmütterchen, wildes

Lateinischer Name: Viola tricolor
Sammelgut: Blätter
Indikationen: Dermatosen, Akne, Schuppenflechte, Ekzeme, Verstopfung, Vergiftung, Krampfadergeschwüre, Dickdarmentzündung, Hämorrhoiden, Venenentzündung, Rheumatismus, Nervosität
Keine Akne-Behandlung wird Erfolg bringen ohne das wilde Stiefmütterchen. Bei allen Hauterkrankungen, ungeachtet ihrer Ursache, wirkt es wohltuend.
Daß es außerdem ein sehr mildes Abführmittel ist, wird allzu leicht vergessen. Häufig bringt es gerade da Erfolg, wo alles andere versagt hat, insbesondere in Fällen, wo Verstopfung und Dickdarmentzündung gekoppelt auftreten.

Taigawurzel oder Eleutherokokkus

Lateinischer Name: Eleutherococcus senticosus maximus
Sammelgut: Wurzel
Indikationen: Müdigkeit, Impotenz, Gedächtnisschwund, Nervosität
Die Taigawurzel stammt aus Rußland, wo man sie als Tonikum für das Allgemeinbefinden noch höher einschätzt als den Ginseng. Abgesehen von der eigentlichen Wirkung der Pflanze, dürfte diese Einschätzung auch darauf zurückzuführen sein, daß der Ihnen in Kapseln angepriesene Ginseng häufig nur mehr entfernte Ähnlichkeit hat mit der Wurzel gleichen Namens. Die Mode machte ihn zur Wunderdroge, so daß die Produktion, die darauf nicht eingestellt war, nicht mehr folgen konnte. Daher bieten etliche, nicht gerade von Skrupeln geplagte Erzeuger, Wurzeln an, die mehr als merkwürdig sind. Doch sündteuer sind sie immer!
Entscheiden Sie sich daher für den Eleutherokokkus, dessen Herkunft und Resultate verbürgt sind.

Taubnessel, weiße

Lateinischer Name: Lamium album
Sammelgut: Pflanze
Indikationen: Blasenkatarrh, Dünndarmentzündung, Ausfluß, Endometriose, Prostatabeschwerden, gestörter Regelzyklus, Krampfadern, Dickdarmentzündung
Die kräftigende und zusammenziehende Taubnessel wirkt sich besonders günstig auf den Uterus aus, vor allem bei schmerzhaften oder zu starken Regelblutungen. Ihre Wirkung erstreckt sich allerdings auch auf alle venösen Kreislaufstörungen sowohl beim Mann als auch bei der Frau.
Erfolgversprechend ist sie auch bei Harnleiterproblemen alter Männer.

Teufelskralle

Lateinischer Name: Harpagophytum procumbens
Sammelgut: Wurzel
Indikationen: Arthritis, Gicht, Verstopfung, Vergiftungserscheinungen, Dermatosen, Ekzeme, Schuppenflechte
Die berühmte Teufelskralle aus Südafrika, wo ihre gefürchteten Krallen unter den Schafherden immer wieder Verheerungen anrichten, ist geradezu ein Wohltäter für Rheumaleidende. Wenn sie dort die armen Schafe zum Tod durch Verdursten verurteilt, weil sie sich in ihre Füße bohrt und sie am Weitergehen hindert, so übt sie auf Ihre Füße eine ausschließlich wohltuende Wirkung aus. Sie wird Sie garantiert wieder »auf Trab bringen«, all Ihre Gelenke, vor allem die Ihrer Wirbelsäule »schmieren«.
Wer einen labilen Darm hat, sollte sich allerdings vor ihr hüten, denn sie kann auch Dickdarmentzündung und Durchfall auslösen.

Thymian

Lateinischer Name: Thymus vulgaris
Sammelgut: Blätter
Indikationen: Abgespanntheit, Bronchitis, Asthma, Zellulitis, träge Verdauung, schmerzhafte Regelblutungen, Husten, Erkältung, Dickdarmentzündung, Verstopfung (durch Reizung)
Noch eine Pflanze, die seit Jahrtausenden bewiesen hat, was sie kann!
Sie heizt den Organismus auf, setzt den Motor wieder in Bewegung, bringt den Verdauungsapparat in Schwung, kräftigt die Lunge und verbessert die Nierenfunktion.
Eine Wunderdroge? Wenn wir den »Altvorderen« Glauben schenken, vor allem der berühmten Äbtissin Sankt Hildegard und dem heiligen Albertus Magnus, dann ist der Thymian derartig kräftigend, derartig leistungsfähig, derartig anstachelnd, daß er selbst Lähmungen heilen könnte!

Geben wir uns keinen Wunschträumen hin, doch merken wir uns eines: Der Thymian ist die beste Pflanze gegen Müdigkeit.

Verbene, duftende

Lateinischer Name: Lippia citriodora
Sammelgut: Blätter
Indikationen: Nervosität, Darmträgheit, Müdigkeit, Leberbeschwerden, Trägheit der Gallenblase, Migräne, Schlaflosigkeit, unregelmäßige Regelblutungen
»Das Kraut gegen alle Beschwerden«, wie die Apotheker früherer Zeiten es nannten, ist wirklich eine wunderbare Pflanze. Dank der Vielzahl seiner Wirkstoffe läßt es sich einsetzen zur Entschlackung und Entwässerung, zur Verdauung und für die Durchblutung.
Sie werden bestimmt Erfolg erzielen, wenn Sie es verwenden gegen Fieber, Vergiftung und Verdauungsbeschwerden jeglicher Ursache.

Wacholder

Lateinischer Name: Juniperus communis
Sammelgut: Beeren
Indikationen: Müdigkeit, Rheumatismus, Migräne, Blasenkatarrh, Diabetes, Nierensteine, Gicht, Zellulitis, schmerzhafte Regelblutungen, Vergiftung, Ausfluß
Dieses blutreinigende Antisepticum, das großartige Ergebnisse erzielt, wird seit der Antike genutzt. Ein böhmisches Volksrezept macht aus den Wacholderbeeren die herrlichste Arznei gegen Rheumatismus (6 kg Beeren auf die Hälfte einkochen lassen).
Eine der einfachsten und wirksamsten Herbstkuren besteht darin, daß man zwanzig Tage lang Wacholderbeeren kaut, und zwar in folgendem Rhythmus: 1. Tag: eine Beere; 2. Tag: zwei Beeren; 3. Tag: drei Beeren – und dies so lange, bis es progressiv wieder abwärts geht: 11. Tag: neun Beeren; 12. Tag: acht Beeren usw. Die Volksweisheit beteuert, eine derartige Kur, einmal im Jahr gemacht, garantiere langes Leben.

Wein, roter

Lateinischer Name: Vitis vinifera
Sammelgut: Blätter
Indikationen: Krampfadern, Hämorrhoiden, Hitzewellen, Wechseljahrbeschwerden, Ödeme, Rotfinnen, Fettleibigkeit, Zellulitis
Die Blätter vom roten Wein kräftigen die Veneninnenseite und die Kapillargefäße. Sie haben eine deutlich stimulierende Wirkung auf den Blutrückstrom.
Frauen in den Wechseljahren ersparen sie Hitzewallungen, Krampfadern und Hämorrhoiden.
Erfolgversprechend ist ihre Anwendung bei Fettleibigkeit und Zellulitis in Verbindung mit schwarzer Johannisbeere, Wiesengeißbart und mexikanischer Alge.

Weißdorn

Lateinischer Name: Crataegus oxyacantha
Sammelgut: Blüten
Indikationen: Herzstolpern, Klimakterium, arterielle Hypertonie, Angstzustände, Nervosität, Schlaflosigkeit, Hitzewallungen, Ödeme, Nierensteine, Müdigkeit, Arteriosklerose, Durchfall nervöser Ursache, neurovegetative Dystonie
Die Weißdornblüte ist in diesem Zeitalter des Streß besonders wohltuend und hilfreich. Hervorzuheben ist besonders ihre regulierende Wirkung auf das vegetative Nervensystem (den »großen Sympathikus«). In der Antike nannte man den Weißdorn »Edeldorn«, Ausdruck höchster Verehrung. Im elften Jahrhundert rühmte Pietro Crescenzi den Weißdorn als ideales Mittel zur Bekämpfung von Vergiftungen jeglicher Art und insbesondere von Gicht. Louise Bourgeois, die Hebamme der Maria de Medici, verabreichte ihn dem gesamten Hofstaat, wobei sie beteuerte, Weißdorn sei in der Lage, Blasensteine aufzulösen.
Wohltuend ist er in jedem Fall.
Seine Wirkung auf das Herz wurde zu Beginn des Jahrhunderts

von amerikanischen Forschern unbestreitbar bewiesen. Alle anschließenden wissenschaftlichen Untersuchungen haben dies bestätigt.

Wiesengeißbart, Mä(h)desüß

Lateinischer Name: Spiraea ulmaria
Sammelgut: Pflanze
Indikationen: Rheumatismus, Zellulitis, Arthritis, Muskelschmerzen, Ödeme, Fieber, Klimakterium, Trägheit der Gallenblase
Der Wiesengeißbart muß bei jeder Behandlung von Rheumatismus und Zellulitis eingesetzt werden. Sollte diese Pflanze im empfohlenen Tee-Rezept nicht vorkommen, nehmen Sie täglich vier bis sechs Kapseln Pflanzenpulver, um die Wirkung des Kräutertees zu steigern.
Wir raten allen Rheumatikern, zweimal jährlich, möglichst im Frühjahr und im Herbst, eine dreiwöchige Vorbeugungskur zu machen. Dabei ist es ratsam, den Geißbart mit solchen Pflanzen zu koppeln, die eine giftausschwemmende Wirkung haben.

Ysop

Lateinischer Name: Hyssopus officinalis
Sammelgut: ganze Pflanze
Indikationen: Nervosität, Schlaflosigkeit, nervliche Erschöpfung, Bronchitis, Sinusitis, Asthma, Rheumatismus, Darmträgheit, Luftschlucken.
Ysop ist die Arzneipflanze par excellence bei chronischer Bronchitis und Asthma. Optimal wirksam ist sie in der Koppelung mit Fenchel und Klette.
Nutzen Sie sie auch bei Müdigkeit, verbunden mit Appetitmangel und abfallendem arteriellem Blutdruck.

Zitronellgras, Citronelle

Lateinischer Name: Cymbopogon citratus
Sammelgut: ganze Pflanze

Indikationen: Darmträgheit, Schweißausbrüche, Luftschlucken, nervliche Erschöpfung, Migräne, Nervosität

Aus Südamerika stammend, wurde es erst gegen Ende des 18. Jahrhunderts in Europa eingeführt und bekannt. Doch welchen Ruhm hat es sich schon erworben in so kurzer Zeit!

Ohne Kontraindikation darf die Citronelle in all Ihren Kräutertees vorhanden sein.

Wenn Sie ein paar Pfunde abnehmen wollen, muß sie sogar hinein. Daß wir ein Faible für die Citronelle im Aufgußtee haben, dürften Sie schon gemerkt haben. Wir finden den Geschmack einfach herrlich.

Damit soll ihre Wirksamkeit in Kapselform absolut nicht geschmälert werden!

— 9 —
DIE ERGÄNZUNGSNÄHRSTOFFE

Man darf sie nicht mehr ignorieren, denn wir können nicht auf sie verzichten.

Der Lebensrhythmus, der Streß und vor allem die immer schlechter werdende Qualität unserer Nahrungsmittel zwingen uns mittlerweile, sofern wir gesund bleiben wollen, ständig an die Notwendigkeit einer ausgewogenen Ernährung zu denken.

Immer wieder haben wir lautstark gewarnt vor dem maßlosen Einsatz von chemischen Dünge- und Unkrautvernichtungsmitteln, vor der Ungeheuerlichkeit dieser Kälberzuchtanstalten und Legebatterien, vor diesen Verkaufsmethoden, die Ihnen zwar das Gewicht der Produkte nennen, nicht aber deren Qualität und auch nicht jene absolut unentbehrlichen Substanzen, die in der Pflanzen- und Tierwelt sich erst nach einer Weile heranbilden: die Vitamine, die Spurenelemente, die essentiellen Aminosäuren und die Mineralsalze. Fehlen sie, sind Ihre Nahrungsmittel leblos, sind sie tote Substanzen, geeignet zwar, Sie dick zu machen, aber ohne Ihnen Energie zu spenden.

Sehen Sie sich nur einmal die horrende Zahl von Übergewichtigen in den USA an. Die Amerikaner haben es begriffen, doch ein Zurück ist ihnen leider verwehrt. Die internationalen Lebensmittelkonzerne denken nur an den Profit. Doch um ihre Ernährung zu verbessern und in Form zu bleiben, schlucken die Amerikaner in zunehmendem Maße Ergänzungsnährstoffe.

Algen/Schwarze-Johannisbeeren-Komplex

Zusammensetzung: Meeralgen, Phytoplankton, schwarze Johannisbeeren, Rhabarber, Weizenkeimpulver, Magnesium

Dosierung: zwei bis drei Pastillen vor den drei Mahlzeiten
Indikationen: Fettleibigkeit, Zellulitis, Verstopfung, Müdigkeit, endokrine Störung, Rheumatismus
Als Ergänzung der Nahrung bei Schlankheitskuren. Führt zu vermehrter Ausscheidung der Toxine und fördert gleichzeitig den Stoffwechsel.
Die von dieser Ergänzungskost hervorgerufene vermehrte Ausscheidung kann in den ersten drei Tagen zu einem leichten befreienden Durchfall führen. Doch dies ist kein Grund zur Beunruhigung. Kontraindiziert ist dieser Komplex einzig und allein bei Hypertonie und Schilddrüsenüberfunktion.
Holen Sie die Meinung Ihres Hausarztes ein.

Ananas-Komplex

Zusammensetzung: Ananasextrakt, Papayaextrakt, Malz, Zichorie, Weizenkeimpulver, Magnesium
Dosierung: drei Pastillen zu den zwei Hauptmahlzeiten
Indikationen: Fettleibigkeit, Luftschlucken, Verstopfung, Gasansammlung im Grimmdarm, Diabetes, Mattigkeit, träge Verdauung
Die Mischung von Ananas- und Papayapulver garantiert all jenen, deren Gewichtszunahme mit einer schlechten Assimilation von Fetten zusammenhängt, einen tatsächlich schlankmachenden Effekt.
Wer Fette schlecht »verbrennt«, hortet sie, wird dick und fühlt sich gleichzeitig müde. Für unsere Vitalität sind die Lipide unentbehrlich, doch in diesem Fall nützt keine Hungerdiät. Der Fettstoffwechsel muß verbessert werden, und gleichzeitig benötigen Sie ein vielfaches an Aminosäuren, Spurenelementen und Vitaminen, die Sie in dieser Ergänzungsnahrung finden werden.

Artischockensaft

Zusammensetzung: Mazerat aus Artischockenblättern
Dosierung: eine Ampulle morgens auf nüchternen Magen

Indikationen: Leberleiden, Luftschlucken, Krampfadern, Verstopfung, träge Verdauung, Hypertonie
Der Artischockensaft, hervorragend geeignet zur Leber-Drainage, ist ganz besonders indiziert bei Verstopfung, Luftschlukken, träger Verdauung und Krampfadern.

Aufbaukomplex

Zusammensetzung: gekeimter Weizen, Pollen, Bockshornklee, Meeralgen, Naturhefe, Petersilie, Sojalezithin, Fischmilchkonzentrat, Weizenkeimpulver, Magnesium
Dosierung: drei bis vier Pastillen während der drei Mahlzeiten
Indikationen: Spasmophilie, Streß, Müdigkeit, Nervosität, Beklemmungen, Kalkmangel, Arthrose, Muskelkrämpfe
Dieser Komplex enthält sämtliche Spurenelemente, die Sie brauchen, um dem Wahnsinnsrhythmus des modernen Lebens standzuhalten. Wenn Sie Streß, Spasmophilie, Mattigkeit, Niedergeschlagenheit vermeiden wollen, sollten Sie regelmäßige Kuranwendungen mit dem Aufbaukomplex machen. Er sorgt für Ausgewogenheit in Ihrer Ernährung und beseitigt somit »Leichenbittermienen«.
Vergessen Sie jedoch nicht, daß eine an Getreideprodukten, Obst und Gemüsen arme und an Fleisch und Zucker überreiche Ernährung nicht auf Dauer ausgeglichen werden kann. Eine Ergänzungskost vermag gelegentliche Mangelzustände zu beheben, doch wenn dies ein Dauerzustand ist, wird Ihr Organismus nicht endlos standhalten können. Da hilft auch die beste Aufbaunahrung nichts.

Austernschale (Kapsel)

Zusammensetzung: feinstpulverisierte Austernschale
Dosierung: vier bis sechs Kapseln pro Tag
Indikationen: Spasmophilie, Streß, Nervosität, Muskelkrämpfe, Beklemmungen, Rheumatismus, Arthrose

Die Apotheker vergangener Zeiten, speziell im Mittelalter, pflegten Rheumatikern und übernervösen Patienten ein Zauberpülverchen zu verabreichen. Drei bis vier »Messerspitzen voll« sollten Sie täglich davon nehmen. Das Rezept fanden wir in einem Buch aus dem Jahre 1610:

- man nehme den hohlen Teil einer Auster,
- wasche und bürste ihn sorgfältig,
- trockne ihn in einem heißen Ofen,
- zerreibe ihn in einem Mörser zu einem ganz feinen Pulver.

Dank den Analysen der Wissenschaftler kennen wir nun auch den Grund: das Austernschalenpulver enthält sämtliche Spurenelemente, die unser Körper benötigt. Vor allem Magnesium und Kalzium, die zur Remineralisierung unseres Organismus unerläßlich und bei Spasmophilie überaus nützlich sind.

Bierhefe (Kapseln und Pulver)

Zusammensetzung: Bierhefe
Dosierung: zwei bis sechs Kapseln oder einen Kaffeelöffel voll, täglich
Indikationen: Dermatosen, Furunkulose, Blasenkatarrh, Kolibakterieninfektion, Darminfektion, Antibiotikabehandlung, Abmagerungskur, Mattigkeit, trockene Haut
Die an Vitamin B, PP, D und C, Spurenelementen und essentiellen Aminosäuren reiche Bierhefe ist während und nach einer Antibiotikabehandlung unerläßlich zur Wiederherstellung der Darmflora. Während einer Schlankheitsdiät sorgt sie für ausgewogene Ernährung und erspart Ihnen Müdigkeit und das Austrocknen der Haut. Die Bierhefe ist für die Schönheit der Haut sehr nützlich. Mit ihrer Hilfe werden Sie strahlender aussehen, schöner sein.
Bei Dermatosen (Akne, Furunkulose) ist sie die unerläßliche Ergänzung zu Ihrer Pflanzenbehandlung.

Birkensaft

Zusammensetzung: fermentiertes Mazerat aus Birkenblättern
Dosierung: ein bis zwei Ampullen pro Tag zwischen den Mahlzeiten
Indikationen: Rheumatismus, Arthritis, Vergiftung, Dermatosen, Dickleibigkeit, Schweißausbrüche
Birkensaft ist eines der besten Mittel zur Drainage des Organismus. Wie er die Nieren durchspült und das Blut reinigt, ist beachtlich. Diese Eigenschaft macht ihn unentbehrlich in Ihrer Herbstkur und immer dann, wenn Sie meinen, Ihre Gelenke seien »eingerostet«.

DNS/Multiaminosäuren-Komplex

Zusammensetzung: DNS (Desoxyribonukleinsäure), Aminosäuren natürlichen Ursprungs (Proteine), Weizenkeimöl, Bienenwachs
Dosierung: zwei bis drei Kapseln während der drei Mahlzeiten
Indikationen: Müdigkeit, Gedächtnisschwund, Haarausfall, Impotenz, Falten, matte Haut, trockene Haut, Streß
Ihre Zellen brauchen unbedingt DNS, um sich zu regenerieren. Forschern ist es gelungen, aus Fischmilch absolut reine DNS zu extrahieren. Was die Aminosäuren anbetrifft, so handelt es sich um Substanzen, die in winzigen Mengen im Organismus vorhanden sind, von denen aber das Leben Ihrer Zellen abhängt. Jede Zelle benötigt ihren spezifischen Cocktail aus essentiellen Aminosäuren.
Der besagte Komplex in Kapselform enthält außer der so überaus wertvollen DNS die folgenden Aminosäuren: Asparaginsäure, Threonin, Glutaminsäure, Prolin, Glycin, Alanin, Valin, Cystein, Methionin, Isoleucin, Leucin, Tyrosin, Phenylalanin, Ornithin, Lysin, Histidin, Arginin u. a.
Mit Bienenwachs verkapselt, wodurch eine Retardwirkung erzielt wird, ist dieser Komplex die ideale Ergänzungsnahrung für den modernen und aktiven Menschen.

DNS/Vitamin-A- und D-Komplex

Zusammensetzung: DNS (Desoxyribonukleinsäure), Fischlebertran, Bienenwachs, Vitamin A, Vitamin D
Dosierung: zwei bis drei Kapseln während oder nach den drei Mahlzeiten
Indikationen: trockene Haut, Falten, Haarausfall, Spasmophilie, Streß, Müdigkeit, Juckreiz, Rheumatismus
Diese für die Schönheit der Haut ideale Ergänzungsnahrung wird Ihnen auch im Kampf gegen Falten und das Austrocknen der Epidermis beistehen, indem sie die Erneuerung der Keimschicht der Unterhaut anregt. Sie werden auch besser braun, wenn Sie so klug sind, vor dem Sonnenbad im Winter und Sommer eine Kur zu machen, die gleichzeitig dafür sorgt, daß die Bräunung länger anhält.
Wer zu Ekzemen und Schuppen neigt, sollte durch Zufuhr von DNS sowie den Vitaminen A und D für eine ausgewogene Ernährung sorgen. Vergessen Sie nicht, daß Vitamin D zur Speicherung von Kalzium unerläßlich ist. Das sollten Sie auch bedenken, wenn Sie zu Spasmophilie neigen.
Wenn Ihre Haare stumpf und brüchig sind oder gar ausfallen, können Sie durch die Zufuhr von DNS und den Vitaminen A und D dazu beitragen, daß die Haarzwiebel angeregt und regeneriert wird. Wenn Sie sich auf Dauer eine volle Haarpracht ersehnen, dann sorgen Sie dafür, daß Ihre Nahrung stets reichlich Vitamin A und D enthält.

DNS/Vitamin-C-Komplex

Zusammensetzung: DNS (Desoxyribonukleinsäure), Hagebuttenkonzentrat, Getreidekeimöl, Bienenwachs, Vitamin C
Dosierung: zwei bis drei Kapseln vor dem Frühstück und Mittagessen
Indikationen: Müdigkeit, Streß, Impotenz, Erkältung, Anämie, Zahnfleischentzündung, Sinusitis, Blasenkatarrh
Die aus Fischmilchextrakt gewonnene DNS wird hier ergänzt durch einen an natürlichem Vitamin C besonders reichen Hage-

buttenextrakt sowie durch Weizenkeimöl, dessen Gehalt an essentiellen Aminosäuren sich besonders günstig auswirken wird, wenn man sich »ausgepumpt« fühlt, Potenzschwäche feststellt, Examina oder andere große Anstrengungen vor sich hat.

DNS/Vitamin-F- und E-Komplex

Zusammensetzung: DNS (Desoxyribonukleinsäure), Weizenkeimöl, Öl aus gekeimtem Getreide, Bienenwachs, Vitamin E, Vitamin F
Dosierung: zwei bis drei Pastillen während der drei Mahlzeiten
Indikationen: Frigidität, Haarausfall, glanzlose Haut, Bettnässen, Krampfadern, Hämorrhoiden, Rotfinnen, Impotenz, Sehschwäche
Das Vitamin für Fruchtbarkeit, für nervliche Belastbarkeit, für Spannkraft im Haar reguliert ebenfalls den Feuchtigkeitsgehalt Ihrer Haut. Wenn Sie einen Mangel an Vitamin F haben, ist jede Feuchtigkeitscreme nutzlos, denn sie bleibt ohne Wirkung. Ihre Haut wirkt schlaff, ausgetrocknet, und mit der Libido ist's auch nicht weit her? Dann sorgen Sie schleunigst für eine ausgewogenere Ernährung: Eine dreiwöchige Einnahme des DNS/Vitamin-F- und E-Komplexes wird Ihnen neue Freude am Leben schenken und Sie wieder zum Lächeln bringen.

Eisen-Komplex

Zusammensetzung: Petersilie, Spinat, Bockshornklee, pulverisierte Weizenkeime, Magnesium
Dosierung: zwei Pastillen vor den Hauptmahlzeiten
Indikationen: Mattigkeit, Anämie, Vergiftung, Fieber
Da er zusammengesetzt ist aus Pflanzen, die viel Eisen enthalten, hilft er Ihren roten Blutkörperchen, sich zu erneuern, doch vor allem Ihrem Organismus, die Toxine auszuscheiden. Ideal in Zeiten von Anämie und Mattigkeit. Vor allem nach den Genüssen des Sommers und der Festtage am Jahresende. Sobald Sie spüren, daß Mattigkeit Sie überfällt, gönnen Sie Ihrem Organismus diese entschlackende und »aufmöbelnde« Kur.

Der Eisenkomplex kann Ihnen helfen, zwei bis drei Kilo loszuwerden und neue Energie zu tanken.
Wenn Sie im Winter anfällig sind für Grippe oder Angina, gönnen Sie sich einfach eine Vorbeugungskur mit vier Pastillen pro Tag. Haben Sie zu spät damit begonnen, nehmen Sie sechs bis acht Pastillen täglich beim ersten Anzeichen von Fieber oder Magenverstimmung.

Eiweiß-Komplex

Zusammensetzung: gekeimter Weizen, Soja, Naturhefe, Molke, Pollen
Dosierung: zwei bis vier Pastillen während der Hauptmahlzeiten
Indikationen: Müdigkeit, sportliche Leistungen, Impotenz
Beim Wintersport, zum Neubeginn mit Aerobic, während der Tennisturniere, wann auch immer eine sportliche Leistung von Ihnen gefordert wird, müssen Sie Ihre tägliche Nahrungsration mit natürlichem Eiweiß anreichern. Dann werden Sie Müdigkeit und Muskelkrämpfe weniger spüren und Ihre Neigung zu Sehnenentzündungen und anderen Überdehnungserscheinungen wird nachlassen.
Außerdem werden Sie schnell spüren, daß Sie ungleich dynamischer und längst nicht mehr so müde sind, und bald werden Sie nach solchen Eiweiß-Kuren geradezu lechzen.
Auch bei Abmagerungskuren sollten Sie daran denken: Sie werden die Müdigkeit weniger spüren und keinen Mineralsalzverlust erleiden.

Hefe-Komplex, mit Vitaminen angereichert

Zusammensetzung: vitaminangereicherte Hefe, Molkeextrakt mit einem Höchstmaß an Proteinen
Dosierung: drei bis vier Pastillen zu den Mahlzeiten
Indikationen: trockene Haut, Falten, Dermatosen, Dickdarmentzündung, Verstopfung, Erbrechen (Schwangerschaft), Appetitlosigkeit, Diabetes, Müdigkeit, nervliche Erschöpfung, Nervosität

Durch die mit Vitaminen angereicherte Hefe wird die Erneuerung der Darmflora verbessert und die Verdauung angeregt. Unerläßlich ist eine Hefekur bei einer Behandlung mit Antibiotika.
Diese an Proteinen, essentiellen Aminosäuren, Vitaminen B, PP, D und Spurenelementen überaus reiche Ergänzungskost ist für all jene unentbehrlich, die auf eine strahlende und geschmeidige Haut Wert legen. Sie beugt auch der Faltenbildung vor.
Die Zufuhr von vitaminangereicherter Hefe verhindert bei Schlankheitskuren Müdigkeit und mögliche Auswirkungen auf die Haut.

Linden-Komplex

Zusammensetzung: Lindenkonzentrat, Hornkleekonzentrat, Orangenblüten
Dosierung: zwei bis vier Kaffeelöffel täglich in etwas lauwarmem Wasser oder – besser noch – in einem Beruhigungstee
Indikationen: Nervosität, Schlaflosigkeit bei Kindern, nächtliches Herzklopfen, Beklemmungen, Angstzustände
Dieses ideale Beruhigungsmittel für Kinder und alte Leute wird dank seiner milden Wirkung all jenen, die an chronischen Angstzuständen leiden, eine Hilfe sein: Sie werden sich langsam entspannen und sich wohler fühlen in ihrer Haut. Es handelt sich hierbei nicht um ein Schlafmittel, sondern um einen Komplex mit ausgleichender Wirkung auf den »großen Sympathikus«. Sie dürfen ihn auch unbesorgt regelmäßig einnehmen, da keinerlei Gewöhnungs- oder Vergiftungsrisiko besteht.
Das leicht süßlich und köstlich schmeckende Granulat läßt sich in Ihrem Beruhigungstee mühelos auflösen.

Magnesium/Vitamin-D-Komplex

Zusammensetzung: Blattang, Bockshornklee, pulverisierte Austernschale, Petersilie, Kresse, Weizenkeimpulver, Magnesium
Dosierung: drei bis vier Pastillen zu den Hauptmahlzeiten

Indikationen: Spasmophilie, Kalkmangel, Rheumatismus, Mattigkeit, Gedächtnisschwund, Arthrose, Streß, Zellulitis
Damit Sie mehr Kalzium speichern, enthält dieser Komplex Vitamin D und Magnesium, beide unentbehrlich für den Kalziumstoffwechsel. Etwas Wirksameres gibt es nicht, um Ihren Zellen das Speichern dieses so wertvollen Spurenelements zu erleichtern.
Das Weizenkeimkonzentrat enthält Spurenelemente, die diese Wirkung vervollständigen und verstärken.
Das Austernschalenpulver mit seinem hohen Magnesium- und Kalziumgehalt liefert zusätzlich sämtliche 69 Spurenelemente, die Ihr Organismus benötigt, um Höchstleistungen zu vollbringen.
Kalzium, Magnesium, Vitamin D, Kieselerde, Spurenelemente *in einem Komplex* – etwas besseres gegen Spasmophilie soll man uns erst einmal zeigen!

Multivitamin-Komplex

Zusammensetzung: natürliches Karotten-Extrakt, Bierhefe-Konzentrat, zerkleinerte Hagebutten, Getreidekeimöl, Bienenwachs
Dosierung: drei Kapseln vor dem Frühstück und Mittagessen
Indikationen: Müdigkeit, Anämie, fettige Haut, trockene Haut, Grippe, Erkältung, Gedächtnisschwund
Sie fühlen sich nicht wohl in Ihrer Haut, es fehlt Ihnen an Spannkraft, Sie »schnappen« alle herumfliegenden Bakterien »auf«, Sie leiden an Antriebsschwäche, doch ohne deutliche Symptome. Nichts das mit Sicherheit auf einen Mangel an einem der von der *amerikanischen Drugs and Food Administration* empfohlenen Ergänzungsnahrungsmittel schließen ließe. Dann probieren Sie's doch einfach mit einer geballten Ladung Vitaminen! Nehmen Sie den Multivitamin-Komplex ein.
Doch Vorsicht: Achten Sie bei der Wahl eines Multivitamin-Komplexes darauf, daß das Präparat ausschließlich natürliche Produkte enthält und keine chemischen! Die synthetischen Vitamine reizen und machen nervös, ohne wirklich neuen Schwung zu verleihen.

Petersilie-Komplex

Zusammensetzung: Knoblauchkonzentrat, pulverisierte Petersilie, Thymianpulver, Weizenkeimpulver, Magnesium
Dosierung: zwei bis vier Pastillen vor den Hauptmahlzeiten
Indikationen: Müdigkeit, Schwindel, Ohrensausen, Herzkrämpfe, Vergiftung, Eingeweidewürmer
Die guten Eigenschaften des Knoblauchs sind so zahlreich, daß es eines ganzen Buches bedürfte, um sie aufzuzählen. Beschränken wir uns daher auf jene, die für den modernen Menschen von besonderem Interesse sind. Als phantastisches Blutreinigungsmittel verhilft der Knoblauch zur Ausscheidung von Toxinen und gleichzeitiger Verdünnung des Blutes. Dies erklärt seine Wirkung auf Bluthochdruck, auf Blutandrang und vor allem als Vorbeugungsmaßnahme gegen Herzgefäßerkrankungen.
Wissenschaftliche Untersuchungen haben bewiesen, daß die tägliche Einnahme einer gewissen Dosis ätherischen Knoblauchöls jegliches Infarktrisiko restlos auszuschalten vermag.
Alle an Hypertonie, an Blutandrang und Nervosität leidenden Menschen sollten regelmäßige Kuranwendungen mit Petersilie-Komplex machen, da die Zusammensetzung von Knoblauch und Petersilie verstärkte Aktivität garantiert, und zwar ohne die lästigen Begleiterscheinungen, die der penetrante Geruch des Knoblauchs und die von ihm hervorgerufenen Verdauungsprobleme für gewöhnlich mit sich bringen.

Phosphor-Komplex

Zusammensetzung: Naturhefe, Fischmilchkonzentrat, Sojalezithin, Weizenkeimpulver, Magnesium
Dosierung: drei bis vier Pastillen während der Hauptmahlzeiten
Indikationen: Gedächtnisschwund, nachlassende Gehirntätigkeit, Konzentrationsschwierigkeiten
Sojaöl, gepaart mit Fischmilch, Naturhefe und Weizenkeimen – ein Cocktail, den Ihre grauen Zellen bei geistiger Ermüdung oder Gedächtnisschwäche mit Erleichterung aufnehmen werden.

In Zeiten großer Nervosität und Streß wird dieser Komplex Ihre Konzentrationsfähigkeit merklich fördern. Die ideale Ergänzungskost in Examensperioden!

Rhabarber-Komplex

Zusammensetzung: Rhabarber, Rose, Eibisch, Artischocke, Lakritz, Weizenkeimpulver, Magnesium
Dosierung: drei bis sechs Pastillen nach den Hauptmahlzeiten
Indikationen: Verstopfung, Leberleiden, Dickdarmentzündung
Der sehr milde, progressiv, jedoch dauerhaft wirkende Rhabarber-Komplex ist für alle, die an Verdauungsstörungen leiden, die unentbehrliche Ergänzung. Er erleichtert die Verdauung, ohne den Darm zu reizen – ganz im Gegenteil. Durch die Zutat von Rosen- und Eibischpulver, Pflanzen, die eminent lindernd und aufweichend wirken, können Schleimhautreizungen und Dickdarmentzündungen positiv beeinflußt werden.

Roter-Wein-Komplex

Zusammensetzung: roter Wein (Blätter), Hamamelis (Blätter), Heidelbeere (Blätter und Beere), Buchweizen (Pflanze), pulverisierte Weizenkeime, Magnesium
Dosierung: drei Pastillen morgens und abends nach den Mahlzeiten
Indikationen: Krampfadern, Hämorrhoiden, Varikosität, Rotfinnen, schwere Beine, Ödeme an den Fußgelenken, Hitzewellen, Schwindel
Die Koppelung von rotem Wein, Hamamelis, Heidelbeere, Buchweizen ergibt das kräftigste natürliche Zusammenspiel, das Ihren venösen Kreislauf wieder in Schwung bringt. Der Rote-Wein-Komplex verbessert nicht nur die Durchblutung, sondern kräftigt und stärkt die Venen- und Kapillargefäßwände. Als Ergänzungskost ist er unerläßlich für alle, die berufsbedingt lange stehen müssen, deren Beine müde und warm und deren Knöchel gegen Abend leicht geschwollen sind.

Schwarzer-Rettichsaft

Zusammensetzung: Durch Kaltpressung erzielter reiner Saft
Dosierung: eine Ampulle morgens auf nüchternen Magen
Indikationen: Leberleiden, akute Leberbeschwerden, Vergiftung, Übelkeit, Migräne, Rheumatismus, Bronchitis, Verstopfung, Asthma
Der schwarze Rettich ist der beste Freund Ihrer Leber und Ihrer Gallenblase. Er gehört unbedingt in Ihre Frühjahrskur. Er stimuliert die Leberzellen, führt zu erhöhter Gallenbildung und erleichtert deren Ausscheidung.
Zwei bis drei Ampullen pro Tag in etwas lauwarmem Wasser werden mit jeder akuten Leberstörung fertig.
Auch bei chronischer Bronchitis und Asthma erzielt man gelegentlich unverhoffte Resultate.

Thymian-Komplex

Zusammensetzung: Thymian, Artischocke, Rosmarin, Löwenzahn, Bitterklee, Königskerze, Weizenkeimpulver, Magnesium
Dosierung: zwei Pastillen vor den Mahlzeiten
Indikationen: Leberleiden, träge Verdauung, Luftschlucken, Blähungen, Dickdarmentzündung, Verstopfung, Übelkeit, Schlaflosigkeit, Arteriosklerose
Ihre Leber und Ihre Gallenblase können sich keinen besseren Freund wünschen! Er stimuliert die Leberzellen, erhöht die Gallenbildung, erleichtert ihre Absonderung. Ihre Verdauung wird verbessert, die Darmtätigkeit müheloser.
Wann immer Sie meinen, Sie hätten sich den Magen verdorben, machen Sie eine Kur mit Thymiankomplex: Ihr Teint wird frischer, Ihre Taille schlanker und Ihr Bauch zusehends flacher – lauter Beweise für eine perfekt funktionierende Verdauung.

Weizenkeim-Komplex

Zusammensetzung: gekeimter Weizen (gefriergetrocknet), Magnesium

Dosierung: zwei bis drei Pastillen zu den drei Mahlzeiten
Indikationen: Arthrose, Kalkmangel, Spasmophilie, Streß, Müdigkeit, Rheumatismus, Luftschlucken
Wegen seines Reichtums an essentiellen Aminosäuren, Spurenelementen, Vitamin C, B, E, PP, Fermenten und Diastasen ist der Weizenkeim-Komplex besonders empfehlenswert in der Wachstumsperiode, der Rekonvaleszenz und bei sportlicher Anstrengung.
Dieses »Energiepaket« ist aber kontraindiziert bei arterieller Hypertonie.
Machen Sie regelmäßig, mehrmals pro Jahr, drei- bis vierwöchige Kuren mit Weizenkeim-Komplex. Für eine ausgewogene Ernährung in unserer modernen Zeit, die Mangelerscheinungen mit sich bringt, ist er unerläßlich. Sie werden sich nicht nur viel leistungsfähiger fühlen, sondern auch ungleich besser verdauen. Schluß ist's mit Luftschlucken, Gärungsprozessen im Darm und Verstopfung!

Weizenkeim-Pulver

Zusammensetzung: gekeimter Weizen, gefriergetrocknet
Dosierung: drei bis vier Pastillen oder Kapseln bzw. einen Kaffeelöffel voll täglich zu den Mahlzeiten
Indikationen: Müdigkeit, Anämie, Rekonvaleszenz, Streß
Die an Mineralsalzen, Spurenelementen, Vitaminen B, E, PP, Fermenten und Diastasen reichen Weizenkeime dynamisieren und stimulieren die Verdauung wie kaum ein anderes Produkt. Sie gehören auf Ihren Tisch, wann immer Sie sich schlapp fühlen: in der Rekonvaleszenz, bei Wachstumsbeschwerden, beim Stillen, in der Schwangerschaft, in Streßsituationen etc. Dieser Energiespender und Muntermacher wird Sie immer, wenn's hart auf hart geht, »auf Vordermann bringen«.

Weizenkleie

Zusammensetzung: Fruchthülle des Weizens
Dosierung: zwei Kaffeelöffel pro Tag

Indikationen: Verstopfung, erhöhter Cholesterinspiegel
Weizenkleie verbessert die Darmentleerung, ohne den Darm anzugreifen. Indem sie die Wände des Grimmdarms auskleidet, hemmt sie den Übergang der Fette ins Blut und verhilft somit zu einer Regulierung des Cholesteringehalts.
Längerfristige Kuren mit Weizenkleie sind absolut ungefährlich, erzeugen keinerlei Gewöhnungseffekt und gehören zu den sanftesten und natürlichsten Methoden zur Senkung des Cholesterinspiegels und zur Beseitigung hartnäckiger Verstopfung.

— 10 —
DIE MEDIZINISCHEN BÄDER

Die Anwendung medizinischer Bäder wird seit Urzeiten praktiziert. In den Mythologien aller Länder und Kulturen findet sich die Vorstellung von der regenerierenden Kraft des Wassers, des Jungbrunnens.

Thermalbäder gibt es auf der ganzen Welt bereits seit der Frühantike. Und trotzdem kommen nur wenige Patienten auf den Gedanken, sich zu Hause mit medizinischen Bädern zu kurieren. Dabei gibt es nichts Einfacheres und nichts Wirksameres: Die zehn Minuten, die Sie pro Tag dafür aufbringen müssen, benötigen Sie ohnehin für Ihre Körperpflege, und um sich von der Wirksamkeit zu überzeugen, brauchen Sie nur einmal jene Kurhäuser in Deutschland zu besichtigen, in denen unzählige und sogar schwerste Krankheiten mit Hydrotherapie behandelt werden.

Glauben Sie ja nicht, es handle sich hierbei um eine Therapie von nur marginalem und folkloristischem Interesse. Diese Therapien werden von approbierten Ärzten verordnet und von den Krankenkassen getragen.

Es ist schon merkwürdig festzustellen, daß gerade in Frankreich, dem Land mit den meisten Thermalquellen, medizinische Bäder in den Familien nur äußerst selten angewandt werden. Dabei finden sich in allen Büchern der Volksmedizin seit Beginn unseres Jahrhunderts, aber auch früherer Jahrhunderte Hinweise zu Bädern, Duschen, Waschungen, zum kalten oder warmen Guß, zum Sitzbad, zum Baden des Arms, zum feuchten Umschlag etc. All diese Verfahrensweisen sind sehr interessant, doch die meisten von ihnen erfordern ein recht umfangreiches Wissen: Die Temperatur eines Sitzbads beispielsweise muß auf das Grad

genau eingestellt, Wechselbäder oder -duschen müssen auf die Sekunde genau abgestimmt sein. Daher müssen sie unserer Meinung nach von geschulten Fachkräften verabreicht werden.
Wir haben uns somit darauf beschränkt, Ihnen Bäder mit pflanzlichen Zusätzen – eine Phyto-Balneotherapie – zu empfehlen, die uns stets und ausnahmslos überzeugende Resultate geliefert haben.
In diesem Fall brechen wir ganz bewußt mit unserer üblichen Ethik. Während wir für gewöhnlich Behandlungsweisen empfehlen, die ganz individuell angepaßt werden und langsam, dafür aber tiefgreifend wirken, haben wir bei der Balneotherapie schnell und stark, jedoch nicht aggressiv wirkende Heilbäder gewählt.
Die Ergebnisse sind sozusagen sofort erkennbar. Sie können die Anwendung ruhig fortsetzen, ohne organische Störungen befürchten zu müssen, doch uns kam es auf schnelle Wirkung an.
Die Bäder sind ein hervorragendes Mittel, um gewisse Dinge wieder »ins Lot zu bringen«, sie sind der »Starter«, den Sie ziehen müssen, wenn Sie »auf vollen Touren laufen«, wenn Sie in Sekundenschnelle »topfit« sein wollen.
Dies soll Sie anregen, mit solch natürlichen Behandlungsmethoden fortzufahren und nicht schon bei der ersten Besserung wieder alles aufzugeben. Sollten Sie aber leicht die Geduld verlieren, weil Ihnen der Besserungsprozeß zu langwierig erscheint, dann baden Sie doch einfach drei Tage nacheinander. Sie werden sich sofort besser fühlen.
Doch wenn Sie über etwas Zeit und Geduld verfügen, baden Sie das ganze Jahr über.
Denn wir sind der Meinung, daß es nichts Wirksameres gibt und daß eine regelmäßig durchgeführte Balneotherapie alle anderen Heilmittel überflüssig machen kann.

Unsere wirksamsten Bäder: Die Bäder mit ätherischen Ölen

Ein großer Forscher, Doktor Salmanoff, der Vater der Kapillartherapie, hat bewiesen, daß das beste Mittel zur Wiedererlangung der Gesundheit ein sehr heißes Bad mit einem Zusatz ätherischer Öle ist.

Seine Erklärung:
Sehr oft liegt eine Durchblutungsstörung der Kapillargefäße vor. Dieses sehr dichte Netz kleiner Gefäße unter der Haut ist wichtig, denn es beansprucht zwei Drittel der gesamten Blutmenge, und wenn das Blut schlecht zirkuliert, werden Ihre Zellen schlecht durchblutet: sie ersticken, Ihre Organe erschlaffen, deren Funktion ist gestört, und das führt zu allgemeiner Mattigkeit und letztlich zur Krankheit.
Allein schon das warme Wasser verbessert die Gesundheit, denn es bewirkt eine Gefäßerweiterung, das heißt, es regt die Blutzirkulation in den Kapillargefäßen an, wodurch Ihre Zellen wieder durchblutet und ernährt werden. Noch wirksamer ist dieses Wasser, wenn man ihm ätherische Öle beimischt, von denen jedes einzelne eine ganz spezifische therapeutische Wirkung hat. Wissenschaftliche Untersuchungen (vor allem jene der Pharmazeutischen Fakultät von Montpellier) haben bewiesen, daß die ätherischen Öle durch die Haut eindringen und sich im Organismus verbreiten. Und da jedes dieser Öle eine besondere Vorliebe für eines oder mehrere Organe hat, gelangt es durch die Haut sehr schnell zu diesen Organen, um sie zu regenerieren.
Diesen Vorgang nennt man die Heilwirkung der Pflanzenessenzen. Wenn Sie sich beispielsweise die Fußsohle ein paar Minuten lang mit ätherischem Eukalyptusöl einreiben, wird Ihr Atem sehr bald nach Eukalyptus riechen. Die Pflanzenmoleküle sind nämlich in Ihren Organismus eingedrungen, haben sich dort verbreitet und sich schließlich in Ihren Lungen festgesetzt.
Diese Essenz hat nämlich tatsächlich eine besondere Vorliebe für die Lunge.
Nehmen Sie hingegen ein warmes Bad, wird Ihr Kreislauf so richtig auf Schwung gebracht, und dann ergießen sich die ätherischen Öle in den Blutstrom und durchdringen alle Zellen, für die sie eine besondere Vorliebe haben, mit ihren Wohltaten (die Wissenschaftler nennen diesen Vorgang »Tropismus«).
Innerlich angewendet – in Form von Tropfen oder Kapseln – können sie nicht so schnell und natürlich auch nicht so massiv wirken.
Die Aroma-Balneotherapie (Bäder mit ätherischen Ölen) ist

eindeutig die Krönung der Aromatherapie – sofern man genau weiß, wie sie anzuwenden ist.

Wie nimmt man ein Bad mit ätherischen Ölen?
Sie können fertige Badeöle benützen (aber nachprüfen, ob sie auch wirklich 12 Prozent ätherische Öle enthalten, dies ist die optimale Konzentration), oder Ihr Präparat mit einem Dispergiermittel selbst herstellen.
Ein solches ist erforderlich, weil die ätherischen Öle, wie ihr Name schon sagt, ölige Stoffe sind. Und solche Stoffe mischen sich nicht mit Wasser. Eine ins Badewasser geschüttete Pflanzenessenz schwimmt an der Oberfläche. Wenn Sie nun baden, setzt sie sich auf Ihrer Haut fest, reizt sie womöglich, hat jedoch keinerlei therapeutischen Effekt. Um wirksam zu sein, muß sie im Badewasser fein verteilt (dispergiert) sein. Und das gelingt nur folgendermaßen: Sie müssen eine natürliche »Verteilersubstanz« verwenden, die sämtliche aktiven Moleküle »aufschwemmt«, so daß sie mit Ihrem ganzen Körper in Kontakt kommen.
Dosierung:
Für ein Vollbad:
– zwei Suppenlöffel Badeöl
– oder zwei Suppenlöffel Dispergiermittel, dem Sie maximal dreißig Tropfen – insgesamt – eines oder mehrerer ätherischer Öle zugeben.
Badedauer:
Maximal zehn bis fünfzehn Minuten.
Badetemperatur:
Warm, wie Sie's gewöhnt sind und wie es Ihnen behagt.
Sobald Sie ein Badefan geworden und gut trainiert sind: 40–42°.
Wichtig:
Im Anschluß an das Vollbad müssen Sie die Beine kurz kalt abduschen, um Blutstau zu vermeiden.
Kontraindikation:
Hypertonie.
Im allgemeinen wäre es empfehlenswert, den Rat Ihres Hausarztes einzuholen.

Kamille-Pinie-Bad

Indikationen: Nervosität, Schlaflosigkeit, Beklemmungen, Streß, Muskelkrämpfe, Verspannungen nach körperlicher Anstrengung, Gelenkschmerzen bei nervösen Naturen, Rheumatismus

Eine herrliche Entspannung nach Anstrengung, Arbeit, Streß, einem ermüdenden Tag.

Vergessen Sie nicht, gleich danach die Beine und vor allem die Waden kalt abzuduschen.

Trocknen Sie sich nur oberflächlich ab, schlüpfen Sie in einen warmen Schlafanzug und dann – träumen Sie süß!

Wenn Sie schlecht schlafen, dann vertauschen Sie schleunigst Ihre übliche Schlaftablette mit diesem unvergleichlich angenehmeren Mittel.

Majoran-Zitronenverbene-Bad

Indikationen: Zellulitis, Ödeme an den Beinen, Wasserstau

... oder einfach zu Ihrem Vergnügen: Es ist ja so angenehm!

Wenn Sie an Zellulitis leiden, so werden Sie, egal welche Ursache sie hat, durch die Majoran-Zitronenverbene-Bäder Besserung erfahren.

Reiben Sie sich in diesem Fall zusätzlich noch jeden Tag mit reinem Badeöl ein, damit die Resultate schneller spürbar sind.

Orangen-Lavendel-Bad

Indikationen: Entspannung, Glück und Spaß!

Das soll kein Scherz sein! Dieses Bad ist so angenehm, nimmt einem die Müdigkeit, schenkt Entspannung und duftet so betörend, daß man es sich zumindest einmal gönnen sollte, um zu wissen, was Glück ist. Warum eigentlich nicht jeden Tag?

Osiris-Öl-Bad

Indikationen: Rheumatismus, Arthrose, blutunterlaufene Stellen, Muskelerschlaffung, Ekzeme, Falten, trockene Haut, Müdigkeit
Dieses wunderbare, mit Sauerstoffatomen angereicherte Osiris-Öl, das bereits die Ägypter in der Antike kannten und so schätzten, daß sie es einer ihrer zentralen Gottheiten weihten, muß mit Terpentinöl vermischt werden, weil dieses das Eindringen der Wirkstoffe fördert.
Sie möchten sich gern leichter, geschmeidiger, dynamischer fühlen? Ihre alten Wehwehchen und das »Gewicht der Jahre«, wie die Dichter sagen, vergessen?
Dann legen Sie sich genüßlich in ein warmes Vollbad mit Osiris-Öl, das Ihr Gewebe regeneriert und aus dem Sie wie neugeboren und energiegeladen hervorgehen werden.

Rosmarinbad

Indikationen: Müdigkeit, Anämie, Potenzschwäche, Blutdruckabfall, Störungen des arteriellen Kreislaufs, Verdauungsprobleme, Leberbeschwerden (Leberträgheit)
Das »Aufputschbad« par excellence, empfehlenswert in Zeiten nachlassender Spannkraft, aber auch vor strapaziösen Abendverpflichtungen. Es wird Ihnen in jedem Fall helfen »durchzuhalten«!
Machen Sie es regelmäßig, wenn Ihr arterieller Kreislauf gestört ist: Kalte Extremitäten und Frösteln sind die ersten Symptome dafür.
Meine Damen: Ein Fußbad mit Rosmarin (einen Suppenlöffel voll) vermag bei Zyklusverspätung häufig Ihre Regel herbeizuzaubern. Ein hervorragendes Mittel, dies auf natürliche Weise zu regulieren und somit Schmerzen und aufgeblähten Leib von vornherein auszuschalten. Neigen Sie zu verspäteter Periode, so nehmen Sie systematisch kurz vor dem erwarteten Termin täglich ein Fußbad.

Salbei-Thymian-Bad

Indikationen: Fettleibigkeit, Gewichtszunahme, Fettablagerungen, endokrine Störungen, Dauermüdigkeit, Zyklusstörungen
Sie leiden unter Fettablagerungen an den Hüften, den Oberschenkeln und oberhalb der Gesäßknochen? Wahrscheinlich sind Ihre Eierstöcke schuld daran.
Versuchen Sie doch mal, regelmäßig mit Salbei- und Thymian-Essenzen zu baden. Zusätzlich reiben Sie dann jeden Morgen diese unschönen Stellen mit einem Roßhaarhandschuh und reinem Badeöl kräftig ab.
Nur sehr wenige dieser unerwünschten und deutlich lokalisierten Fettpolster leisten einer solchen Behandlung auf Dauer Widerstand!
Der Salbei, eine unserer Fetisch-Pflanzen, ist einer der besten endokrinen Regulatoren, die wir kennen.

Zypresse-Bohnenkraut-Wacholder-Bad

Indikationen: Störungen des venösen Kreislaufs, Krampfadern, Varikosität, Hämorrhoiden, Ohrensausen, schwere Beine, Ödeme an den Fußknöcheln, gewisse Formen von Zellulitis
Hierbei ist es wichtiger denn je, die kalte Dusche nicht zu vergessen: Sonst riskieren Sie einen gegenteiligen Effekt, wobei das Blut in den Extremitäten stagnieren würde.
Dieses Bad verbessert den Blutrückstrom, vor allem aber kräftigt es die Veneninnenwände.
Aus diesem Grund läßt sich eine anhaltende Besserung erzielen.
Bevor Sie sich also einer »Stripping«-Operation (Entfernung der Saphenvene) oder einer Verödung der Venen unterziehen, versuchen Sie erst einmal eine regelmäßige Badekur mit Zypresse-Bohnenkraut-Wacholder, im Rhythmus von drei Bädern pro Woche.
Sie werden sich auf jeden Fall unendlich frischer fühlen.

— 11 —
DIE GROSSEN JAHRESKUREN

Krankheit muß geheilt werden. Unser Ziel ist es, Ihnen dabei zu helfen.
Klüger wäre es allerdings, ihr vorzubeugen. Denn Krankheit ist eine Anomalie.
Krankheit setzt erst dann ein, wenn Ihr Organismus geschwächt, wenn er aus dem Gleichgewicht geraten ist. Es wäre also weitaus sinnvoller, alles daranzusetzen, um gesund zu bleiben.
Sie glauben, das sei unmöglich? Da irren Sie sich.
Es genügt, sich wieder auf seinen ursprünglichen Rhythmus einzupendeln, seinen eigenen Biorhythmus auf den der Natur abzustimmen.
Die beiden wichtigsten Termine im Jahr sind die beiden Jahreszeiten, in denen entschlackt werden muß: *das Frühjahr und der Herbst.* Um sein biologisches Gleichgewicht zu erhalten, um immer gesund zu sein, ist es unerläßlich:

– *im Frühjahr* Leber und Blut zu reinigen,
– *im Herbst* Nieren und Blut durchzuspülen.

Lernen Sie, diese beiden wichtigsten Rhythmen zu respektieren, dann werden Sie den Sommer im Vollbesitz Ihrer Kräfte und den Winter ohne Schnupfen, Sinusitis und Grippe verleben. Dann brauchen Sie im Sommer auch keine »Aufbaumittel«, um sportliche Leistungen zu vollbringen, und im Winter keine Impfungen, die Ihre Gesundheit nur angreifen.
Gewiß, man muß vorausplanen, Geduld genug aufbringen, um in den ersten drei Aprilwochen und den ersten drei Oktoberwochen unsere Ratschläge sorgfältig befolgen.
Es gibt eben nur eine Art, seine Reserven hundertprozentig auszuschöpfen: Man muß auf seinen Körper hören.

Man muß es fertigbringen, nach einer Periode der Üppigkeit bewußt weniger zu essen, nach einem Tag voller Hektik sich zur Ruhe zu zwingen. Dem menschlichen Motor sind Grenzen gesetzt. Die muß man respektieren.

Mit Ihrem Auto gehen Sie fürsorglicher um als mit sich selbst. Es wird langsam eingefahren, Sie lassen den Motor warmlaufen, bringen den Wagen regelmäßig zur Inspektion und zum Ölwechsel. Dabei können Sie ihn notfalls verschrotten und einen neuen kaufen.

Sie haben aber nur einen Körper, nur ein Leben. Also respektieren Sie ihn, respektieren Sie es, respektieren Sie sich selbst. Seien Sie fürsorglich mit sich selbst, um lange, um glücklich zu leben.

Die großen Blutreinigungskuren

Im Frühling

In der letzten März- oder spätestens in der ersten Aprilwoche ist es höchste Zeit, die Winterschlacken abzubauen. Sie haben zu viel gegessen, sich nicht immer richtig ernährt, Ihr Stoffwechsel ist träger geworden, Sie hatten zu wenig Bewegung, Ihre Organe müssen aus ihrem Winterschlaf wachgerüttelt werden.

Erleichtern Sie Ihre Leber, reinigen Sie Ihre Gallenblase, säubern Sie Ihr Blut! Sie werden sich danach erleichtert, spritziger fühlen.

Ist Ihnen schon aufgefallen, daß manche Menschen schneller braun werden? Daß ihre Bräune länger vorhält? Wollen Sie den wirklichen Grund wissen? Sie sind gesünder als andere. Bereiten Sie Ihren Körper auf den Sommer vor, indem Sie ihn reinigen. Dann werden auch Sie schneller braun, nicht mehr so schnell ermüden, kaum mehr Krämpfe haben und insgesamt dynamischer sein!

Beginnen Sie also, bevor der März zu Ende geht, mit der großen Frühjahrskur zur Blutreinigung. Doch lassen Sie kein Detail aus. Befolgen Sie sie drei Wochen lang, bis zum letzten Schlückchen Tee.

Trinken Sie täglich einen Liter von folgendem Dekokt:

Queckenwurzel	50 g
Eschenblätter	50 g
Schafgarbe	25 g
Rosmarinblätter	50 g
Citronelle	50 g

Nachdem Sie die Pflanzen gut vermischt haben, nehmen Sie etwa vier Suppenlöffel – eine knappe Handvoll – für einen Liter kalten Wassers. Bis zum Sieden erhitzen, zwei Minuten kochen und zehn Minuten ziehen lassen. Abseihen und den ganzen Liter im Laufe des Tages, jedoch in großem Abstand zu den Mahlzeiten, trinken.
Dieser Tee schmeckt vielleicht nicht sonderlich gut, aber er ist ungeheuer wirksam zur Ausschwemmung der Toxine. Bald werden Sie wieder eine Wespentaille haben und all die überflüssigen Pfunde schwinden sehen. Seinen bitteren Geschmack werden Sie vergessen, wenn Sie sich leicht, gestrafft, befreit von Luftschlucken, Verstopfung, belegter Zunge und Migräne fühlen.

Morgens auf nüchternen Magen:
Leeren Sie in ein halbes Glas lauwarmen Wassers eine Ampulle *Artischockensaft*, gewonnen aus den kleinen Blättern entlang des Stengels. Er stimuliert die Leber und fördert den Gallenabfluß wie kein anderes Mittel.
Er trägt nicht nur zur Verbesserung Ihrer Verdauung und zur Erleichterung Ihrer Leber bei, sondern zieht auch das Wasser aus Ihren Zellen. Jede Zellulitisbehandlung sollte mit ihm beginnen. Die alten Ägypter schätzten seine Eigenschaften so hoch ein, daß er zu den kostbarsten Opfergaben gehörte, die die Untertanen den Pharaonen darbrachten.

Vor den drei Mahlzeiten:
zwei Kapseln Quecke

Die Queckenwurzel kann im Tee als Diuretikum und in Pulverform zur Beschleunigung der Leberfunktion genutzt werden. Diese Wirkung wollen wir mit der Kapsel zu Frühlingsbeginn erzielen.

Wissen Sie, wie die Heilpraktiker früherer Zeiten sie nannten? »Hundsgras«. Weil die Hunde sie als Abführmittel suchen und fressen. Ihr Instinkt trügt nicht. Und auch das deutsche Wort weist in seiner Herkunft auf ein Heilmittel: Die Quecke ist die Pflanze, die »keck«, also fit und munter, macht.

Die Wirkung der Quecke auf die Leber ist so beachtlich, daß die Ärzte sie bis zum Beginn unseres Jahrhunderts als Mittel gegen Gelbsucht nutzten.

Wundern Sie sich nicht, wenn Sie während dieser Kur an Gewicht verlieren: Dies erklärt sich aus der Tatsache, daß die Quecke die Ausscheidung von Fetten und Wasser fördert. Es handelt sich dabei ohnehin um überflüssige Pfunde.

Während des Mittag- und Abendessens:
zwei Kapseln Aubergine

Neuzeitliche Untersuchungen haben es ermöglicht, die blutcholesterinmindernden Eigenschaften des Auberginenpulvers aufzudecken. Indem es die Darmwände auskleidet, hindert es die Fettmoleküle daran, sich mit dem Blut zu vermischen und sorgt für ihre Ausscheidung durch den Stuhlgang.

Die leicht abführende und blutreinigende Wirkung der Aubergine birgt somit den Vorteil, den Cholesterinspiegel zu senken. Diese Eigenschaft sollten wir uns zunutze machen, da unsere Nahrung zunehmend reicher ist an tierischen Fetten und der Streß des modernen Lebens wie auch der vermehrte Genuß von Zucker dazu führen, daß es sich in den Arterien festsetzt und die kardiovaskulären Krankheiten begünstigt.

Das getrocknete *Auberginenpulver*, im Frühjahr richtig eingesetzt, verbessert also die Darmtätigkeit und unterstützt Ihre Leber, indem es das Ausscheiden der Fette erleichtert.

NACH DEM MITTAG- UND ABENDESSEN:
zwei Pastillen Thymiankomplex
Es ist unerläßlich, Ihrem Organismus eine Ergänzungsnahrung zuzuführen, die es ihm ermöglicht, die Gallenausscheidung zu beschleunigen, die Verdauung zu stimulieren und Sie somit in Schwung zu bringen. Doch muß sie klug dosiert sein.
Die Zusammensetzung des Thymian-Komplexes: Thymian, Artischocke, Rosmarin, Löwenzahn, Bitterklee, Königskerze, Weizenkeim, Magnesiumchlorid ist hierfür am besten geeignet.
Hier haben Sie nun eine wirklich vollständige Kur, die einem normalen Saisonbeginn, wenn er nicht zu kalt und nicht verfrüht einsetzt, angepaßt ist.
Damit eine Blutreinigungskur optimal wirkt, müßte sie eigentlich jedes Jahr anhand der klimatischen Bedingungen neu erarbeitet werden. Ein längerer, strengerer Winter würde eine drastischere, eine noch stärker entschlackende Kur erfordern. Klingt die Saison jedoch mild aus und ist der Frühling lau, würden wir Ihnen zu einer harmloseren Kur raten, die Sie weniger ermüdet.

Der Herbst

Ab Ende September sollte man daran denken, sich auf den Winter vorzubereiten. Nicht indem man Antibiotika hortet, die unserer Gesundheit nur schaden, wenn sie willkürlich eingesetzt werden, sondern indem man sein Blut reinigt, den Nierenfilter »durchpustet«, damit die Toxine besser ausgeschieden werden. So wird Ihr Organismus bereit sein, sich gegen die Mikroben des Winters tatkräftig zu verteidigen und sie schon im Keim zu ersticken.
Die große Blutreinigungskur im Herbst ist für Ihre Gesundheit ausschlaggebend. Sie wird es Ihnen ermöglichen, den Winter in Höchstform durchzustehen, ohne Gelenkschmerzen, ohne Spasmophilie, ohne Grippe oder Schnupfen. Auch die Rheumatiker, die chronisch »Verschnupften«, die ewig Müden werden hier den Schlüssel zu ihren Leiden und vielleicht das Ende ihrer Beschwerden finden.

Drei Wochen lang und sehr regelmässig trinken Sie täglich einen Liter von folgendem Präparat:

Wiesengeißbart	50 g
Thymianblätter	50 g
Wacholderbeeren	50 g
Kirschenstielchen	50 g

Nachdem Sie die Pflanzen gut gemischt haben, rechnen Sie vier Suppenlöffel voll für einen Liter kalten Wassers. Bis zum Siedepunkt erhitzen, zwei Minuten kochen, zehn Minuten ziehen lassen und abseihen. Es ist empfehlenswert, dieses Dekokt in großem Abstand von den Mahlzeiten zu trinken.
Sollten Sie es etwas bitter finden, dürfen Sie eine Messerspitze *Thymianhonig* zur Geschmacksverbesserung zugeben, doch nicht zu viel, denn der Honig belastet Ihre Leber.
Dieser stark blutreinigende Tee schenkt Ihnen frisches, ja neues Blut wie auch einen gesunden und gekräftigten Organismus. Es kann vorkommen, daß er einen kleinen, befreienden Durchfall auslöst, aber nur in den ersten Tagen. Machen Sie sich nichts daraus, denn dieses Symptom für gute Ausscheidung ist ein gutes Omen.
Wenn Sie zu Rheuma neigen, können Sie zum größten Nutzen für Ihre Gesundheit mehrmals im Winter kurze, einwöchige Kuren durchführen. Ihre Gelenke werden geschmeidiger und Ihnen weniger Schmerzen verursachen.

Morgens auf nüchternen Magen:
eine Ampulle Birkensaft
Auf ein halbes Glas Wasser. Schmeckt köstlich!
Der *Birkensaft* wird auf der Basis eines Mazerats leicht fermentierter Blätter hergestellt. Zur Drainage der Nieren gibt es einfach nichts besseres.
Er reinigt aber nicht nur Ihre Nieren, sondern auch Ihre Haut. Jeder, der an fettiger Haut leidet oder zu Akne neigt, wird schnell feststellen, daß die Epidermis reiner, frischer, gesünder aussieht. Vergessen Sie keinesfalls, Ihren Birkensaft nüchtern zu sich zu

nehmen. Das garantiert nicht nur Gesundheit, sondern auch Schönheit!
Sehr wichtig: Machen Sie bei jedem Wechsel der Jahreszeiten eine dreiwöchige Kur mit dem Komplex Gelee-royale-Pollen.

Vor den drei Mahlzeiten:
zwei Kapseln Schachtelhalmpulver sind unerläßlich
Der Schachtelhalm besitzt nämlich zwei scheinbar widersprüchliche Eigenschaften. Er wirkt harntreibend und trägt gleichzeitig dazu bei, daß der Organismus Kalzium besser speichert.
Während nun die meisten Diuretika die Ausscheidung von Wasser und überflüssigen Giftstoffen und gleichzeitig auch von Mineralsalzen begünstigen, unterstützt der Schachtelhalm den Organismus, Kalzium und Magnesium zu speichern.
So hat er den doppelten Vorteil, Ihren Organismus zu reinigen und Sie gleichzeitig gegen Streß und Wintermüdigkeit zu rüsten.
Sollten Sie das Pech haben, sich eines Tages einen Knochenbruch zuzuziehen, dann vergessen Sie nicht, daß keine Pflanze geeigneter ist, eine schnelle Konsolidierung herbeizuführen. In diesem Fall dürfen Sie bis zu acht Kapseln pro Tag einnehmen.

Mittags und abends während der Mahlzeiten:
zwei Kapseln Klette
Zur Ausscheidung von Harnsäure, Cholesterin und anderer Toxine, die natürlich überflüssiger Ballast sind. Keine Pflanze hat eine so vollständig entschlackende Wirkung wie die Klettenwurzel. Bei allen Fällen von Rheumatismus, selbst den schlimmsten, wird sie immer anhaltende Erleichterung bringen.
Wenn Sie nicht genau wissen, welches Organ gereinigt werden soll, so greifen Sie unbesorgt zur Klettenkur. Die Klette wirkt so umfassend, daß sie nur wohltuend sein kann.

Nach den drei Mahlzeiten vergessen Sie nicht:
zwei Pastillen Algen/Schwarze-Johannisbeeren-Komplex
Dieser Algen/Schwarze Johannisbeeren-Komplex besteht aus Blasen- und Blattang, schwarzen Johannisbeeren, Rhabarber und Weizenkeimen. Er wirkt hauptsächlich auf Nieren und

Darm. Er erleichtert dem trägen Darm die Arbeit, ohne ihn zu reizen oder Störungen zu verursachen.
Er ist die ideale Ergänzungskost bei Abmagerungskuren. Seine harntreibende und leicht abführende Wirkung ist in diesem Fall unersetzlich. Die schwarze Johannisbeere als Inhaltsstoff stimuliert die Diurese und gleichzeitig Ihre Vitalität. So werden Sie ausscheiden, ohne sich ausgelaugt zu fühlen.
Die von uns empfohlene Herbstkur befolgt ein gutes Mittelmaß. Sie ist keine Roßkur, aber auch kein reines Zuckerlecken. Wenn es sehr kalt ist für die Jahreszeit, sollte man sie durch Zugabe von Wacholderbeeren, Quecken- und Löwenzahnwurzel im Tee verstärken. Allerdings nicht zur Geschmacksverbesserung, sondern zur Förderung der »Drainage«.
Wenn Sie die Möglichkeit haben, beraten Sie sich mit Ihrem Hausarzt. Er wird Ihre Kur noch wirksamer machen, indem er die Zusammensetzung auf Ihren persönlichen Bedarf zuschneidet.
Fazit: Vergessen Sie diese beiden großen Kuren nicht, denn sie sind entscheidend für Ihre Gesundheit.
Im Sommer wie im Winter empfehlen wir unseren Patienten zusätzlich Stimulationskuren, um sie mit Energie vollzupumpen. Sie sind außerordentlich nützlich, wenn man gesund bleiben will. Wenn Sie Ihre Blutreinigungskuren erfolgreich hinter sich gebracht haben und absolut »topfit« werden wollen, können Sie sich ja vielleicht mit diesem Gedanken vertraut machen.

NÜTZLICHE HINWEISE

Wenn Sie irgendeine Auskunft benötigen, sollten Sie als erstes an uns schreiben. Seit mehr als zwanzig Jahren sind wir unter denselben Adressen erreichbar:

MAURICE MESSÉGUÉ
F-32500 Fleurance
MICHEL BONTEMPS
8, rue Jouffroy
F-75017 Paris

Wenn Ihnen an Ihrer Gesundheit, Ihrer Figur und Ihrer Allgemeinverfassung gelegen ist, so gibt es in Europa etliche Kuranstalten, in denen Sie rund um die Uhr betreut werden, damit Sie Ihre Dynamik wiedererlangen und Ihre überflüssigen Pfunde loswerden. Zögern Sie nicht, uns diesbezüglich anzuschreiben.

Haben Sie Lust und Zeit, in Ihrem eigenen Garten oder in freier Natur, fernab der mit Pflanzenschutzmitteln besprühten Anbaufelder, wo Pflanzen vergiftet und unsere Gesundheit gestört wird, wirklich gute Arzneipflanzen zu finden, dann müssen Sie lernen, sie zu erkennen, zu sammeln, zu lieben und anzuwenden. Bei Eigenanbau – der wohl besten Methode – versteht es sich von selbst, daß Sie auf jede Anwendung von Chemikalien – also auch auf mineralische Dünger – verzichten. Ein gutes Pflanzenbestimmungsbuch ist in jedem Fall von Nutzen.

Wenn Sie Ihre Arzneipflanzen aber in gleichsam blindem Vertrauen kaufen wollen, so müssen Sie eines bedenken: Die Marke spielt keine Rolle, doch auf der Dose oder der Verpackung muß garantiert sein, daß diese Pflanzen einer Rückstandskontrolle unterzogen wurden und ein entsprechendes Gütesiegel erhielten.

Nur Analysen, die unter Respektierung der Rückstandshöchstmengenverordnung durchgeführt wurden, bieten eine Garantie für gesunde, nicht mit Giftstoffen belastete und tatsächlich der Gesundheit zuträgliche Pflanzen.

Alle Rezepte, die wir Ihnen hier genannt haben, kennen wir und haben wir ausgiebig getestet. Sie haben uns befriedigt. Wir hoffen von ganzem Herzen, daß sie auch Ihnen oder Ihren Angehörigen helfen werden.

Wenn Sie mit ihnen zufrieden waren, so schreiben Sie es uns. Obwohl wir viel Post bekommen, machen uns Briefe von Freunden immer wieder Freude.